中国介入导管室建设与管理规范

The Construction and Management of Interventional Catheterization Laboratory in China

顾问　霍　勇

主审　王　焱　苏　晞

主编　侯桂华　温红梅

北京大学医学出版社

ZHONGGUO JIERU DAOGUANSHI JIANSHE YU GUANLI GUIFAN

图书在版编目（CIP）数据

中国介入导管室建设与管理规范 / 侯桂华，温红梅主编 . —北京：北京大学医学出版社，2022.12（2024.12 重印）

ISBN 978-7-5659-2795-9

Ⅰ.①中… Ⅱ.①侯… ②温… Ⅲ.①心脏血管疾病－介入性治疗－导管治疗－管理规范－中国 Ⅳ.① R540.5-65

中国版本图书馆 CIP 数据核字（2022）第 244292 号

中国介入导管室建设与管理规范

主　　编：侯桂华　温红梅
出版发行：北京大学医学出版社
地　　址：（100191）北京市海淀区学院路 38 号　北京大学医学部院内
电　　话：发行部 010-82802230；图书邮购 010-82802495
网　　址：http://www.pumpress.com.cn
E - m a i l：booksale@bjmu.edu.cn
印　　刷：北京信彩瑞禾印刷厂
经　　销：新华书店
责任编辑：高　瑾　　责任校对：靳新强　　责任印制：李　啸
开　　本：787 mm×1092 mm　1/16　印张：15.5　字数：395 千字
版　　次：2022 年 12 月第 1 版　2024 年 12 月第 2 次印刷
书　　号：ISBN 978-7-5659-2795-9
定　　价：118.00 元
版权所有，违者必究
（凡属质量问题请与本社发行部联系退换）

编委会成员名单

陆芸岚　上海市第十人民医院

史震涛　北京大学首钢医院

苏　晞　武汉亚心总医院

汪正艳　大连医科大学附属第一医院

王海江　泰达国际心血管病医院

王　焱　厦门大学附属心血管病医院

王　英　武汉亚洲心脏病医院

王月平　中国科学技术大学附属第一医院

温红梅　厦门大学附属心血管病医院

吴家红　山东大学齐鲁医院

吴黎莉　浙江大学医学院附属邵逸夫医院

夏建森　厦门大学附属心血管病医院

肖　娟　西安交通大学第一附属医院

杨金超　中国医学科学院阜外医院

药素毓　兰州大学第一医院

叶　祺　中国科学技术大学附属第一医院

于俊叶　航天中心医院

张海红　哈尔滨医科大学附属第二医院

张　月　武汉亚心总医院

赵文利　河南省人民医院

郑明霞　四川大学华西医院

周云英　江西省人民医院

朱　丽　复旦大学附属中山医院

前 言

当前，介入医学快速发展，技术日臻完善，已经成为重要的临床诊疗学科，并将新理念、新技术不断推广应用于多学科、多领域、多层面，为广大患者提供创伤小、恢复快、优质安全的精准诊疗。近年一大批临床优秀专家不断探索、迎接挑战、科学创新，推动着介入诊疗向国际领先水平发展，同时促使介入导管室信息化、智能化、规范化、平台化建设。

介入导管室是实施介入诊疗的重要专用场所。随着介入诊疗患者数量不断攀升，各医疗中心都在以临床需求为目标，不断加大介入导管室的增建改建，以期实现共享手术空间，同时开展多学科协同评估、共同管理以及分期/联合介入和开放手术的现代化介入诊疗工作平台。为进一步促进我国介入导管室的规范化建设和专业化管理，应广大介入相关工作者和基层医疗机构建设介入导管室的需求，心血管病护理及技术培训中心专家委员会依托中国心血管健康联盟，组织国内介入领域专家和骨干组成《中国介入导管室建设与管理规范》编委会。经过认真讨论学习国家相关文件，针对导管室的环境与布局、手卫生标准、个人防护标准、环境卫生监测、感染控制、患者护理流程、导管室工作质量监控、意外事件处理等亟待统一规范的热点问题，精心汇总编写成册向大家推出。

本书内容涵盖医疗机构介入导管室概述、介入导管室建筑设计规范、介入导管室管理规范、介入诊疗患者安全管理、介入导管室质量指标管理、介入导管室数字化建设与管理、介入导管室物资管理，以及国内11家大型综合医院和心血管病专科医院介入导管室建设实践案例（部分含视频）。旨在提升临床医护人员对于介入导管室规范化建设的理念，提高布局流程、人员管理、器械管理、清洁消毒、应急处理等规范化流程意识，确保导管室高效运转；为推动介入护理向专业化、同质化、高效化方向发展，为介入导管室的规范化建设、发展和管理提供行业参照标准，为医院建设、管理及介入护技人员提供专业规范的指导。诚挚期望本书能为专业人员提供帮助，为介入导管室规范化建设与发展做出贡献。

在此，感谢全体编委会成员的辛勤付出。感谢大家毫无保留地将对于介入护理的热爱和多年工作的丰富经验全部倾注于此书中。

由于编者自身学术水平所限，书中难免有疏漏、错误和不足之处，敬请各位专家和广大读者批评指正。您的宝贵意见和建议无疑将助力介入护理向更规范化、更系统化方向发展。期待我们共同携手，使导管室建设与服务在实际应用中日臻完善，在未来为患者提供更佳、更优质的服务。

侯桂华　温红梅

2022 年 9 月 16 日

目 录

第一章

医疗机构介入导管室概述
（Overview of interventional catheterization laboratory in medical institutions）

第一节　介入医学发展

一、介入医学起源

介入医学是融影像诊断和临床治疗于一体的一门全新融合学科。在医学影像技术即X射线、数字减影血管造影（digital subtraction angiography，DSA）、计算机断层成像（CT）、磁共振成像（magnetic resonance imaging，MRI）、超声（ultrasonography）和正电子发射计算机断层成像（PET/CT）等引导下；由专业医生借助导管材料及器械操作，以微创伤技术完成疾病的诊断与治疗。目前，介入医学已与内科、外科并列成为三大诊疗学科。

在《现代汉语词典》中将"介入"一词解释为：插进两者之间干预其事。英文医学文献中的"minimally invasive"词义为"微侵袭操作"；译为"微创"。公元前6世纪，古希腊医学家希波克拉底告诫医生对患者"不要做得过多"，已经蕴含了"尽可能小的创伤"的观念，这也是现代医学的"微创"理念。

早在远古时期古埃及人便使用天然芦苇管茎扩张狭窄的尿道，这应该是介入医学技术的萌芽。早期的有记录的心导管介入是Hales在1711年进行试验的，他通过颈静脉和颈动脉将黄铜管插入马的心室，黄铜管与体外玻璃管相连接用于测量静脉和动脉系统压力。之后历经磨难，不断探索，至20世纪后期介入医学方得到肯定，21世纪后随着科学技术的进步取得快速发展。相对于传统外科手术而言，介入医学属于微创伤医学；于患者而言，付出尽量小的代价或损伤而达到同样疗效，这是医学永恒追求的目标。

二、介入医学发展

1896年德国物理学家伦琴（Roentgen）发现了X射线，为介入医学的发展提供可能。20世纪上半叶，科学家们冒着很大的风险进行了艰难的探索和测试，为介入医学的发展奠定了良好坚实的基础。20世纪50年代，Seldinger技术的出现极大提高了介入操作的安全性，同时简化了操作过程，使介入医学迅速发展，在心血管、神经、周围血管系统及肿瘤诊断治疗等领域广泛应用。

1962年，Newton首次对脊髓血管畸形进行栓塞治疗并获得成功，这是最早影像下的血管栓塞术。1964年，Sones完成第1例经股动脉切开的冠状动脉造影术。同年，美国血管外科医师Dotter发展出"血管成形"技术，标志着介入医学由单一的诊断发展成为融诊断与治疗为一体的全新学科。1965年Sano把导管送入大脑，成功栓塞脑动静脉畸形，神经介入医学由此发展。1967年，Porstman经股动静脉双途径建立静脉-右心-动脉导管未闭-动脉的轨道，以导管技术封堵先天性心脏病动脉导管未闭取得成功，使不开胸治疗结构性心脏病成为可能。同年，Judkings应用Seldinger技术进行选择性冠状动脉造影获得成功。1977年，Gruntzig成功完成首例经皮腔内冠状动脉成形术（PTCA），开拓了冠心病治疗形式。1983年，Dotter和Cragg分别制成镍钛热记忆合金支架，1985年Palmaz发明球囊扩张式支架，1988年Strecker等发明编织支架，从此血管支架正式进入临床治疗领域。同期Rechter等成功进行经颈静脉肝内门腔静脉分流术（TIPS）。1991年Parodi首次利用覆膜内支架治疗腹主动脉瘤取得成功。20世纪90年代以来，随着介入医学知识不断普及，介入设备材料不断改进，国内外新技术不断创新，临床治疗效果稳定可靠。介入医学的优势使之更加快速地向多学科领域深入发展。

三、介入医学规范

国内介入医学起步较晚，但发展迅速。右心导管造影术始于20世纪50年代；介入医学临床应用始于20世纪70年代；20世纪90年代一大批中青年放射科医生自国外学成归国，推动了介入医学诊断和治疗技术及基础研究、相关器械研制开发等方面的快速进步。40多年来，国内介入医学在充分汲取国内外新的科学技术和医学理论知识的基础上，密切联系实践，不断发展壮大，由单学科向多学科深入拓展，诊断治疗的疾病范围几乎涉及人体各个系统和器官。临床应用范围及疾病适应证不断拓宽，集中于心内科、神经外科、血管外科、肿瘤科、消化科、呼吸科、骨科、泌尿科、妇产科等多个系统疾病的诊断和治疗。特别具有优势的是，对于传统治疗方法认为不治或难治的病症，在影像学方法的引导下，采取经皮穿刺插管对患者进行药物灌注、血管栓塞或扩张成形等"非外科手术"的介入方法，开拓了新的治疗途径，在临床治疗中发挥积极作用。目前我国的部分专科介入技术已经处于国际先进水平，用多学科融合理念，多团队技术联合协作形式，使治疗效果更加精准。随着腔内影像学和功能学评估技术在临床的推广和应用，心血管介入等技术迈入了精准治疗时代。

随着经济社会的发展和医疗技术的不断进步，以介入、内镜技术为代表的微创治疗技术快速发展，技术种类和临床应用范围不断扩展，技术手段更加成熟。为规范相关介入技术临床应用行为，保障医疗质量和医疗安全，更好地满足人民群众日益增长的医疗服务需求，推动相关技术健康发展，1990年4月卫生部医政司颁发《关于将具备一定条件的放射科由辅助科室改为临床科室的通知》，从管理体制上确立了介入医学的作用和地位。20世纪90年代将介入导管室列入三级甲等医院评审范围，明确将开展介入医学作为评审的一项要求，基于此，国内介入医学及介入技术的规范发展得到了极大推动。为进一步加强介入诊疗技术规范化管理，促进适宜技术推广，保障医疗质量安全，2019年11月15日，根据《医疗技术临床应用管理办法》，国家卫生健康委办公厅发布了《国家卫生健康委办公厅关于印发心血管疾病介入、综合介入、外周血管介入和神经血管介入等4个介入类诊疗技术临床应用管理规范的通知》，针对医疗机构、人员、技术管理及培训管理等四个方面提出了明确的要求和标准，促进介入诊疗技术朝着规范化的方向不断建设和发展。

第二节　介入导管室建立发展

一、介入导管室定义

介入导管诊疗术属于微创技术，介入导管室是介入医学在空间属性上的概念，是现代医院中医务人员在大型数字减影血管造影（DSA）引导下，通过介入器材，采用微创技术对患者进行诊断和治疗的专业医疗场所，是专门通过介入导管技术方式，进行血管相关疾病检查与治疗的手术室，故多种介入诊疗都可在介入导管室内进行。介入导管室会配置C臂（X线）及各种防辐射的设备，并配备操作专业机器的技术员和护士。

目前科学技术的发展促进介入导管室场所不断更新迭代，衍生出一些新的建设理念和不同类型的介入手术室，其中包括复合手术室、数字一体化手术室、通仓交融手术室等。复合手术室也被称为杂交手术室（hybrid operation room），为特殊类型的介入导管室。复合手术室的产生打破了学科间的壁垒，将手术室和DSA、CT、MRI检查室合并或毗邻，并采用无缝隙转接方式，把现代化影像诊断或介入治疗与外科手术相互整合，以患者为中心，充分发挥多学科联合协作优势，变"单兵作战"为"多兵种联合作战"。把原本需要在不同手术部门、分期才能完成的重大手术，合并在一个手术室中一次完成。

近年来随着介入诊疗技术应用领域和适应证的不断拓展，介入导管室的建设与发展也日趋完善与成熟，在管理上借鉴外科手术室无菌标准，与放射管理流程融合，建立完善各项工作制度，配备各种急救仪器及先进医疗设备，培训专业的医、护、技人员团队，成为能够常态化开展择期及急诊介入诊疗的规范的功能齐全的工作场所。

二、介入导管室建立

心导管室（cardiovascular laboratory）最初用于观察复杂先天性心脏病和成人心脏瓣膜疾病的血流动力学改变。1943—1945年的3年间，美国三大医疗中心开始建立诊断先天性心脏病的心导管室。1943年，28岁的詹姆斯沃伦在亚特兰大的埃默里大学格雷迪医院建立了世界上第一个诊断性心导管室。1945年，这个实验室报告了四名患者的房间隔缺损诊断。1945 年，德克斯特在哈佛大学彼得·本特布里格姆医院建立了第二个心导管室。1945 年 Bing 在约翰·霍普金斯大学建立了第三个心导管室。在 20 世纪 50 年代中期到 60 年代后期，更多的导管插入术实验室在主要医疗中心得以建立。伴随着心肺转流术的发展，心导管室的作用得到了进一步体现。20 世纪 50 年代后期，选择性冠状动脉造影技术的发明，使心内科医师开始探寻对冠状动脉疾病进行诊断。20 世纪 60 年代，冠状动脉旁路移植术（CABG）在美国得到迅速发展，20 世纪 70 年代导管室的成像技术得到进一步提高，由 Judkins 和 Amplatz 发明的安全便捷的经股动脉操作的导管以及 20 世纪 70 年代晚期经皮腔内冠状动脉成形术（PTCA）的出现，极大地促进了导管室的发展并彻底改变了心导管室的性质，使其由原来的诊断作用变成对患者可以进行治疗的场所，急性冠脉综合征、心脏瓣膜疾病以及先天性心脏病等都可以在导管室中得到治疗。

从 20 世纪 70 年代到 80 年代早期，心导管室和手术数量都在不断增加，新的导管材料和更好的放射设备减少了手术时间和风险。美国威斯康星大学的 Mistretta 小组和亚利桑那大学的 Nadelman 小组首先研制成功了数字减影血管造影（DSA）设备。DSA 商用机于 1980 年 3 月在威斯康星大学和克利夫兰医学中心安装，并于 1980 年 11 月在芝加哥召开的北美放射学会上公布并展示。随后，在实验室配置 DSA 高清图像系统成为标准，通过使用荧光技术将图像直接记录到固态存储器中，在降低噪声和增强对比度情况下，分辨率得到提高。更高分辨率的视频监视器和录像机成为实验室的基石。20 世纪 80 年代后半期，基于导管治疗技术的发展，导管插入术实验室得到普及，心导管室的功能进一步拓展到"非心脏系统"的其他血管床的外周干预技术，如针对外周血管、肾动脉、颈动脉等。

1991 年，《ACC/AHA 心导管插入术和心导管插入术实验室指南》（以下简称《指南》）先后由美国心脏病学会理事会于 1991 年 3 月 2 日批准，美国心脏协会指导委员会于 1991 年 5 月 18 日批准后共同颁布，旨在规范所有类型的心导管插入术以及心导管插入术实验室（心导管室）的管理和配置。《指南》对于心导管室的人员要求（配置、职责）、布局空间要求（程序室、控制室、机房、清洁杂物间等）、设备要求（生理数据采集、视频系统、碘造影剂注射器、射线照相设备、电影血管造影胶片和处理、数字成像等）、安全要求（放射和外科支持、血管和心血管手术辅助、电气和辐射安全等）及质量控制等提出建议和规范。

介入导管室是由心导管室发展而来的实施介入诊疗的重要场所，因此，合理设计和科学布局是介入导管室建设的基本要求，应做到区域划分合理，环境设置符合国家标准，洁污区域分开，标识清楚，符合预防和控制医院感染（感控）要求。

（1）介入导管室布局设备、环境配置与外科手术室不同。基于 DSA 对介入诊疗的重要引导作用，因此，介入导管室包括 DSA 介入诊疗操作室、设备机房和控制室，吊塔、无影灯、防护设备、高压注射器、高频电刀、麻醉机、监护仪、除颤仪、注射泵、显示器及影像归档和通信系统（picture archiving and communication systems，PACS）和实时监控系统等设备。复合手术室还需配置体外循环机、自体血液回收机及观片灯等。

设备机房主要放置 DSA 机柜、信息系统机柜、隔离变压器等。

由于介入手术通过应用介入器材达到诊断治疗疾病的目的，因此手术区域常规需要配备储存相应介入器材的导管柜或智能导管柜。介入导管室工作环境中，保持温度于 18 ～ 22℃，湿度于 30% ～ 70%，不能有冷凝水。因此，要求设备机房的空调持续制冷，以保证各种高压和控制部件的正常运转；DSA 介入手术操作室空调则兼具制热与制冷功能，可随时切换以兼顾室内人员体感及设备正常运行。

（2）规范配备辐射防护设备。介入诊疗操作中，DSA 仪器的 X 线曝光量大、历时长，术间辐射剂量为普通 X 线检查的数十倍甚至更多。因此必须保证介入导管室的辐射防护安全，遵照《放射诊断放射防护要求（GBZ130-2020）》，并符合《电离辐射防护与辐射源安全基本标准》（GB18871-2002），保证介入手术操作室墙面、房顶、地面、观察窗、防护门等采用规范的防护设备；并配备品种齐全、数量充足的辐射防护用品，以满足工作人员及手术患者使用。

（3）介入诊疗操作间的空间设计要求较高。DSA 仪器是高功率设备，应严格遵循其功率、线径、断路器、接地、配电柜等要求明确安装。DSA 仪器自重较大，要求楼板承重 > 500 kg/m²，必要时进行适当加固。DSA 仪器设备主要包括机架、导管床、球管及 C 臂等部分。机架主要分为落地式和悬吊式，以及兼备落地和悬吊式影像系统的复合系统。不同机架类型对机房顶面、地面各有不同要求。相较而言，悬吊式机架移动范围更大，手术区域盲点少，但需关注安装的天轨可能阻止层流出风从而影响感控。DSA 仪器的双 C 臂系统能够一次造影完成两个角度成像，减少碘造影剂用量和手术时间，理论上较单臂系统更加优越，但对空间和经济成本要求更高，故障率及维护难度也适当增高。因此，介入手术操作间高度和空间应满足带 C 臂 DSA 机轨道安装及吊塔、无影灯、防护铅屏等其他设备安装要求，并需根据 DSA 机运转范围定位放置，符合方便、安全及无菌原则，避免仪器设备与机房的梁柱相互冲突，确保所有设备正常使用。目前推荐介入导管室手术操作间面积宜 ≥ 50 m²，复合手术室面积宜 ≥ 70 m²；高度设计参照《医院洁净手术部建筑技术规范》不应低于 2.7 m，考虑 DSA 仪器、无影灯和吊塔的运动高度，推荐高度宜为 2.7 ～ 2.9 m。

（4）具备强大的影像数据管理系统。介入导管室在配备完善的数字化手术系统、手术行为管理系统、手术麻醉信息管理系统、手术示教系统、远程会诊系统、重症医学信息管理系统、介入手术物资库存及追溯管理系统等基础上，还需要将计算机网络技术、自动控制技术、图形信号处理技术及综合布线技术等融为一体，构建一套强大的影像数据管理系统，实现以患者为核心的海量医学影像的存储与全流程临床信息的整合。

三、介入导管室的分类

国内介入导管室，是在 20 世纪 80 年代随着介入放射诊疗技术发展而成立的新兴科室，经过 30 多年的不断发展，介入医学及介入导管室逐渐走上了专业化、规范化的发展道路。

1. 按照建筑标准分类 可将介入导管室分为：常规介入导管室、洁净介入导管室及复合手术室。一般介入导管室的卫生指标需满足《医院卫生消毒标准》GB15982-2012 中 Ⅱ 类环境要求，其他环境参数指标需满足《综合医院建筑设计规范》GB50139-2014 相关要求。洁净介入导管室是采用空气净化技术，把手术环境中的微生物粒子及微粒总量降到允许水平的手术室。复合手术室是在洁净介入导管室的基础上，可以同时进行影像诊断、介入治疗等，如术中 DSA、术中 MRI、术中 CT、术中放疗等特殊类型的介入导管室。

2. 按照管理归属分类 目前我国各医院对于介入导管室的管理归属依然存在不平衡。根据《中国介入医学白皮书》2019 年版显示，介入导管室归属介入科管理占 44%，归属放射科管理占 26%，其余为独立公共平台、归属中心手术室和心内科等。因此，介入导管室的设置目前主要存在四种形式。

（1）介入导管室设在影像科，归属影像科管理。由于介入导管室依赖的 DSA 在工作过程中会产生 X 射线，需要考虑辐射防护问题，所以目前国内很多医院将介入导管室设在影像科。

（2）介入导管室设在手术部，归属手术部管理。因为介入治疗也属于手术的一种，在诊疗过程中的很多要求与手术室类似，如功能分区、布局流程等，同时本着资源共享的原则还可与手术中心共享部分功能房间。

（3）完全独立管理运营的介入诊疗中心，具备独立的功能用房。独立设置介入诊疗中心是现在各大医院新建或改建项目普遍采取的方式，能够为医院介入治疗手术的开展提供建筑空间基础。独立设置的原因，首先，源于近年来国家不断加强介入诊疗技术管理，规范临床应用行为，同时发布的《介入诊疗技术管理规范》，对于介入诊疗活动的规范与安全提出了更高的要求；其次，介入医学与传统影像医学有很大差别，归属影像科在一定程度上将制约介入治疗工作的进一步开展；最后，介入技术的快速发展不断拓展介入治疗领域，同时也培养了众多优秀介入专家，大型医院能够提供更多空间并承担多台 DSA 设备的花费；介入治疗需求的持续增加，也对大型医院的介入治疗提出更规范和更高水平的要求，介入诊疗中心的统一管理模式，具有人力资源调配最优化、设备资源效能最大化、介入材料管理合理化、手术顺序安排科学化、介入技术联合效果最大化等优势。

（4）根据介入治疗范畴分设的专科介入导管室，分别由各专科管理。在一些专科实力特别强的医院，已经将介入治疗按照专科分中心设立。根据专科分设介入导管室也将是未来发展的一个方向，并且将会在综合实力较强的大型三级甲等医院中陆续实现。该类型介入导管室在设计上与独立设置的介入导管室基本相同，区别在于介入治疗的医务人员专长不同，介入导管室选购配置的 DSA 设备及其他设备也有所不同。

3. 按照专科治疗范畴分类 目前 DSA 引导下的介入治疗应用主要分为心脑血管（心血管／神经血管）、外周血管和综合介入三大类。心血管介入诊疗技术是指经血管穿刺路径进入心腔内或血管内实施诊断或治疗的技术。如心血管系统的心脏支架置入术。神经血管介入诊疗技术是指在医学影像设备引导下，经血管或经皮穿刺途径在头颈部和脊柱脊髓血管内进行的诊断或治疗技术，如神经系统的颅内血管支架置入术。外周血管介入诊疗技术则是指在医学影像设备引导下，经血管穿刺途径对除颅内血管和心脏冠状血管以外的其他血管进行诊断或者治疗的技术。综合介入诊疗技术是指除神经血管介入、心血管介入和外周血管介入以外其他介入诊疗技术的总称，主要包括对非血管疾病和肿瘤进行诊断和治疗的介入技术。其中，非血管疾病介入诊疗技术是在医学影像设备引导下，经皮穿刺或经体表孔道途径对非血管疾病进行诊断和治疗的技术；肿瘤介入诊疗技术则是指在医学影像设备引导下，经血管或非血管途径对肿瘤进行诊断和治疗的技术。因此，根据介入治疗范畴分设的专科介入导管室，目前主要以心血管介入导管室、神经血管介入导管室、外周血管介入导管室及综合介入导管室为主。

复合手术室是现代血管造影诊断技术和血管微创介入诊疗技术迅速发展的产物。随着人类疾病谱向多因性转变和外科手术向微创化方向发展，现代医学迫切需要一种多学科交叉、联合治疗的方式，来推动医疗卫生技术的发展。复合手术室因此应运而生，复合手术室的概念于 1996 年由英国学者 Angelini 最早提出，当时主要用于治疗冠心病。经过十余年的发展，复合手术室扩展到主动脉疾病、心脏瓣膜疾病以及心律失常等治疗领域，在神经外科、血管外科也得到了应用。世界上第一间复合手术室诞生于 20 多年前的摩纳哥，当时为满足众多欧洲名流富商对医疗品质的极高需求，医生和工程科技人员们创造性地将造影机装配在了普通手术室中，从而创造了早期的"复合手术室"。

近年来，我国复合手术室的建设飞速发展，现已广泛应用于心血管科、神经外科、血管外科等领域。复合手术将外科手术的有效性与介入手术的精确性相结合，拓宽手术适应证，解决了单纯方法不能解决的问题，同时缩短手术时间并降低对患者的创伤；避免多次麻醉与转运，降低了手术风险。在治疗效益上，介入复合手术受到了各大学科的青睐，诸如复合冠状动脉血运重建术、脑血管病复合手术、复合胸腹主动脉瘤腔内修复术等复合手术正逐渐得到进一步的推广。未来，复合手术室必将大有作为。

四、介入导管室管理规范

（一）介入导管室规范化建设制度内容

随着介入导管室的建立及介入医学的不断发展，也对介入导管室管理工作提出了更高要求。介入护理人员作为导管室的重要主体，承担着介入诊疗手术护理及介入导管室管理等工作。多年来，一批具有远见卓识的心血管介入护理专家们也在努力摸索适合国内介入导管室发展的管理经验和制度规范，积极建章立制。早在 2013 年，关于介入导管室的规范化建设相关制度就初见雏形，依据《心血管疾病介入诊疗技术临床应用管理规范（2019 年版）》，北京大学第一医院介入团队制定的介入导管室规范化管理制度首次公开发表，开启了介入导管室管理正式迈向制度化、规范化的发展历程。以下为《心血管疾病介入诊疗技术临床应用管理规范（2019 年版）》中关于介入导管室规范化建设制度的内容。

1. 布局与流程

（1）介入手术室应独立成区，可设置在建筑物底层的一段或者单独设置，并靠近各临床科室。

（2）介入手术的布局不仅要符合手术室的要求，同时要符合适合 X 线工作的环境。

（3）介入手术室的建筑布局同综合手术部。按外科手术要求，划分为限制区、半限制区和非限制区；限制区包括机房、无菌物品库房；半限制区包括控制室、外科洗手间（可设置在手术区走廊）、麻醉苏醒室、器械预处理间；非限制区包括更衣室、办公室、候诊室、污物处理间；还应设置谈话窗口。

（4）造影机房建议不设置窗户，依靠机械通风及空气净化装置进行室内外空气交换及温度调节。

（5）限制区和半限制区的门均应为电动感应门；控制室和机房之间的玻璃应符合对射线的防护要求。

（6）介入手术室不必使用层流系统，空气消毒机或者洁净屏均可满足空气的消毒要求，务必做好日常维护。

（7）卫生间要远离机房、控制室、计算机室，有利于保持机房的湿度在正常范围内。

2. 工作人员管理

（1）凡进入介入手术室的工作人员必须换鞋、更衣、戴帽子，进入无菌区戴口罩，要做好自身防护。

（2）建立介入部门的疫情防控小组，强化责任意识，落实责任，定期召开会议，查漏补缺。

（3）实时掌握医务人员身体健康状况，每天做好体温监测，有发热（≥ 37.3℃）及呼吸道症状时禁止参与手术，必要时进行核酸检测。

（4）加强新冠肺炎疫情防控知识动态培训，所有人员掌握各类防护用品的使用方法。

（5）合理安排工作时间，避免过度劳累及带病上岗。

（6）手术者操作前应严格按照外科洗手法洗手，手术时严格执行无菌操作规程，其他人员做好卫生洗手；不应在手术者背后传递器械和用物，坠落在手术器械台面以下的器械和物品应视为污染。

（7）减少术者在手术间和控制室之间的走动，控制室观看 X 线片时要与其他人员保持合理距离，双手始终保持在无菌区域。

（8）手术人员应戴医用外科口罩，必要时戴医用防护口罩、防护面屏，口罩潮湿、被体液污染时应及时更换。

（9）手术结束后，脱下手套、手术衣放到指定位置，洗手后离开。

3. 病陪人的管理

（1）介入门急诊纳入医院统一流程，在门诊入口和预检分诊台应反复询问患者及陪同人员的流行病学史以及发热、呼吸道等症状。

（2）急危重症患者术前急查患者的血常规、新冠病毒血清 IgM 和 IgG 抗体，以及肺部 CT 表现等，病情稳定后采咽拭子进行核酸检测。

（3）诊疗流程中一旦发现可疑对象建议转至发热门诊进一步排查，发现疑似病例立即按照应急预案转运隔离，同时做好环境消毒。

（4）病情允许的情况下患者转运途中佩戴外科口罩。

（5）候诊区保持良好通风，减少家属聚集，提示家属全程佩戴口罩，减少交叉感染可能。

4. 手术器械及一次性物品管理

（1）所有器械包、敷料必须由消毒供应中心进行清洗消毒，严禁采用浸泡消毒方法灭菌。

（2）无菌物品包和一次性用品分类放置，确保在灭菌有效期内使用。

（3）医务人员使用无菌物品和器械时，应当检查外包装的完整性、包外化学指示胶带、包内指示卡和灭菌有效日期，如有疑问不得随便使用。

（4）所有灭菌手术器械包外信息、植入物（支架、起搏器等）使用后有关条码应贴于病历便于追溯。

（5）凡一次性无菌物品必须由医院统一采购，包装符合要求，有灭菌方法、批号、有效期标识，一次性物品应当一次性使用，不得重复使用。

（6）一次性物品存放要求：放置在阴凉干燥的货架上，距地面≥ 20 cm，距墙壁 ≥ 5 cm，距屋顶≥ 50 cm。

（7）导管分类放于专用柜内，专人保管，做好登记，使用后导管作为感染性废物放入黄色垃圾袋内统一处理。

5. 清洁消毒管理

（1）仪器消毒：对于术中多导仪、血管内超声（IVUS）、光学相干断层成像（OCT）、微量泵等仪器应在机器关闭状态下进行消毒，先使用柔软布料对显示器、传感器等部位进行清洁，避免水进入仪器内部，再使用 75% 酒精擦拭消毒。

（2）空调、洁净屏、空气消毒机滤网每月拆开清洗。

（3）铅衣、铅脖套、铅垫等物品使用 75% 酒精擦拭消毒。

（4）不同区域的清洁用具应专区专用，用后专池或专室清洗、消毒、晾干。

（5）抹布应做到每清洁一个物表更换一次，不得一块抹布擦拭两个不同的物表。

（6）择期和急诊手术间所用洁具应分室或分池清洗。

（二）心血管病护理及技术培训基地标准

根据全国护理事业发展规划提出的"加快护理事业发展，加大培训力度，建立以需求为导向，以岗位胜任力为核心的护士培训制度，提高专科护理水平"的指导方针，为有效解决心血管介入护理没有统一规范培训体系的问题，中国心血管健康联盟心血管病护理及技术培训中心自 2017 年成立以来，在中心专家委员会带领下，目标明确，建立标准，严格核查，认证基地，规范培训。依托全国范围的培训基地，快速有序地推进同质化的心血管病专科护理及技术培训工作，建立健全了规范化、体系化的心血管介入护理培训体系，将心血管疾病诊疗技术规范、指南共识、最新进展等传递给全国心血管及介入护技人员，有效促进并提升全国心血管专科介入诊疗护理技术及护理临床实践能力。

表 1-2-1 为 2017 年启用并更新的心血管病护理及技术培训基地标准。分为：中心基

本条件、介入导管室环境要求、介入导管室人力资源管理、介入诊疗规范、介入导管室护理质量管理与持续改进、介入导管室感染防控措施、心导管室/介入中心评价指标、介入导管室已开展新技术、介入导管室已使用新设备、介入导管室教学培训等十方面评定标准，在推进心血管介入护理发展中起到了以评促建、以评促规范不断提升介入导管室整体管理水平的作用。

表 1-2-1　心血管病护理及技术培训基地标准

检查项目	检查要点	检查具体内容
中心基本条件	医院及心内科：具备申请的基本条件。加分项（先进设备/技术为国内领先）	1. 三级以上医院 2. 心血管疾病介入诊疗技术临床应用能力（每年完成各类心血管疾病介入手术）：总例数 ≥ 5000 例；起搏器 ≥ 100 例；射频消融（含房颤消融）≥ 200 例；先天性心脏病 ≥ 30 例；急诊介入 ≥ 150 例 3. 评为国家级胸痛中心 4. 心房颤动中心、心力衰竭中心、高血压达标中心、心脏康复中心、心脏瓣膜病中心
介入导管室环境要求	导管室区域划分合理规范，符合国家大型医院核查标准以及"特殊诊疗"的相关规定（分区分流），导管室环境及工作人员职业防护符合国家放射规定	1. 申请培训基地导管手术间数 ≥ 3 间 2. 导管手术间层流标准在万级以上，有新风设备。杂交导管手术间层流在百级以上 3. 环境设置符合国家标准，洁污区域分开、标识清楚，符合预防和控制医院感染要求 4. 工作间布局及使用按功能合理安排 5. 导管室内、外有电离辐射警告醒目标志，保持完好；导管间设有射线工作警示灯 6. 导管室配放射防护器材及个人防护用品；有专人负责定期检查、检测、保养、更换，有使用和监测记录，确保防护功能良好 7. 按规定工作时佩戴个人放射计量器；有对新入室工作医护人员岗前放射防护培训；对在职护理/技术人员每两年进行放射知识培训并取得合格证 8. 工作人员定期体检，有个人放射防护档案，对计量超标原因进行分析和改进
介入导管室人力资源管理	导管室设置、设备、设施符合国家或军队的相关法规要求，满足临床工作及介入诊疗需要，提供24 h诊疗服务	1. 导管室护理人员与导管手术间数之比 ≥ 2.5：1 2. 导管室护理/技术人员职称要求：副高级职称人员 1 名；中级职称人员 4 名；初级职称人员 3 名 3. 导管室护理/技术人员 1 ~ 2 名经过中国心血管健康联盟在职护士专业技能提升培训并取得培训合格证书 4. 新入职护士/技术人员必须参加心内科组织专业技能培训、考核；在岗护士/技术人员每两年专业技能集中规范化培训一次，时间不少于 2 天（抽查护士长台账记录） 5. 导管室护理/技术人员培训方案和培养计划符合心内科介入诊疗专业发展要求，设定考核方案和考核标准 6. 导管室应配有影像技术人员并要有大型医疗设备上岗证

（续表）

检查项目	检查要点	检查具体内容
介入诊疗规范	导管室设置、设备、设施符合国家或军队的相关法规要求，满足临床工作及介入诊疗需要，提供24 h诊疗服务	1. 开展心血管介入诊疗具有国家或军队主管部门批准资质 2. 血管造影机和（或）心导管室设备及配套设施符合心血管各项手术实施要求；并能提供24 h心血管介入诊疗绿色通道急救工作。具有导管室应备的各种仪器 3. 有院内协同科室，如心脏重症监护治疗病房（CCU）、心胸外科、血管外科、ICU/麻醉科、手术室、医学影像科等 4. 建立健全心血管介入诊疗并发症和其他意外紧急情况护理预案、流程，定期演练，有记录 5. 导管室常规药品、急救药品、毒麻药品等配备齐全，符合药品管理规定
介入导管室护理质量管理与持续改进	建立介入诊疗室护理质量管理与监测的有关规定及措施，要有三级质控评价记录和改进效果记录	1. 建立介入手术护理质量管理体系和评价标准，成立护理质量管理小组；能够运用"PDCA"或"品管圈"方法定期对工作质量进行检查、分析、评价，有改进措施 2. 建立健全介入手术护理相关制度，包括介入诊治患者各项信息、交接、核查、特殊情况下医务人员之间的有效沟通程序、药物管理与用药安全、介入手术物品、介入耗材选择使用等安全制度，并有相关突发事件的应急预案 3. 导管室各项无菌护理操作合格率达100% 4. 有患者各项介入诊治护理记录单及患者交接记录单 5. 配合介入治疗术中危重患者抢救物品使用准确到位 6. 介入诊治患者100%安全转运
介入导管室感染防控措施	消毒隔离、手卫生、标准预防、职业暴露、相关培训	1. 导管室内/外环境设置符合国家或军队标准，工作流程合理，洁污区域分开，标识清楚，符合预防和控制医院感染要求 2. 制定并实施心导管室相关工作制度、岗位职责、护理常规与操作规程；重点是无菌操作流程和消毒隔离制度等 3. 导管室使用的医疗设备和手术器械清洁、消毒、灭菌、存放等环节按医院感染管理科管理标准执行 4. 心血管介入诊治一次性耗材使用符合国家要求；有使用及销毁记录 5. 有护理感染控制质量控制小组及人员实施动态的手术间空气菌落数、清洁/消毒隔离监测和医疗废物处置动态质量控制 6. 导管室负责感控护士应接受过医院感染科专业培训
心导管室/介入中心评价指标	心导管室/介入中心评价指标（或敏感指标）制定	1. 心导管室/介入中心手术间环境、空气、物品达标率≥95% 2. 患者信息安全核查正确率100% 3. 导管室急救物品合格率100% 4. 择期手术患者术前感染筛查率100%，急诊按隔离患者防护 5. 无菌物品合格率100% 6. 洗手卫生正确率100%，洗手依从性合格率≥85% 7. 新冠肺炎疫情防护物品齐全，防护穿戴正确率100% 8. 一次性耗材供应及时率100% 9. 各类药品安全使用率100%
介入导管室已开展新技术	国内领先开展心血管介入治疗	开展项目［经导管主动脉瓣置入术（TAVI）、左心耳封堵术、冷冻球囊消融术、无导线起搏器植入术］手术例数≥10例患者

（续表）

检查项目	检查要点	检查具体内容
介入导管室已使用新设备		IVUS、OCT、冠状动脉血流储备分数（FFR）、冷冻射频、旋磨、Carto、磁导航设备
介入导管室教学培训	培训基本要求及护理研究	1. 医院护理部可以承担护理教学和临床带教任务；培训基地拥有高级职称教师≥2名；能够承担医学院校、护理学院大班课教学工作或省级以上护理继续教育项目的讲授。同时具备主管护师及以上职称带教人员 2. 带教教师应具有≥5年或累计有30名以上护理学员带教经验；能够承担护理/技术人员系统教学和专业技能指导提高和临床带教任务 3. 具有培训教室≥40 m²，具有实时手术转播的教学条件 4. 所在中心2年内主办过省级以上介入护理相关专业继续教育项目≥1项 5. 具有较完善的介入专科护技培训教材/培训大纲 6. 近3年承担本专科省级以上护理科研课题≥1项或院校级课题≥2项 7. 近3年在国家级核心期刊上发表本专科领域的护理学术专著或论文≥5篇
	师资人员配备	1. 所在培训基地本科及以上学历护士占全科护士总数之比≥30%，主管护师占全科护士总数之比≥30% 2. 申请此项培训基地的专科指导教师与受训护士人数比例不低于1:2 3. 心脏科师资组成：副高以上职称人员≥1人；主管护师≥5人；从事领域5年以上护理人员≥5人；国内、国外进修学习经历≥3人；经过本领域专科护理/技术培训≥2人 4. 本中心学科带头人：在省级及以上学术团体担任副主任委员或以上职务；国内本专业领域具有较高学术地位；组织国家级继续教育项目≥1次
	专科指导教师条件	1. 大专以上学历；中级及以上专业技术职务任职资格；有带教工作经验5年以上；在本专业领域已发表学术论文或综述1篇以上；接受过专科护士培训或本专科相关培训 2. 理论课师资条件：大学本科以上学历；中级以上专业技术职务任职资格；有教学专长；有介入手术护理、危重症护理、急救护理和相关专业理论课的教学经历；临床理论教学能力强；从事医、疗护理和相关专业工作并取得一定成绩的国内外专家、教授以及资深护师 3. 实践课师资条件：具有大专及以上学历；中级以上专业技术职务任职资格；从事介入手术护理工作10年以上（本科5年以上），接受过心血管专业技能培训；带教工作经验5年以上（本科3年以上）。具有精湛的介入手术护理技能，丰富的临床实践经验和较强的教学能力；能够对开展的介入手术新技术、新业务进行现场教学；定期结合介入典型病例、并发症病例等组织护理查房

（三）介入导管室护士准入条件（本版本以心血管介入护士为例，供参考）

（1）介入导管室护士必须为在心内科或监护室工作满 5 年，大专以上学历，每年完成规定继续教育学分的注册护士。

（2）介入导管室护士必须具备良好的心理和身体素质，高度慎独精神和工作责任感。

（3）介入导管室护士必须具备良好的语言表达和沟通能力，团队协作精神好。

（4）介入导管室护士必须具备一定的护理教学、科研、信息处理及质量管理能力。

（5）介入导管室护士应经过"心血管病护理及技术专业技能培训"并取得合格证书。具备以下专业知识与实践技能：

1）了解各类介入新技术发展，熟悉各类心血管介入手术流程，掌握心血管疾病专科护理常规及技术操作。

2）掌握介入导管室管理制度与规范要求。熟悉介入导管室环境、布局、流程以及设备、物品的定位。

3）掌握医院感染预防控制及职业防护相关知识并熟练掌握无菌技术操作规程。

4）掌握 X 线防护知识并规范落实防护措施。

5）掌握介入导管室各种专科仪器设备的使用、调试和保养。

6）熟练掌握各类介入器材的名称、型号、用途及使用管理。

7）熟练掌握心血管常用药品使用方法与管理。

8）能熟练完成各类心血管介入手术的术中配合及护理工作。

9）熟练掌握介入导管室急救设备、药品及器材应用，具备急危重症患者病情观察监护能力，熟练掌握急救技能，能够胜任术中严重并发症患者救治工作。

（四）介入导管室功能区域专用名称

为规范介入导管室各功能区域名称，由中国心血管健康联盟心血管病护理及技术培训中心组织全国培训基地负责人完成专家函询，形成以下介入导管室功能区域专用名称，供参考。

1. 介入导管室（Intervention Lab）

　　介入手术室（Interventional Operation Room）

2. 复合手术室（Hybrid Operation Room）

　　杂交手术室（Hybrid Operation Room）

3. 介入操作室（Intervention Operation Room）

4. DSA 控制室（DSA Control Room）

5. 家属谈话间（Relation Conversation Room）

6. 外科洗手区（Surgical Wash Area）

7. 患者等候区（Patient's Waiting Area）

8. 家属等候区（Visitor's Waiting Area）

9. 无菌库房（Sterile Room）

10. 库房（Storeroom）

11. DSA 设备机房（DSA Equipment Room）

12. 处置室（Sewage Treatment Room）

13. 男更衣室（Male Changing Room）

　　女更衣室（Female Changing Room）

14. 护士办公室（Nurse's Office）

15. 医生办公室（Doctor's Office）

16. 护士长办公室（Head Nurse's Office）

17. 主任办公室（Director's Office）

18. 技师办公室（Technician's Office）

19. 示教室（Demonstration Room）

　　多功能示教室（Multipurpose Room）

20. 值班室（On-Duty Room）

21. 仪器室（Instrument Room）

　　仪器间（Instrument Room）

　　设备间（Equipment Room）

22. 休息室（Staff Lounge）

23. 患者通道（Patient Passage）

24. 工作人员通道（Staff Passage）

25. 污物通道（Refuse Passage）

26. 污物间（Sluice Room）

第三节　介入导管室未来展望

随着大数据、云计算、物联网、5G 等数字技术迅猛发展与应用，近年来国际国内都在加快推进数字化城市和数字化医院等建设工作。数字导管室是医院信息系统（HIS）、影像归档和通信系统（PACS）、放射科信息系统（RIS）等信息系统应用的集中体现，通过将计算机网络技术、自动控制技术、图形信号处理技术及综合布线技术高度集成和融合，以多知识融合的智能决策方法和多系统兼容的知识表达方式为特色，充分应用人工智能、知识库、数据仓库与挖掘、最优化方法等先进技术和方法，实现以患者为核心的海量医学影像存储与全流程临床信息的管理，实现数字化转型。数字化技术的应用可为介入手术提供更加高效、精准、舒适、安全、便利的环境。未来的介入导管室可能朝着这些趋势发展。

一、一体化复合杂交手术室

一体化复合杂交手术室能够减少患者转运的风险，优化手术流程，提高手术安全性，是医院临床综合实力的重要标志，是各类手术未来发展的方向。杂交技术是通过最大限度减少创伤和并发症，同时实现疗效最大化的一种全新治疗模式。以患者为中心，是复合手术室的终极追求。整合杂交手术室内不同品牌规格的设备和系统，通过控制中心中央站触摸屏上原型化设计界面进行控制；建立与医院信息网络的连接，从 HIS、临床信息系统（CIS）、实验室信息管理系统（LIS）、PACS 等系统获取、储存患者的电子病历（electronic patient record，EPR）、影像及文档，并上传、存储本一体化数字手术室生成的 EPR、数字影像信息；通过数字化医院视频会议实现远程医疗会诊、教学与学术交流。将 DSA、CT、MRI、磁导航系统、手术机器人等仪器设备整合，在此基础上融入机器人技术、虚拟现实技术、全息影像技术、第五代移动通信（5G）技术等，是未来的一体化复合杂交手术室研究发展的方向。

1. 机器人技术应用

运用机器人手术能提高精准度，减少感染的发生，缩短手术时间，减少手术创伤。血管介入手术机器人未来发展趋势包括：①机器人的设计与商品化的血管腔内器具使用相互适应；②机器人的图像引导、智能测量、智能手术规划、高精度 3D 跟踪定位及可视化技术（与腔内影像技术的融合），实现术中实时标定、配准和导航；③机器人操作介入器械到达靶区的灵活性与准确性提升，引入智能耗材（可操纵微导管）；④力觉的直接体现与力反馈的视觉补偿加强；⑤更加注重轻量化、微型化、精密、集成、灵巧机器人机构构型创新设计；⑥机器人系统集成面向具体的手术流程需求、手术室应用，实现遥控操作及远程手术操作；⑦机器人与人工智能技术、互联网和大数据结合。随着磁控技术与纳米软体机器人技术进步，磁导航血管介入机器人可能是另一有前景的发展方向。

2. 虚拟现实技术和全息影像技术应用

创建和体验虚拟世界的计算机仿真系统，利用计算机生成一种模拟环境，让体验者可以"亲眼看到"动态的三维立体逼真图像，被称为虚拟现实技术（VR）。运用 VR 眼镜，将人体解剖图像更加真实立体呈现，这些技术可以运用在介入医生与患者及家属沟通病情及手术结果时，协助患者和家属更直观理解。全息影像技术也称为虚拟成像技术或全息成像，凭借光波干涉对物体光波的相位与振幅进行记录，并凭借衍射原理对物体的光波信息进行展现，从而达到成像效果。

3. 5G 技术应用

作为第五代移动通信技术，具有高速率、低时延和大连接的特点，5G 技术是实现人机物互联的网络基础设施。

二、冠状动脉介入领域的未来发展

1. 支架增强技术

可解决 X 射线透视下支架能见度不佳的问题，支架增强的数字图像处理技术可用来评估支架钢梁是否损伤、支架重叠、支架失败、主动脉开口和分叉病变等问题。

2. 冠状动脉动态路线图

由于心脏跳动的原因，外周静态路线图无法用于冠状动脉，血管的运动阻止了静态路线图的覆盖，因此冠状动脉导丝通过、球囊和支架置入都需要通过造影来完成。新近研发的冠状动脉动态路线图技术，实现了冠状动脉树在 PCI 术中透视图像的实时动态叠加。与传统方法相比，能减少 30% 的透视时间和 20% 的碘造影剂用量。除外标准的冠状动脉造影，在血管内超声（IVUS）和光学相干断层成像（OCT）基础上，用计算机进行 3D 处理、构建计算机模型，并能合并不同的成像方式。这些模型可进行额外的生物力学流体计算和分析，测量冠状动脉的剪切应力分布，预测特定节段斑块的进展或破裂风险。

3. 计算机视觉

人工智能将显著提高预测的准确性和治疗决策，介入心脏病学中与人工智能相关的应用数量正在激增，预计很快就会呈指数级增长，例如使用人工智能通过冠状动脉造影自动检测冠状动脉血流储备分数。冠状动脉造影图像与 IVUS、OCT 和生理学计算的融合已得到广泛应用，通过从这些工具获得的数据叠加在血管造影上，可实现全斑块覆盖，同时避免对弥漫性疾病的非关键病变进行不必要的治疗。更逼真的 3D/4D 渲染和可视化就是全息影像技术。在患者进入导管室前，基于先前的 CT 或 MRI 进行重建。实现这一目标的最佳途径是生成实时虚拟和混合现实可视化，微软的 HoloLens™ 设备目前可以做到。这就是"计算机视觉"，该技术需要同时使用多个信息源，人脑无法实现。

4. 人眼跟踪技术

该技术模仿人类视觉系统中最详细图像在视野中心、视野外围细节较少的功能。利用半透明滤镜将 X 射线聚焦在术者眼睛聚焦的图像区域，不聚焦的外围区域投入较少射线。在猪模型的测试中发现大约可减少对于术者 75% 的辐射。

5. 冠状动脉机器人技术

为保护介入手术操作者并提高手术精准度。Beyar 等提出了全机器人 PCI 的概念，通过远程导航系统，使用操纵杆遥控床边装置来操作导丝、球囊和支架，如果出现并发症或系统故障则改为人工操作。远程导航系统可提供导丝和球囊 1 mm 的步进，用于更精确的病变长度测量和支架置入。此后开发的 CorPath 200™ 系统，对于 164 例患者的一项关键研究中显示技术成功率达 98.8%，可减少术者辐射暴露 95.2%，2012 年 FDA 批准这项研究系统上市。2016 年 FDA 批准了 CorPath®GRX 系统，第二代系统在设计上对导丝、装置和指引导管进行三重控制。同时显示了该系统在无保护左主干病变 PCI 中的可行性，包括使用 Impella 等需要循环支持系统的高风险病变 PCI。该系统还允许使用相控阵 IVUS、激光等其他设备。机器人治疗慢性完全闭塞病变也有报道。当前的 CorPath GRX 系统中还包含一个特殊的"回撤和旋转"功能，非常适合边支导丝，还可模拟旋转和摆动等技术。此外，还能通过远程控制机器人 PCI 系统进行介入手术。最初梅奥诊所在猪模型中使用本地通信进行测试获得圆满结果。第一批人体远程 PCI 病例由印度的 Patel 博士完成，通过普通有线连接形式，对 35 km 以外的 5 名患者实施了 PCI 手术。

三、可移动急危重症介入导管室的应用

为应对疫情等不同场景下心脑血管患者救治的介入治疗需求，减少交叉感染风险，西门子医疗"远征"5G 移动急危重症介入救治单元在业内率先经过适配性和安全性验证，"远征"5G 移动急危重症介入救治单元搭载七轴落地式小机器人血管造影系统 Artis one 和"5G 远程介入大师"等智能化便携设备，为疫情下的心脑血管疾病患者带来希望，并可满足自然灾害应急救治、边防战士健康保障、县域医疗等其他场景，作为专用救治单元应对各类复杂情形下的紧急医学救援。

四、减少介入导管室辐射技术的应用

医学成像中的电离辐射已成为公众和医学界日益关注的问题。随着经导管手术日益复杂且需更长的成像时间，患者和操作者的辐射暴露量都在增加。"我们今天在实验室的工作方式几乎与 30 多年前一样"——威廉博蒙特医院心血管部门研究和教育主任、医学博士 James Goldstein 说。这意味着安全性没有太大改善，因为操作员仍然穿着沉重的铅围裙，这会导致长期的背部和脊椎问题，并且眼睛受到辐射会导致白内障高发。未来减少导管室辐射的技术主要包括：①机器人系统的应用，可将导管室工作人员和操作员带出辐射场。②降低辐射剂量技术的新型血管造影系统，包括新的 X 射线管、更灵敏的探测器和软件，以帮助提高低辐射剂量下的图像质量，包括降噪。③新辐射防护系统可用于帮助阻止辐射散射，其中包括天花板安装的铅服系统，以及一次性防护单（即用即贴即撕）、全方位遮挡、针托、防护膏、防辐射铺巾（一次性使用、无菌、无铅）等防护用品。此外，美国国立卫生研究院（NIH）与华盛顿特区的儿童国家医疗中心合作，于 2014 年创建了美国第一个儿科 MRI 导管实验室，以磁共振成像代替血管造影。将血管造影系统替换为 MRI 图像引导，则可以实现导管室内完全消除辐射。

未来的介入导管室，将是一个开放又融合的手术平台。传统上的导管室、心脏/血管外科以及放射学等"孤岛"中的医生们将并肩工作，不仅共享手术空间，还能协同评估共同管理更为复杂的患者群体，支持基于心脏和血管的介入治疗以及相关复杂的分期/联合介入和开放手术。未来的介入导管室，可以实现多种成像方式，运用人工智能、在线临床决策支持系统、语音虚拟助理、增强现实平台的集成和半自动/自动的机器人系统。相信不久的将来，在科幻大片里看到的场景终将在介入导管室实现！

（侯桂华　温红梅　陆芸岚）

参考文献

［1］侯桂华，霍勇 . 心血管介入治疗护理实用技术［M］. 2 版 . 北京：北京大学医学出版社，2017：4.

［2］韩新巍 . 介入医学［M］. 郑州：郑州大学出版社，2019：1-12.

［3］王滨，曹贵文 . 介入护理学［M］. 北京：人民卫生出版社，2004：1-8.

［4］郭启勇.介入放射学［M］.北京：人民卫生出版社，2019：1-3.

［5］James E. Dalen，Joseph S. Alpert. Cardiac Cath Labs Their Origins and Their Future［J］.CHEST，2018，154（3）：487-490.

［6］American College of Cardiology/American Heart Association Ad Hoc Task Force on Cardiac Catheterization. ACCIAHA guidelines for cardiac catheterization and cardiac catheterization laboratories［J］.AHA Medical/Scientific Statement，1991，84（11）：2213-2247.

［7］Carl J. Pepine.The cardiac catheterization laboratory-1990［J］. The American Journal of Cardiology，1990，10：37F-40F.

［8］吕树铮，宋现涛.中国心导管室现况与规范化需求［J］.中国介入心脏病学杂志，2007，15（5）：243-245.

［9］侯秀芳，韩斌如.介入手术室护理人力配置现状与展望［J］.护理研究，2019，33（14）：2438-2442.

［10］中国医院协会介入医学中心分会.《中国介入医学白皮书》2019版［J/OL］.中华介入放射学电子杂志，2020，8（1）：6-10.

［11］张勤，乔继红."平战结合"型介入手术室建筑布局设计思考［J］.介入放射学杂志,2021,30（7）：743-746.

［12］Rafael Beyar，Justin E.Davies，Christopher Cook，et al. Robotics，imaging，and artificial intelligence in thecatheterisation laboratory［J］.EuroIntervention，2021，17：537-549.

［13］中国医院协会介入医学中心分会.《中国介入医学白皮书》2021版［J/OL］.中华介入放射学电子杂志，2022，10（1）：124-130.

第二章

介入导管室建筑设计规范

（Code for architectural design of interventional catheterization laboratory）

第一节 完善介入导管室使用功能

一、严格选址合理分区

在大中型医院中，介入导管室通常情况下宜设在标准病房楼层的下方，结合裙房一起设计，必要时可扩大楼层面积以满足介入导管室的使用需求，以方便洁净区、非洁净区的划分和人员、物品路线的设置。较小规模的介入导管室可与相关部门（病理科、输血科等）同层设置；规模较大时临近相关部门的楼层设置。

1. 建立介入导管室应避开污染源

介入导管室首要目标是保证手术环境的洁净程度，任何影响手术部空气质量的外部环境都是潜在的风险，所以介入导管室选址应远离院内或周边的污染源并位于其上风向，宜选择在空气环境较好、大气含尘/含菌浓度低、无有害气体区域，这是保证空气洁净、节约能源、降低投资与运行费用的理想途径。

介入导管室设计中，经常附设于内外科病房楼或医疗综合楼一起建设，因此在院区规划时就应考虑这些建筑的选址。应避开交通繁忙、噪声大、空气污染严重的区域，如锅炉房、厨房、汽车库、动物房、垃圾房、焚烧炉等有污染的场所，距离较近时，应选择位于城市或地区的最多风向的上风向。

人为设计改造现有的环境空间，以减少干扰和污染，创造有利于空气洁净度的要求非常必要。介入导管室的室外环境要通过绿化（选择产生花粉和绒絮少的植物品种）、场地硬化以及管理的手段，尽量减少裸露的土地、避免尘土和噪声的产生。

2. 介入导管室不宜设在首层和高层建筑的顶层

设在首层易受到污染和干扰；设在高层建筑顶层不利于节能（屋面保温隔热）、防漏，垂直交通的压力也较大；介入导管室也不宜设在高层建筑病房的中间楼层，不利于上下管线的处理。

3. 介入导管室应独立成区，以保证其洁净、安全、管理等因素的需要。宜靠近与其密切联系的急诊科、内外科及重症护理治疗病房，宜与放射科、检验科、消毒供应中心、输血科、麻醉复苏室、物资科等联系便捷，有利于保证手术物品的运输，节约人力物力减少成本。

4. 介入导管室主体用房

介入导管室的具体组成是介入导管室平面布置的依据，以介入导管室为核心配置其他辅助用房组合使用，既能满足功能关系及环境洁净质量要求，又与相关部门联系方便，形成相对独立的医疗区。所以建筑柱网的设计最好先了解介入导管室的规模和用途。

介入导管室复合术间平面尺寸要求较大，同时要考虑回风夹墙的尺寸要求，设置双廊的介入导管室还要考虑走廊的走向及对平面布局的影响，所以柱网的设计要充分考虑以上因素的影响，结合平面布局、结构形式等使柱网的设计尽量简洁、规整。

介入操作间是进行各种手术操作的中心场所。介入导管室应有良好的放射防护设施，建立介入导管室时，其四周及天棚需要有两层铅板屏障，作为放射防护的必要设施。介入导管室的介入操作间应宽敞，面积 50 ～ 100 m² 左右。不同的设备对面积需求不同，例如单板机、双板机、落地机架式设备、悬吊式设备等，如采用磁导航设备加电生理设备，则需要更大的空间。其主要工艺条件如下：DSA 控制室与手术室隔断，需要安装铅屏蔽、铅玻璃、自动铅防护门。设备间与手术操作间隔断，采用轻质材料。介入操作间内地面用 2 cm 钡水泥，四面墙用 3 个铅当量铅板做 X 线防护。介入操作间墙体使用电解钢板、医用洁净板、医用树脂板、高聚合板、抗倍特板、铝塑板等，顶面需要在防护后，采用与墙面同质材料。地面贴防静电胶地板。介入操作间有条件时可部署层流技术，通风系统、通风管道、风机应注意降噪。需要根据设备情况预留信息点位，部署医用高清显示屏和医用灰阶屏。介入操作间应预留中心供氧、负压吸引和压缩空气端口。DSA 冷热源可单独设立，也可与洁净手术部或放射科使用同一个冷热源设备。介入操作间内医疗设备一般包括 DSA 设备、心电及压力监护仪、导管储藏柜、多导生理记录仪、手术相关设备（主动脉内球囊反搏）、血管内超声显像设备、血管内旋磨设备、血管内放射治疗设备、除颤器、呼吸机及其他抢救设备。

介入导管室走廊：介入导管室的内部平面和洁净区走廊应在术间前单向走廊、术间前后双向走廊、纵横多项走廊、集中供应物品的中心无菌走廊和术间带前室等形式中选用；应符合卫生学要求，并按实际需求选用介入导管室维护结构的设计方式，最大限度利用建筑面积。

5. 介入导管室配套用房

（1）DSA 控制室：是供放射技术员或医生进行设备操作的场所。以铅玻璃与介入操作室隔开，设有 X 线机操作控制台、监护器设备和 PACS 显示设备。一般要求面积在 15 m² 左右，温度控制在 20 ～ 24℃，湿度控制在 30% ～ 70%。

（2）DSA 设备机房：DSA 设备机房是 DSA 成像设备主机、电源箱、变压器等装置放置的场所。因温湿度的波动对设备影响较大，故需要一套独立的温湿度控制系统。温度范围 15 ～ 30℃，温度变化率 ≤ 0.5℃ /min，相对湿度在 20% ～ 80% 且湿度的变化稳定在 10% 以内（无冷凝）。

（3）外科洗手区：供手术的医护人员清洗消毒手使用，尽可能地接近介入操作室，避免感染。一般2～4间操作室设一间（也可二室设一间），也可以设在洁净区走廊内。

（4）污物间：作为污物消毒处理的房间，是介入导管室不可缺少的辅助房间，温湿度应与手术间温湿度保持一致；应设置独立的局部排风，其内部的空气流向应自上而下，特别是在手工清洗区和危险物品处理区域上部加设送风口，将有害气溶胶随气流带走，最大限度地减少内部工作人员的吸入性伤害。此区域应内设冲洗消毒器（电热式或蒸汽式，有上下水排气设施，以85℃热水封闭消毒手术用过的器械、器具、管道）、洗涤池、垃圾密封车。应设置专用的医疗垃圾处理通道，如污物电梯。

（5）无菌库房：贮存手术所需的无菌敷料与器械，分为低值耗材库以及高值耗材库，可集中或分散、分开设置，数量与大小可根据各手术部的规模确定。无菌物品、无菌器械可分开存放也可合并存放，但因中心供应室也有一定贮量，所以该室不宜过多或过大。无菌物品的发送贮存流程为：中心供应室→介入导管室无菌库房（批量存放）→介入导管室。

（6）药品库房：介入导管室应集中设置药品库房，是介入导管室常用药品集中放置的区域，该区域应设有密码药品柜、冰箱、麻精药品密码柜，药品库房应设置于介入手术区域中心位置，便于常用药品取用。

（7）设备室：介入导管室应集中设置设备室，放置辅助检查所用的仪器设备。面积根据所需设备的数量进行布置，温湿度按照介入导管室走廊的标准。

（8）更鞋区：为工作人员卫生通道，应设有更鞋柜、洁净踏板，更鞋区的面积与柜子数量应根据工作人员数量决定，更鞋后直接进入更衣室。

（9）更衣室：为工作人员卫生通道，要换鞋后进入。更衣室应设置：更衣柜、洗手衣放置柜以及污衣桶，脱衣和穿衣可设在一间内两个部分。更衣室的面积根据工作人员数量及卫生方式和更衣柜的占用人数（一人一柜或两人一柜）等因素决定，一般人均0.5～0.8 m²。

（10）护士站：设在介入导管室入口处，对进出人员进行管理，与病房护士交接患者，应有物流传输、数据信息点等设施。

（11）患者更鞋：此区域应设置在介入导管室入口处，为患者更换拖鞋的区域，该区域应设置更鞋柜。应与护士站、患者等候区设计于一个区域。

（12）患者等候区：为患者等待手术的区域，更换清洁拖鞋后方可进入，该区域应设置等候座位、宣教材料栏及氧气带、负压吸引装置、心电监护仪等基础抢救设施。等候区应设置一个单独的可遮挡区域。

（13）卫生间：一般设在脱衣、淋浴之前，如布置困难也必须设在穿洗手衣之前，并设负压排风装置。

（14）家属等候区：供介入手术患者家属等候休息使用，一般设在介入导管室门外，邻近介入导管室宜设家属谈话间（一边为家属等候区，一边与介入导管室洁净走廊相通），便于手术过程中与家属联系。

（15）示教室：一般设计在半限制区作为实习医护操作考核场所，配备相应的多媒体设备。

（16）休息室：休息室主要是工作人员餐饮的场所，其设计多为双侧对门设计，一侧可通往工作休息的半限制区，另一侧则提供配餐人员进入放置饭食的缓冲区。

（17）会议室（讨论室）：设置在介入导管室半限制区域内，为日常交接班及工作办公的枢纽区域，配备相应的多媒体设备，其多媒体功能多与医院内部网络相连。

（18）其他房间：值班室、库房、处置室等，均应设于清洁区外。

6. 室内环保装饰

（1）介入导管室的建筑装饰应遵循不产尘、不易积尘、耐腐蚀、耐碰撞、不开裂、防潮防霉、容易清洁、环保节能和符合防火要求的总原则。

（2）介入导管室内地面可选用实用经济的材料，以浅色为宜。

（3）介入导管室室内Ⅰ、Ⅱ级手术室墙面、顶棚可用工厂生产的标准化、系列化的一体化装配方式；Ⅲ、Ⅳ级手术室墙面也可用瓷砖或涂料等；应根据用房需要设置射线防护。

（4）介入导管室围护结构间的缝隙和在围护结构上固定、穿越形成的缝隙，均应密封。

（5）介入导管室内墙面下部的踢脚不得突出墙面；踢脚与地面交界处的阴角应做成半径（R）≥ 30 mm 的圆角。其他墙体交界处的阴角宜做成小圆角。

（6）介入导管室内墙体转角和门的竖向侧边的阳角宜为圆角。通道两侧及转角处墙上应设防撞板。

（7）介入导管室内与室内空气直接接触的外露材料不得使用木材和石膏。

（8）当新建介入导管室有设备层时，层内设备、管道的安装与维修的操作空间不应影响人员活动、操作和通行。设备层梁下净高不宜低于 2.2 m，并应进行简易装修：其地面、墙面应平整耐磨，地面应作防水和排水处理；穿过楼板的预留洞口四周应有挡水防水措施。顶、墙应作涂刷处理。直接位于手术室上一层的、用水的房间地面也应作防水处理。

（9）介入导管室内使用的装饰材料应无味无毒，并应符合现行国家标准《民用建筑工程室内环境污染控制标准》GB50325 的有关规定。

（10）介入导管室的净高不宜低于 2.7 m。当手术室的送风装置被轨道分隔开时，该净高应以气流搭接原则确定。

（11）介入导管室供手术车进出的门，净宽不宜小于 1.4 m，当采用电动悬挂式自动门时，应具有自动延时关闭和防撞击功能，并应有手动功能。除洁净区通向非洁净区的平开门和安全门应为向外开之外，其他洁净区内的门均应向静压高的方向开。

（12）Ⅲ、Ⅳ级洁净辅助用房可设外窗，但应使用不能开启的双层玻璃密闭窗或两道窗。

（13）介入导管室应采取防静电措施。洁净手术室内所有饰面材料的表面电阻值应在 $10^6 \sim 10^{10}$ Ω 之间。

（14）介入导管室和洁净辅助用房内设置的插座、开关、各种柜体、观片灯等均应嵌入墙内，不得突出墙面。

（15）介入导管室和洁净辅助用房内不应有明露管线。

（16）介入导管室的吊顶及挂件，应采取牢固的固定措施。

（17）介入导管室吊顶上不应开设人孔。检修孔可开在洁净区走廊上，并应采取密封措施。

二、循环通风专业要求

介入导管室一般需要独立的冷热源系统，便于过渡季节使用。越来越多的医院在手术室部署四管制一体化系统，便于灵活控制和节约能源。介入导管室的非洁净区可采用综合医院非洁净用房的通风、空调方式。

1.常规净化等级

（1）净化空调系统应使介入导管室整体处于受控状态，并应使各介入导管室灵活运行。

（2）在手术进行过程中，Ⅰ～Ⅲ级介入导管室净化空调系统宜能够在送风温度低于室温状态下运行。

（3）介入导管室及与其配套的相邻洁净辅助用房应与其他洁净辅助用房分开设置净化空调系统；Ⅰ、Ⅱ级介入导管室与负压手术室应每间采用独立净化空调系统，Ⅲ、Ⅳ级介入导管室可2～3间合用一个系统。净化空调系统应有便于调节控制风量并能保持稳定的措施。

（4）净化空调系统设置空气过滤器或装置应符合下列要求：

1）在新风口或紧靠新风口处应设置新风过滤器或装置，并应符合新风过滤的规定。

2）空调机组送风正压段出口应设置预过滤器。

3）在系统末端或靠近末端静压箱附近应设置末级过滤器或装置，并应符合末级过滤器放置的规定。

4）在洁净用房回风口应设置回风过滤器。

5）在洁净用房排风入口或出口应设置排风过滤器。

6）净化空调系统可为集中式或回风自循环处理方式。Ⅳ级介入导管室和Ⅲ、Ⅳ级介入手术辅助用房，可采用带高中效及以上过滤效率过滤器的净化风机盘管机组或立柜式空调。

7）当整个介入导管室设集中新风冷热处理设施时，新风处理机组应在供冷季节将新风处理到不大于要求的室内空气状态点的焓值（空气中含有的总热量）。当有条件时，宜采用新风湿度优先控制模式。

8）通过经济和技术比较，可采用全新风直流系统，或可全年变新风量运行，或可在系统运行的不同时间段根据实际需要变化新风量。

9）采取提高引入新风质量、减少新风输送途径污染的措施。空气处理机组内各级过滤器应与框架接触紧密，或应有密封措施。新风质量越高，新风的稀释作用越强。

10）介入导管室净化空调系统可采用独立冷热源或从医院集中冷热源供给站接入。除应满足夏、冬设计工况冷热负荷使用要求外，还应满足非满负荷使用要求。冷热源设备不宜少于 2 台。对于需供冷供暖运行时间较少的介入导管室宜采用分散式冷热源。

2. 参照现行国家标准《医院洁净手术部建筑技术规范》GB50333

（1）Ⅰ～Ⅲ级介入导管室内集中布置于手术台上方的非诱导型送风装置，应使包括手术台的一定区域即手术区处于洁净气流形成的主流区内。送风装置的送风面积有规范要求。

（2）Ⅰ级洁净辅助用房集中设置送风装置。Ⅱ～Ⅳ级洁净辅助用房可在顶棚上分散布置送风口。介入导管室应采用平行于手术台长边的双侧墙的下部回风，下部回风口洞口上边高度不宜超过地面之上 0.5 m，洞口下边距地面不宜小于 0.1 m。

（3）心血管造影室的操作区宜为Ⅲ级，洁净走廊应低于操作区一级，与相邻并相通房间应保持 5 Pa 的正压。辅助用房应采用普通空调。

（4）无菌存放区对相邻并相通房间不应低于 5 Pa 的正压，去污区对相邻并相通房间和室外应均应维持不低于 5 Pa 的负压。

（5）无菌贮存区宜按不低于Ⅳ级洁净用房设计，并应采用独立的净化空调系统。温度冬季不宜低于 18℃，夏季不宜高于 24℃；室内相对湿度冬季不宜低于 30%，夏季不宜高于 60%。

（6）污物处置室应设置独立局部排风，总排风量不应低于负压所要求的差值风量。去污区内的回风口应设置不低于中效的空气过滤器。

（7）设备仪器间主要用于存放手术用的医疗设备和仪器，如血管内超声机、OCT仪、FFR仪等，属于洁净辅助用房范畴，洁净空气处理等级为Ⅲ级。

3. 介入导管室按层流等级划分见表 2-1-1。

表 2-1-1　手术间层流等级适用范围

名称	适用范围
Ⅰ级手术间	又称百级手术室，主要用于假体植入、某些大型器官移植、手术部位感染可直接危及生命及生活质量等手术
Ⅱ级手术间	又称千级手术室，主要用于涉及深部组织及生命主要器官的大型手术
Ⅲ级手术间	又称万级手术室，主要用于外科手术
Ⅳ级手术间	又称十万级手术室，主要用于感染和重度污染手术

鉴于介入手术间净化层级越高，造价越高、使用成本也越高，因此应严格控制百级和千级介入导管室。在大部分医疗机构，百级介入导管室应控制在手术室总量的 10%～15%，千级介入导管室可以少设或不设。负压或正负压手术室也要严格控制，按需设置。

三、室内电路设计标准

1. 系统供电

（1）介入导管室应采用独立双路电源供电。

（2）有生命支持电气设备的介入导管室必须设置应急电源。自动恢复供电时间应符合下列要求：

①生命支持电气设备应能实现在线切换。

②场所和设备应小于等于 15 s。

③应急电源工作时间不应小于 30 min。

（3）介入导管室内，用于维持生命和其他位于"患者区域"内的医疗电气设备和系统的供电回路应使用医疗 IT 系统。

（4）介入导管室内非生命支持系统可采用 TN-S 系统回路，并宜采用最大剩余动作电流不超过 30 mA 的剩余电流动作保护器（RCD）作为自动切断电源的措施。

（5）介入导管室的配电总负荷应按手术功能要求计算。一间介入导管室非治疗用电总负荷不应小于 3 kVA；治疗用电总负荷不应小于 6 kVA。

（6）介入导管室进线电源的电压总谐波畸变率不应大于 2.6%，电流总谐波畸变率不应大于 15%。

（7）介入导管室内的电源回路应设绝缘检测报警装置。

2. 专属配电

（1）介入导管室内布线不应采用环形布置。大型介入导管室内配电应按功能分区控制。

（2）介入导管室内的电气线路，应只能专用于本手术室内的电气设备，无关的电气线路不应进入或通过本手术室。

（3）介入导管室的总配电柜应设于非洁净区内。每个手术室应设置独立的专用配电箱（柜），箱门不应开向手术室内。

（4）介入导管室用电应与辅助用房用电分开。

（5）介入导管室医疗配电系统应直接从总配电柜专线供电。

（6）当非治疗用电设置独立配电箱时，可采用一个分支回路供电。每个分支回路所供配电箱不宜超过 3 个。

（7）介入导管室配电管线应采用金属管敷设。穿过墙和楼板电线管应加套管，并应用不燃材料密封。进入手术室内的电线管管口不得有毛刺，电线管在穿线后应采用无腐蚀和不燃材料密封。

（8）介入导管室的电源线缆应采用阻燃产品，有条件的宜采用相应的低烟无卤型或矿物绝缘型。

（9）介入导管室的净化空调设备应能在本室内实施远程控制。

（10）介入导管室内的中央控制箱和插座箱箱体的内腔应密封。用电设施面板和显示面板应与手术室墙面平齐、严密。

（11）每间介入导管室内应设置不少于 3 个治疗设备用电插座箱，并宜安装在侧墙上。每箱不宜少于 3 个插座，应设接地端子。

（12）每间介入导管室内应设置不少于 1 个非治疗设备用电插座箱，并宜安装在侧墙上。每箱不宜少于 3 个插座，其中应至少有 1 个三相插座，并应在面板上有明显的"非治疗用电"标识。

（13）介入导管室内当在地面安装插座时，插座应有防水措施。辅助用房的插座应根据功能及使用者要求布置。

（14）介入导管室应设置可靠的辅助等电位接地系统，装修钢结构体及进入手术室内的金属管等应有良好的接地。

（15）介入导管室电源应加装电涌保护器。

3. 日常用电

（1）介入导管室的照度均匀度不应低于 0.7。

（2）手术台两头的照明灯具至少各有 3 支灯具有应急照明电源。

（3）有治疗功能的房间至少有 1 支灯具由应急电源供电。

（4）介入导管室内照明应优先选用节能灯具，应为嵌入式密封灯带，灯具应有防眩光灯罩。灯带应布置在送风口之外。

（5）介入导管室的外门上方应设手术工作指示灯。防辐射手术室的外门上方还应设置红色安全警示标志灯，与医用放射线设备连锁控制。

（6）介入导管室内可根据需要安装固定式或移动式摄像设备，全景摄像机旁应设电源插座备用。

（7）介入导管室应设置信息接口。

（8）应减少医疗设备运行中的电磁干扰。

四、医用气体使用要求

1. 医用气源

（1）介入导管室可使用的医用气体及相关装置可有氧气、压缩空气、负压（真空）吸引、氧化亚氮、氮气、二氧化碳和氩气以及废气回收排放等，其中应配置的为氧气、压缩空气和负压吸引装置，氩气可随设备需要配置。

（2）供给介入导管室用的医用气源，不论气态或液态，都应按日用量要求储备足够的备用量，不宜少于 3 日。

（3）介入导管室用气宜从中心供给站单独接入；当有专供介入手术室使用的中心站时，该站应设于临近介入手术室的非洁净区域。中心站气源应设两组，一用一备，并应具备人工和自动切换及报警功能。

（4）介入导管室的气源为集中系统时，应设超压排放安全阀，开启压力应高于最高工作压力 0.02 MPa，关闭压力应低于最高工作压力 0.05 MPa，安全阀排放口必须设在室外安全地点。

（5）各种气体终端应设维修阀并应有调节装置和指示，检修门不应设在手术室内。终端面板根据气体种类应有明显标志。

（6）进入介入导管室的各种医用气体应设气体压力显示及流量和超压欠压报警装置。氧气报警不应采用电接点压力表。

（7）介入导管室医用气源还应符合现行国家标准《医用气体工程技术规范》GB50751的要求。

2. 终端连接

（1）气体终端应采用国际单位制标准，接口制式应统一。

（2）介入导管室医用气体终端可选用悬吊式和暗装壁式各一套。

（3）不同种类气体终端接头不得有互换性。

（4）气体终端接头应选用插拔式自封快速接头，接头应耐腐蚀、无毒、不燃、安全可靠、使用方便，寿命不宜少于 20 000 次。

（5）每类终端接头配置数量、终端压力、流量、日用时间应按相关规定确定。

（6）介入导管室壁上气体终端装置应与墙面平齐，缝隙密封，部位宜临近工作位置。终端面板与墙面应平齐严密，装置底边距地 1.0 ～ 1.2 m，终端装置内部应干净且密封。

3. 气体配管

（1）介入导管室的气体配管可选用脱氧铜管或不锈钢管，负压吸引和废气排放输送导管也可采用镀锌钢管或 PVC 管。

（2）管道材质内表面应光滑、耐腐蚀、耐磨损以及吸附和解析气体作用小。

（3）气体在输送导管中的流速不应大于 10 m/s。

（4）气体配管的连接方式应按现行国家标准《洁净室施工及验收规范》GB 50591的要求执行。

（5）介入导管室医用气体管道安装应单独做支吊架，不应与其他管道共架敷设；与燃气管、腐蚀性气体管的距离应大于 1.5 m，且应有隔离措施；与电线管道平行距离应大于 0.5 m，交叉距离应大于 0.3 m，当空间无法保证时，应作绝缘防护处理。

（6）管道安装前应清洁内部，并应有防止二次污染措施；安装后应用无污染和无油空气或氮气以大于等于 20 m/s 的速度吹除。

（7）介入导管室气体配管的安装支吊架间距应符合规定。铜管、不锈钢管道与支吊架接触处应作绝缘处理。

（8）凡进入介入导管室的各种医用气体管道应作导静电接地，接地电阻不应大于 10 Ω，中心供给站的高压汇流管、切换装置、减压出口、低压输送管路和二次再减压出口处都应作导静电接地，接地电阻不应大于 10 Ω。

（9）医用气体配管、阀门和仪表安装前应清洗内部并应进行脱脂处理，用无油压缩空气或氮气吹除干净，封堵两端备用，不得存放在油污场所。

（10）暗装管道阀门的检查门应采取密封措施。管井上下隔层应封闭。医用气体配管不应与燃气、腐蚀性气体、蒸汽以及电气、空调等管线共用管井。

（11）负压吸引气流入口处应有安全调压装置。手术过程中使用的负压吸引装置应有防止污液倒流装置。

五、室内水路供给要求

1. 优化管道

（1）介入导管室内的给排水管道均应暗装，应敷设在设备层或技术夹道内，不得穿越介入导管室。介入导管室内管道的给水排水敷设方式直接影响洁净室的空气洁净度，因此，要求管道均应暗装：横管布置在设备层、技术夹道内；立管可布置在墙板、管槽或技术夹道内。目的是使管道带来的室外未净化空气不能渗入室内，洁净室内的空气不被污染。

（2）管道穿过洁净室墙壁、楼板处必须设套管，且做好管道和套管之间的密封措施，防止室外未净化空气渗入室内，保证洁净室空气洁净度。

（3）介入导管室内房间有严格的温湿度要求，如管道内外的温差使管道外表面结露，会直接影响室内温湿度，影响室内洁净度。所以，对于有可能结露的管道应采取防结露措施。对于防结露层的外表面，可以采用薄钢板或薄铝板作外壳，该类材料表面光滑且便于清扫不易产生灰尘。

2. 保证供水

供给介入导管室用水的水质应符合现行国家标准《生活饮用水卫生标准》GB5749 的要求，应有两路进口，由处于连续正压状态下的管道系统供给。

介入导管室内的给水，一是医护人员生活用水，刷手、清洗手术器具用水，所以需要冷热水兼有；二是用以冲刷墙壁、冲扫地面。水的质量直接影响室内的洁净度，影响到手术的质量。因此，供水要不间断，采取两路环形供水，不仅水量和水压要保证，并且水质要可靠，符合现行国家标准《生活饮用水卫生标准》GB5749，这是最基本的要求。为提高洁净度，减少感染率，对水质标准要求较高的介入导管室，其刷手用水除符合饮用水标准外，也可考虑安装小型除菌过滤设备或采用氧化电位消毒水，以保持手术用水的质量。

给水管道连续正压供水，是为防止管道外的物质进入，污染介入导管室的水质。

介入导管室内的盥洗设备应同时设置冷热水系统；当由贮存设备供热水时，水温不应低于 60℃ ；当设置循环系统时，循环水温应大于等于 50℃。

介入导管室外科洗手区的洗手池应同时供应冷、热水，设置洗手、消毒、干洗设备。并应设置有可调节冷热水温的非手动开关的龙头，按每介入操作间不宜多于 2 个龙头配备。

洗手池是介入导管室的必备设施，应临近介入操作间，洗手池距离操作间最好在 15 m 之内，因为洗手后宜在 10 s 内走进介入操作间，否则在走廊中时间过长，会增加手部菌落数。

洗手池最好设在单独区域，因为洗手池是个易污染环境的地方，下水口与地漏易积污垢，需要经常清理。洗手池周围空气潮湿，影响室内洁净度，所以洗手池最好设在单独的房间内，可减少对介入导管室的空气污染，利于管理。

介入导管室的洗手池应该是窄而深的，池底略小于池口宽度。为了防止手碰龙头而感染细菌，洗手池应设非手动开关，池旁应设接触式开关的肥皂液罐和干手设施。

给水管与卫生器具及设备的连接应有空气隔断或倒流防止器，不应直接相连。

给水管道应使用不锈钢管、铜管或无毒给水塑料管。

3. 排水通畅

（1）介入导管室内的排水设备，应在排水口的下部设置高度大于 50 mm 的水封装置。

（2）为防止污秽空气的污染，介入导管室内所有设备都要密封。设计排水系统时要严格按国家标准《建筑给水排水设计规范》GB50015-2019 进行。

（3）医院建筑内的用水设备不得采用共用存水弯，手术部内的卫生设备更不允许采用共用存水弯，这样易于保持水封。

（4）介入导管室洁净区内不应设置地漏。其他地方的地漏应采用设有防污染措施的专用的密封地漏，且不得采用钟罩式地漏。

（5）地漏作为排除地面积水的卫生设备，应设置在易溅水的用水设备旁，以及需要经常用水清洗地面、墙面的地方。地漏顶标高应低于附近地面 5～10 mm，并应以 0.01 的坡度（1 m 的距离高度落差为 1 cm）坡向地漏。

（6）地漏水封不得小于 50 mm，此外地漏结构要简单，内部要光滑，水流畅通，不易积污，不得有冒溢现象，具有较好自清能力，利于清扫。地漏要加密加盖，防止水分蒸发和下水道内有害气体渗入。钟罩式地漏易积污、自清能力差，无法保持水封，早已被淘汰。

（7）介入导管室应采用不易积存污物又易于清扫的卫生器具、管材、管架及附件。

（8）介入导管室内的卫生器具宜用白瓷制造，不应用水泥、水磨石等制作。一般露明的存水弯不应用表面粗糙的铸铁制品，可用镀铬、塑料等表面光滑材料。

（9）地漏不应用铸铁箅子，应用硬塑料、铜及镀铬件等表面光滑材料制作。

（10）介入导管室内与设备连接的排水管，如采用螺纹连接，宜采用聚四氟乙烯胶带填料，不得使用铅油、麻丝等填料。

（11）介入导管室的卫生器具和装置的污水透气系统应独立设置。

透气系统的作用，一是将室内排水系统中散发的臭气排到大气中；二是向排水立管补充空气，使水流通畅，减少排水管内压力变化幅度，防止卫生器具的水封被破坏。超过一层的建筑应设通气管透气，而通气管必须直通室外，不得接至风道和烟道上。由于介入导管室所在建筑位置不同，污水透气系统形式各异，透气管可为伸顶透气管、专用透气管或环型透气管等多种形式。

为防止其他污水系统臭气进入介入导管室，透气系统不要和其他医疗用房合用。介入导管室内的卫生器具和装置，也应有自己独立的透气系统。

（12）介入导管室的排水横管直径应比设计值大一级。医院内管道种类多，线路长，遇有故障就要凿墙断壁，甚为不便，而手术过程中污物量较大，未知因素多。为了防止排水管道堵塞，适当加大手术室排水管道口径，比按设计参数得到的管径再大一级，可减少堵塞的风险。

第二节 大型仪器设备安装设计规范

一、数字减影血管造影系统

简称 DSA 系统，又称"大 C 臂"，利用计算机处理数字化的影像信息（注入造影剂或二氧化碳前后拍摄的两帧 X 线图像），消除骨骼和软组织影像，使血管清晰显示。DSA 设备主要由 X 线发生装置、数字成像系统（平板探测器）、机械系统、计算机控制系统、图像处理系统以及辅助系统（高压注射器）等组成。

（一）DSA 设备的分类、用途与特性

（1）按照机架类型可以分成落地式、悬吊式、双向式（一套落地臂和一套悬吊臂）以及复合手术室专用（如移动式 DSA）等类型。

（2）按照平板探测器尺寸和临床应用领域分为心脏介入专用小平板探测器 DSA、全院兼容中平板探测器 DSA 和外周综合介入用大平板探测器 DSA。

（3）DSA 已广泛应用于临床疾病诊疗，尤其在心脑血管疾病领域，DSA 是心脏冠状动脉造影的重要设备，还可用于全身血管，包括主动脉、肺动脉、颈动脉、颅内动脉、四肢血管、肿瘤以及妇科疾病、消化道出血等疾病的诊断和介入治疗。

（二）DSA 设备的安装设计规范

DSA 设备机房和介入操作间建设从规划选址、机房装修、设备安装、验收使用等四个主要环节进行，对机房的周全设计和设备的严谨安装，有利于延长设备的使用寿命，提高设备的使用效率，使其发挥最大功效，保证了机房建设和设备安装的质量，满足了不同介入手术的要求。

DSA 设备机房和介入操作间建设的原则：①明确 DSA 设备和介入操作间的定位；②合理选址，因地制宜；③科学设计流程；④严格规范安装设备；⑤制订完善的操作、使用制度并严格执行；⑥预留未来新技术使用的扩展空间。

1. DSA 设备用房的规划选址

明确 DSA 设备和介入操作间预期的定位。DSA 设备的分类方法很多，根据图像探测器的尺寸分为大、小以及中（平板）探测器，分别对应外周血管介入、心血管介入以及兼容以上两类介入。根据 C 臂数量分为单 C 臂和双 C 臂，其中双 C 臂对机房和操作间的要求更高；单 C 臂还有悬吊式和落地式的区别，分别对操作间房顶面和地面有特殊要求。医院设备部门应根据临床科室的需求有针对性地选择设备。患者类型的不同对规划也有很大影响：急诊手术较多，对操作间入口通道的通畅性要求较高；

重症患者较多，对操作间内急救设施的要求较高；设备使用率高，对操作间灭菌消毒效率要求较高；手术类型多，则要求操作间面积更大，以便放置不同手术需要的辅助设备。

根据规划合理选址，因地制宜。合理地布置介入室的各种功能区域，根据已有房屋结构科学设计流程，一般介入手术区域要求至少有 3 个功能分区：①放置 DSA 设备机架、导管床等主要设备，进行手术和操作的操作间以及对设备进行控制的 DSA 控制室，是 DSA 系统的主要功能区；②放置高压机柜、图像采集重建机柜、水冷机柜等主要设备的 DSA 设备机房；③手术更衣室、洗手区、污物间、家属谈话间等手术辅助区域。

三个区域应相对独立，标志清晰。根据医院感染管理要求，分别设置患者、工作人员出入口、污物出口。整个设计应在符合规范的情况下方便检查设备和开展治疗，照顾医、护、患、工勤人员及设备工程师等各方面的需求：DSA 设备机房应按设备厂家建议的面积建设，实际安排中，院方会尽可能地扩大介入操作间，满足设备和手术要求；酌情设计准备间，满足手术缓冲区的要求；更衣室、谈话间和手术洗手区应有足够空间，保证医患通道的独立。应确保 DSA 设备机柜的独立机房和专用空调。综上所述，DSA 设备用房的规划选址应做到功能分区明确，保证介入操作室面积和医患通道的独立，设置手术缓冲区，为 DSA 设备的诊疗使用带来工作流程上的便利。

2. 机房装修

介入操作间设计建设应注意规范性、便利性和扩展性。操作间的装修应重点关注放射防护，根据 GBZ130—2020《放射诊断放射防护要求》，介入 X 线介入操作间屏蔽防护铅当量厚度应不小于 2 mm，实际工作中，一般采用 3 mm 厚度的铅当量，以保证工作人员和周围公众的放射防护安全。操作间对控制医院感染的要求也很高，需要配备动态空气消毒机，同时利用独立空调保证操作间、设备机间的温湿度分别满足手术和设备的要求。DSA 设备是高功率设备，必须严格满足设备的供电要求。一般要求单独三相五线 380 V 供电，功率、线径、断路器、接地、配电柜均有明确要求，应严格遵循。DSA 设备自重很大，一般要求楼板的承重在 500 kg/m² 以上，如果不符合要求，应做相应加固。悬挂式 C 臂和显示器吊架均需安装吊轨，需要医院准备槽钢固定架。C 臂的滑动对固定架的水平度要求很高，例如 GE 公司要求相邻定位孔之间垂直误差小于 ±1.5 mm，飞利浦公司要求垂直误差小于 0.5 mm/m，故固定架的焊接安装一定要由高水平焊工完成，场地工程师应实时检查施工质量，出现误差过大及时返工。落地式机架的地面水平度要求也很高，需要 25 mm 以上厚度钢板作为加固基础。

装修时应充分考虑设备使用的便利性，尽可能地保证介入操作间的面积。操作间除常规配备的监护仪、微量泵、急救车外，心血管介入需要配备除颤仪、多导电生理仪、血管内超声机、血流储备分数检测仪、射频消融仪等；神经介入、外周血管介入需要配备高压注射器、超声设备、血栓去除装置、机械血栓切除装置、静脉曲张射频仪、二氧化碳桶等专用设备仪器，这些都备用放置在介入操作间内。为方便取用，建议将常用导管导丝等耗材及临时起搏器等急救设备也备在介入操作间内。配置其他附属设备时，监护仪建议配置两路以上有创压力模块并配备打印机；气源和负压接口的设备带建议安装在患者头侧和术者对侧，或配备吊塔，含有氧气、空气和负压接口；鉴于未来介入手术发展趋势，建议配两副桡动脉穿刺臂托和下肢动脉逆穿刺时方便患者倒躺的头架；外周球囊、支架输送杆、瓣膜输送系统等均较长，介入手术器械台宽度推荐＞180 cm。介入操作间的扩展性主要体现在各类接口的预留上，为今后可能增加大功率设备、信息化发展等预留余地；墙面及房顶上方等合适位置宜多预留强弱电接口，以备无线设备以及摄像头等安装使用。

3. 设备安装和验收使用

设备安装和验收使用阶段要严控质量。设备安装的优劣直接体现在设备的使用效率和使用寿命上，良好规范的安装能更好地发挥设备作用。各大厂商对安装过程均有规范化的流程，医院设备部门应全程在场，督促安装工程师严格按照流程规范安装，并提供支持与配合。需要关注的要点包括：各部件悬吊、摆放的水平度控制是否精确，穿线是否有序整洁，各种接头连接是否牢固，术者站立位置的电缆沟是否使用牢固且以无弹性的板材覆盖，软件安装是否与合同相符等。验收时，应由介入医生、技师、后勤保障处、基建处共同参与，确保合同规定的功能完整。DSA 设备的各种功能由设备厂家应用工程师与操作技师、医生共同逐项演示确认。放射设备的验收还涉及射线剂量检定，应由第三方检测机构现场检测，确保设备性能以及射线防护等各个指标符合临床和有关部门的规定。DSA 设备正式启用之前，操作技师、医生、护士都应该进行相应设备使用规范培训，相关工勤人员也应进行医院感染、设备清洁等相应培训。

具体参数参考

（1）系统电源要求：DSA 设备电源采用符合国家规范的供电制式。电压 380 V，最大偏差不得超过 ±10 V。频率 50 Hz，最大偏差不得超过 ±3 Hz。相间电压间的最大偏差不得超过最小相电压的 2%。设备要求专线供电。推荐使用专用变压器，容量为 150 kVA。三相线标明相序后与 N、PE 线一并引入配电柜。进线电缆必须采用多股铜芯线，接入柜内额定电流为 80 A 的断路器，且电缆颜色和断路器规格必须符合标准电气安装的规定。配电柜必须具备防开盖锁定功能，以确保电气安全作业需要，配电柜紧急断电按钮需安装在操作间中操作台旁的墙上，便于操作人员在发生紧急情况时切断系统电源。变压器输出端到设备配电箱之间的供电电缆由院方负责提供，供电电缆截面选择应保证线路压降小于 2%。空调、洗片机、照明及电源插座等用电必须与主系统用电分开，医院根据所需设备的负荷单独供电。设备要求专用电缆槽，且必须做到表面平整，防水防油，远离发热源，避免温度剧烈变化。金属电缆槽必须接地。电缆沟尺寸通常为 0.3 m×0.2 m（宽 × 深）。高压电缆与信号电缆在同一电缆槽时，两者之间必须做金属屏蔽隔离。扫描间及操作间均要有带地线的 220 V 电源插座，以便维修。医院需准备一根五芯电源软电缆，每一线芯的导体截面积均为 35 mm^2，用以连接配电柜和设备柜；电源软电缆应符合 GB 9706.1《医用电气设备：第 1 部分 安全通用要求》中的相关要求，并获得 CCC 认证（中国强制认证）；电源软电缆的长度由工程师根据场地实际情况确定。

（2）接地保护要求：医院须聘请专业人员设计及安装接地设施。设备装机前，院方须提供由政府认可的第三方机构出具的接地测试报告。设备专用 PE 线（保护接地线），采用等电位连接的共用接地时，接地电阻要求小于 1 Ω，采用专用的独立接地时，接地电阻要求小于 2 Ω，且必须采用与供电电缆等截面的多股铜芯线。在接地电阻符合要求的前提下，必须做好设备所在场所的等电位联结，例如：激光相机、工作站等与本设备系统有线缆连接的设备以及插座的 PE 线，必须与本设备的 PE 线做等电位联结。同时应遵循不同品牌机器的安装要求，例如当医院安装多个通用医疗（GE 医疗）DSA 设备时，每一个设备的 PE 线都需按照本要求从接地母排单独引出至设备。

（3）网络要求：考虑到患者图像和信息的网络化传输，因此整体的网络建设非常重要。由于 DSA 图像信息量巨大，因此建议使用具有自动识别功能的高速以太网。如果设备计划接入医院内的图像局域网，院方须在第一次现场会时将分配给主机、相机及工作站的网址等参数以书面形式告知 DSA 设备公司，以便系统出厂前完成相应设置，提高安装效率。用于系统的网络接口插座应安装于操作室的控制台旁边。

（4）远程服务：有医疗集团推出在线支持功能，向保修期内的用户免费提供远程服务，并为客户申请设备专用的宽带线路。

（5）温度要求：DSA 设备机房间推荐温度为 18℃。医院需配备足够的温湿度控制系统，如空调、除湿机或加湿器等，以满足系统设备的温湿度要求，不同的选件配置，散热量稍有差别，需酌情考虑其他设备及人体的散热。需要准备空调、除湿机等设备的电源及专用排水管路。

（6）海拔高度和大气压力要求：设备用房的海拔高度最小 0 m，最大 2000 m；大气压力最小 79.4 kPa，最大 106 kPa。

（7）电磁干扰：扫描间、设备间和操作间必须处于静磁场 1 高斯线以外的地方。请不要将设备布局于变压器、大容量配电房、高压线、大功率电机等附近，以避免产生的强交流磁场影响设备的工作性能。

（8）辐射防护：辐射防护必须咨询当地辐射防护相关部门并遵从相关法规。设备的高压发生器输出参数考虑最高管电压和该电压时的最大管电流；最大管电流和该电流时的最高管电压。医院负责准备扫描间 X 射线警示灯。提供门机联锁信号，应根据当地辐射防护要求，安装具备此功能的辐射防护门并预布连接线。

（9）设备噪声：设备运转时会产生噪声，各设备部件需提供噪声说明供参考，各场地最终噪声水平会因为场地建筑、房间布局、附属设备等不同而改变。医院可采取相应降噪措施以满足相关法规的要求，且满足工作人员和患者舒适的需求。

（10）电气环境要求：医院需确保安装场地满足电气设备的正常工作环境：防鼠、防火、防热、防干、防水、防潮、防冻、防酸、防腐、防磁、防雷、防震。

此外，照明要求：各房间需配备足够的照明设施，一般推荐在介入操作间配备两路照明系统，即恒定的荧光照明和可调的白炽照明系统，以方便操作人员对患者和屏幕的观察。

根据以上原则建设的介入导管室，布局更合理、设施更完整、环境整洁明亮，既符合设备环境要求，又功能齐全，提高设备的使用效率，满足不同介入手术科室需求，同时方便医技护的协作。医院设备部门在介入导管室建设和设备安装过程中，应与设备厂家、使用科室充分沟通，精密设计，坚持原则，严控质量，全程参与；要兼顾设备安装安全性、高效性与使用便利性，预留未来扩展的需求空间，保证设备使用的稳定性和可持续性，为医、护、患设计出更人性化、更舒适的介入手术区域。

二、各类医用吊塔

医用吊塔（medical ceiling pendant systems）是现代化医院必不可少的设备之一，主要安装于各类手术室、介入导管室、重症监护治疗病房（ICU）、抢救室、内镜中心等科室，提供电源、通信、医用气体，以及嵌固监护仪托架、输液泵、输液瓶挂架等医疗设备；既满足医护人员及患者在手术、治疗和护理过程中的各种需求，又使医护人员的救治和护理操作更加方便、快捷，减少和避免医疗事故的发生。根据欧盟的医疗器械法规，吊塔主体属于Ⅱb类医疗器械，所以对其安全性、可靠性有着更为严格的要求，医用吊塔的常规装配流程是使用单位提要求、厂家做规划，方案确定后安装。

（一）吊塔分类、用途与特性

1. 医用吊塔按结构形式分为悬臂式吊塔和桥梁式吊塔，根据悬臂组合的数量不同，分为单臂电动吊塔、双臂电动吊塔。

（1）悬臂式吊塔组成：上转动轴、悬臂、功能柱、托盘和抽屉。

（2）桥梁式吊塔组成：下延柱、横梁、功能柱、托盘和抽屉。

2. 国内外有3种吊塔系统，即多功能医疗柱系统、桥架式吊塔系统、旋转吊臂吊塔系统，3种系统各有其特性和安装使用要求。其中，桥架式吊塔又称为"横梁式吊塔"，可以达到干、湿分离治疗，左右仪器吊臂可侧向移动及旋转。因此，在国内外ICU、抢救室、各专科监护室等，桥架式吊塔应用范围最广。

3. 手术室需要用到电外科设备及相关监护治疗设备，对吊塔布局要求较高，对手术操作空间要求也较高，因此一般会选择移动范围更大的单臂或双臂吊塔。根据手术功能需求不同，分成外科塔、腔镜塔、麻醉塔等，每间手术室的吊塔一般会由两个或以上搭配组成，有的还会搭配用于固定显示器的第三臂。内镜中心多采用带仪器托盘的吊柱加显示器专用吊臂组合形式。

4. 相对于桥架式吊塔，单双臂吊塔的活动范围更大、受力点更多，对刹车制动、配重平衡、运动平稳度等性能要求也更高。

（二）吊塔使用要求及安装设计规范

1. 手术部门对吊塔使用要求

（1）根据客户实际情况量身定制；

（2）层流净化级别；

（3）手术室或介入操作间面积大小；

（4）手术室或介入操作间用途；

（5）多功能型还是专用型；

（6）物流：手术床/DSA床床头与门的位置，患者、医护人员和医疗用品的流动方向。

2. 手术部门专用吊塔系列产品

（1）麻醉塔（单臂/双臂）安装设计原则：麻醉塔应配置合理的医用气、电输出终端以满足麻醉机的使用需要及保证医患人员的安全；悬吊麻醉机的吊塔应具备足够的净载，为保证麻醉机提升的稳定性，应采用垂直提升方式，为防止麻醉机工作时发生飘移，各旋臂关节应配置气动刹车系统；因百级手术室洁净度高、辅助设备占用室内空间大、医护人员较多，为满足神外、眼科、心外科等主刀医生工作位的需要，麻醉塔应具备足够的灵活性。根据手术室面积大小及专科手术的特点，如室内面积小于35 m² 且麻醉机位置相对固定的手术室，建议配置旋转吊臂式麻醉辅助吊塔，即在普通外科塔上配置废气排放系统。目前在介入导管室内的复合手术室多安装有麻醉吊塔，宜安装在DSA床床头右侧。

（2）外科塔（配置麻醉气体出口终端和废气排放终端）

包括：外科塔（单臂/双臂）、电动外科塔（单臂/双臂）、腔镜塔（电动/单臂/双臂）、体外循环塔（电动/单臂/双臂）。

1）外科塔安装设计原则：外科塔应配置合理的医用气、电输出终端以满足外科设备的使用要求；在手术室中，为保证医护人员有足够的工作空间，又能快捷到位使用治疗设备，吊塔设计应有电刀以及监护仪等设备放置的工作平台，以达到最佳的手术室空间管理模式；因手术室送风天花装置面积较大，加上灯带宽度，外科塔距离手术床较远，为方便医护人员使用，应具备有足够活动半径的旋臂；因手术室天花板离地面不高（2800 ～ 3000 mm），应选择可升降的电动外科塔为医护人员保证一定的头部空间和视觉高度；根据室内面积大小及手术种类不同，外科塔需覆盖更大的区域时，可选择更大活动范围的双臂塔。单臂电动外科塔是现代手术室常用的一种新型实用的医疗辅助设备，其结构紧凑、设计合理，既能电动升降又能在一定直径范围内旋转340°，降低时医护人员抬手可及、得心应手，升高则不影响其他工作配置气动刹车，可根据医护人员要求、轻松移动和锁定塔体位置。必备的医用气体、吸引、强弱电输出终端集中在功能箱体上，仪器平台可承载一定重量的医疗仪器，是医护人员理想的医气、电源、仪器平台工作站。目前在配备单平板的DSA介入操作间，多数配备此吊塔，用以放置除颤仪、微量泵、射频消融仪等仪器设备并方便术中使用。安装位置宜选择在DSA床中部左侧。

2）腔镜塔安装设计原则：腔镜塔除应合理配置医气、电输出终端，还应配置特殊医气以满足腔镜的使用要求；考虑大部分手术室面积较小，医护人员工作空间有限，腔镜设备对净化空气回风有一定干扰，应考虑将腔镜设备直接放置于吊塔上，达到最佳的手室空间管理模式，保证手术室的洁净度；为方便主刀医生操作，可选择电动升降的腔镜塔，随时能调整塔体的高低，保证医生视角的舒适度；根据室内面积大小及手术种类不同，腔镜塔需覆盖更大的区域时，可选择有更大活动范围、更加灵活的双臂塔。

3. ICU 吊桥 / 吊塔系列产品

（1）ICU 吊桥 / 吊塔的使用要求：ICU 病房面积大小、ICU 病房用途、正压和负压病房的设立、ICU 的整体布局。

（2）ICU 吊塔分类：单臂 ICU 吊塔、双臂 ICU 吊塔。

（3）ICU 吊桥分类：基本型 ICU 吊桥、旋臂 ICU 吊桥（干湿分离）、旋臂 ICU 吊桥（干湿合一）。

（4）ICU 吊塔安装设计规范：吊塔包含带仪器托盘的干区和带输液泵架的湿区，设备干湿分离，保证电气安全，两部分可沿中间横梁滑动，2 个吊臂分别在病床的左右两侧，在吊臂上的承载平台放置监测和治疗设备，通常湿区有负压吸引、输液泵、营养泵等设备，干区有监护仪、呼吸机等设备，每个吊臂要求承重 ≥ 200 kg。承载平台通过支架和螺钉固定在每个吊臂的 2 条承重连贯柱之间，一般为 1 ～ 3 层（根据楼面高度和使用需要）。平台的各个层板承重大小视其规格而定，总承重不得超过吊臂承重。吊柱的活动仅限平移、升降和自转，悬挂于天花顶，使护理空间更加宽阔简洁；科室每个床位配备的医疗设备主要有监护仪、注射泵、输液泵、呼吸机等，医学工程师需配合使用人员提前规划好各类设备的固定摆放位置；摆放原则是尽可能符合设备使用人员的习惯；各电源线就近接电，整齐不杂乱；由于旋转吊臂吊塔对空间的横向跨度要求远远大于多功能医疗柱系统和桥架式吊塔，所以其最适合用于 ICU 的单人间设置。吊塔系统每个吊臂应至少提供 8 个电源插座（220 V，50 Hz），并至少需要 2 个网络端口 RJ-45 接口。ICU 吊塔系统提供的气源底座有氧气、医用压缩空气和负压吸引。医用压缩空气和氧气气源的工作压力通常在 0.35 ～ 0.5 MPa，负压吸引的工作压力通常为 - 0.02 ～ 0.06 MPa。

4. 吊塔正常工作条件

（1）工作电压：AC220 V±22 V，频率：50 Hz±1 Hz。

（2）温度范围：+ 5 ～ + 40℃。

（3）相对湿度：< 83%。

（4）大气压力：700 ～ 1060 hPa。

5. 外观和标识

（1）医用吊塔的外表面应光滑，无明显的凹凸、裂纹、锋棱和毛刺。

（2）医用吊塔的油漆件表面应平整光滑，无起泡、剥落、开裂等缺陷。

（3）医用吊塔的电镀件表面应色泽均匀，无擦伤、烧痕和可见的裂纹、毛刺剥落等缺陷。

6. 医用吊塔的文字标识应清晰易认

（1）医用气体终端组件、气体插头和软管组件的外表面应符合表 2-2-1 的规定。

（2）应设置耐久和清晰的颜色及中文名称或代号。

（3）终端组件上无中文名称或代号时，应在其安装位置附近另行设置中文名称或代号。

（4）医用气体标识的中文字高不应小于 3.5 mm，英文字高不应小于 2.5 mm。

表 2-2-1　医用气体终端组件、气体插头和软管组件颜色和标识符号

医用气体名称	标识符号		颜色规定	颜色编号 GSB05-1426
	中文	英文		
医疗空气	医疗空气	MedAir	黑色-白色	/
器械空气	器械空气	Air800	黑色-白色	/
牙科空气	牙科空气	DentAir	黑色-白色	/
医用合成空气	合成空气	SynAir	黑色-白色	/
医用真空	医用真空	Vac	黄色	Y07
牙科专用真空	牙科真空	DentVac	黄色	Y07
医用氧气	医用氧气	O_2	白色	/
医用氮气	氮气	N_2	黑色	PB11
医用二氧化碳	二氧化碳	CO_2	灰色	B03
医用氧化亚氮	氧化亚氮	N_2O	蓝色	PB06
医用氧气 / 氧化亚氮混合气体	氧 / 氧化亚氮	O_2/N_2O	白色-蓝色	-PB06
医用氧气 / 二氧化碳混合气体	氧 / 二氧化碳	O_2/CO_2	白色-灰色	-B03
医用氦气 / 氧气混合气体	氦气 / 氧气	He/O_2	棕色-白色	YR05
麻醉废气排放	麻醉废气	AGSS	朱紫色	R02
呼吸废气排放	呼吸废气	AGSS	朱紫色	R02

注：表中规定为两种颜色时，在标识范围内以中部为分隔左右分布

7. 吊塔气体终端组件

终端组件与软管的连接应符合以下三种方式之一：在软管与终端连接处箍上金属环；通过互换的螺纹接头方式连接；软管与连接接口之间不得垫有其他材料。

8. 废气接收或排放软管与软管插口的连接规定

（1）终端组件软管的连接应是永久性的。

（2）软管与软管插口处的套管或金属箍被固定紧后，不应再取下或重复使用。

（3）软管与软管插口连接处应能承受持续 60 s 的 600 N 轴向拉伸力。

9. 终端组件的连接性能要求

（1）插入医用气体专用插头时，应有感觉及听觉上的锁定指示。

（2）医用气体专用插头插入终端组件并锁定的轴向力不应超过 100 N。

（3）释放终端组件锁定装置的推力或拉力应不小于 20 N 且不大于 100 N。

（4）释放所有锁定措施从终端组件拔出插头所需要的力应不大于 100 N。

（5）终端组件在承受最大 500 N 的轴向拉力后，还能正常使用。

10. 泄漏

（1）无论有无气体插头插入，终端的泄漏不应超过 0.296 ml/min（相当于

0.03 kPa·L/min）。

（2）气体插头插入终端，并受到一侧作用力，此时终端的泄漏不应超过 0.296 ml/min（相当于 0.03 kPa·L/min）。

（3）麻醉废气排放终端组件的密封性能应满足在插入及拔出麻醉或呼吸废气专用插头、且在最大和最小操作压力条件下，终端组件的泄漏均不应超过 2.96 ml/min（相当于 0.3 kPa·L/min）。

（三）吊塔安装设计步骤

1. 选择合适的吊塔类型

医用吊塔按结构可分为桥架式、单臂旋转式、单臂吊柱组合。ICU、抢救室、各专科监护室等一般会选择干湿分离的桥架式吊塔。桥架式吊塔包含带仪器托盘的干区和带输液泵架的湿区，两部分可沿中间横梁滑动，吊柱的活动仅限平移、升降和自转。上述科室每个床位配备的医疗设备主要有监护仪、注射泵、输液泵、呼吸机等，医学工程师需配合使用人员提前规划好各类设备的固定摆放位置，摆放原则是应尽可能符合设备使用人员的习惯；设备干湿分离保证电气安全；各电源线就近接电，整齐不杂乱。手术室需要用到电外科设备及相关监护治疗设备，对吊塔布局要求较高，对手术操作空间要求也较高，因此一般会选择移动范围更大的单臂或双臂吊塔。

2. 制订配置方案

选定吊塔类型后，需要根据设备种类数量、常用类型、各类信号通信、设备安装附件等要求制订吊塔的配置方案。根据每床或每间手术室的常用设备情况，规划设备托盘尺寸、放置空间、承重、设备托盘可调节范围等；规划各类医用气源、电源、通信接口及相关附件（负压表等）的位置和摆放空间，各关节阻尼、配重平衡、旋转范围、移动范围等；特殊照明需求应提前考虑到位；吊塔必须符合相应感控要求，吊塔外壳涂层一般具备耐腐蚀、易清洁的特性。外观应无拼接缝隙，表面无裸露螺钉，便于消毒擦拭。各接口要求：电源接口数量要确保满足设备用电需求；气源接口每床位不少于 2 套；网络接口应预留 2～4 套以备后期拓展；电气网终端在吊塔上的布局应符合人体工程学的设计，常插拔的氧气、负压、电源等应处于抬手能触及和发力的位置。每套吊塔应设置 2～4 套分路空气开关，每路控制 4～6 个电源接口。当某条线路上连接的设备发生短路时，仅该条线路上的空开跳闸断开即可，另外一路可正常使用。

3. 核查实际场地，避免场地冲突

确认好吊塔用途配置后，临床医学工程师应到安装地点实地勘测，查看实际定位。

（1）定位原则：重点从房屋基建结构和设备空间占位两方面进行核查；吊塔终端箱体所能到达的空间应能覆盖临床需求的空间；临床在其需求空间内能轻松移动吊塔；安装的基座及吊臂不与房间内其他设备或装饰发生冲突。

（2）房屋基建结构：查看房间的梁柱、通风管道及空调位置、洗手台、门窗位置和开门方向、相邻病房间的观察窗位置、视野范围、吊顶高度、地面铺设材质及高度等条件，结合以上所有条件确定该房间的吊塔的安装位置，确保每个房间的吊塔安装位置具备可行性。

（3）设备空间占位：首先根据常用设备使用情况规划承载托盘、抽屉的尺寸、高度、承重等参数，由临床医学工程师、使用人员、厂家共同规划，从不同角度讨论确定，在完成上述事项后，将房屋尺寸、手术床/病床尺寸、各类常用设备尺寸、摆放位置、操作空间等情况反馈到吊塔规划图和安装布局图中进行二次细化调整，再次进行吊塔活动空间模拟及工作流程模拟，发现问题及时调整。

4. 与基建施工进度密切配合，避免返工

（1）医用吊塔基座安装与机房内空调通风净化等工程施工顺序应调配好。

（2）基建施工工序既不能超前，也不能落后，临床医学工程师在此环节应起到工序监理作用，既要保证施工进度，又要安排好两方工作顺序，例如通风管道和吊塔基座的安装顺序应视房屋结构确定，当房屋条件限定吊塔安装位置时，建议先装基座后装通风管道。

（3）基座未安装时基建不可先做吊顶工作，避免不必要的返工。

5. 做好安装检测

（1）安装检测主要包括设备检测、运动平衡、气体检测、电气安全检测等。

（2）设备检测是指吊塔安装前，要检查各部分是否完好、变形，各附件是否齐全。

（3）平衡性及运动部件检测，包含横梁、吊柱、仪器、抽屉、托盘水平性检测、配重平衡性检测及各关节臂运动稳定性及平滑性检测、刹车阻尼功能优劣等。

（4）运动平衡直接关系到使用体验和使用安全，医学工程师应根据性能手册逐一测定，确保性能达标。

（5）吊塔上各类气体通路及接门的通气及保压测试，在安装阶段必须逐一测量，避免装好后发现漏气而进行二次拆改。电气安全检测同样如此，通电前检查线路及电源接口的电气安全性能，必须达标。

6. 安装规范总结

①医用吊塔安装过程中，医学工程师应重视各类安全问题，做好各类性能和安全测试，吊臂或横梁安装应严格调节确保水平。

②基座安装高度、地面高度、临床使用调整范围应有效结合，符合人体工程学及医务人员使用习惯。

③吊臂的平衡、承重等应符合参数标准。通过对上述环节的分析，制定医用吊塔设计及施工规定细则，临床医学工程师对临床需求、吊塔/吊桥安装、机房建设施工进行充分沟通对接。

医用吊塔的施工过程需要多方配合，临床医学工程师应在临床使用需求、设备安装、机房建设施工等几部分工作衔接中充分发挥监理作用，按照规定细则做好每一个步骤，确保医用吊塔配置合理、安装质量有保障、施工过程安全、符合人体工程学，达到最佳使用效果。

第三节　介入导管室放射防护规范

一、放射防护设备安装要求

1. X 射线设备介入操作间防护设施的技术要求

（1）应合理设置 X 射线设备，介入操作间的门、窗和管线口位置，应尽量避免有用线束直接照射门、窗、管线口和工作人员操作位。

（2）X 射线设备介入操作间的设备应充分考虑邻室（含楼上和楼下）及周围场所的人员防护与安全。

（3）每台固定使用的 X 射线设备应设有单独的机房，机房应满足使用设备的布局要求。

（4）对于介入放射诊疗新建、改建和扩建项目和技术改造、技术引进项目的 X 射线设备机房，其最小有效使用面积、最小单边长度应符合表 2-3-1 的规定。

表 2-3-1　X 射线设备机房（照射室）使用面积、单边长度的要求

设备类型	机房内最小有效使用面积[c]（m²）	机房内最小单边长度[d]（m）
双管头或多管头 X 射线设备[a]（含 C 形臂）	30	4.5
单管头 X 射线设备[b]（含 C 形臂）	20	3.5

[a] 双管头或多管头 X 射线设备的所有球管安装在同一间机房内。
[b] 单管头、双管头或多管头 X 射线设备的每个球管各安装在 1 个房间内。
[c] 机房内有效使用面积指机房内可画出的最大矩形的面积。
[d] 机房内单边长度指机房内有效使用面积的最小边长

（5）不同类型 X 射线设备机房的屏蔽防护应不低于表 2-3-2 的规定。

表 2-3-2　不同类型 X 射线设备机房的屏蔽防护铅当量厚度要求

机房类型	有用线束方向铅当量（mmPb）	非有用线束方向铅当量（mmPb）
标称 125 kV 以上的摄影机房	3.0	2.0
标称 125 kV 及以下的摄影机房	2.0	1.0
C 形臂 X 射线设备机房	2.0	2.0
透视机房、模拟定位机房	1.0	1.0

（6）医用诊断 X 射线防护中不同屏蔽物质等效铅当量厚度的参考值见表 2-3-3 至表 2-3-6。

表 2-3-3　不同屏蔽物质等效铅当量厚度（ 1 mmPb ）

管电压 kV	厚度（ mm ）			
	混凝土	铁	石膏板	砖
30	122	5.3	318	—
70	93	6.8	271	125
90	74	6.9	239	113
100（有用线束）	70	7.0	234	109
100（90°非有用线束）	69	7.1	221	—
125（有用线束）	87	9.8	278	127
125（90°非有用线束）	80	10.0	251	—
150（有用线束）	106	13.5	314	—
150（90°非有用线束）	90	12.8	267	—

表 2-3-4　不同屏蔽物质等效铅当量厚度（ 2 mmPb ）

管电压 kV	厚度（ mm ）			
	混凝土	铁	石膏板	砖
100（有用线束）	129	14.2	413	184
100（90°非有用线束）	128	14.4	395	—
125（有用线束）	158	21.1	492	217
125（90°非有用线束）	147	21.0	451	—
150（有用线束）	188	29.9	567	—
150（90°非有用线束）	157	26.6	473	—

表 2-3-5　不同屏蔽物质等效铅当量厚度（ 2.5 mmPb ）

管电压 kV	厚度（ mm ）			
	混凝土	铁	石膏板	砖
100（有用线束）	159	17.9	499	220
100（90°非有用线束）	159	18.0	481	—
125（有用线束）	191	26.5	591	258
125（90°非有用线束）	179	26.3	546	—
150（有用线束）	222	37.3	676	—
150（90°非有用线束）	187	33.0	566	—

表 2-3-6　不同屏蔽物质等效铅当量厚度（3 mmPb）

管电压 kV	厚度（mm）			
	混凝土	铁	石膏板	砖
100（有用线束）	190	21.5	584	256
100（90°非有用线束）	190	21.7	566	—
125（有用线束）	223	31.9	687	298
125（90°非有用线束）	221	31.6	640	—
150（有用线束）	255	44.2	778	—
150（90°非有用线束）	216	39.2	656	—

（7）距 X 射线设备表面 100 cm 处的周围剂量当量率不大于 2.5 μSv/h 时且 X 射线设备表面与机房墙体距离不小于 100 cm 时，机房可不作专门屏蔽防护。

2. X 射线设备机房屏蔽体外剂量水平

（1）具有透视功能的 X 射线设备在透视条件下检测时，周围剂量当量率应不大于 2.5 μSv/h；测量时，X 射线设备连续出束时间应大于设备响应时间。

（2）具有短时、高剂量率曝光的摄影程序（如 DR、CR 等）机房外的周围剂量当量率应不大于 25 μSv/h，当超过时应进行机房外人员的年有效剂量评估，应不大于 0.25 mSv。

3. X 射线设备工作场所防护

（1）机房应设有观察窗或摄像监控装置，其设置的位置应便于观察到受检者状态及防护门开闭情况。

（2）机房内不应堆放与该设备诊断工作无关的杂物。

（3）机房应设置动力通风装置，并保持良好的通风。

（4）机房门外应有电离辐射警告标志；机房门上方应有醒目的工作状态指示灯，灯箱上应设置如"射线有害、灯亮勿入"的可视警示语句；候诊区应设置放射防护注意事项告知栏。

（5）平开机房门应有自动闭门装置；推拉式机房门应设有曝光时关闭机房门的管理措施；工作状态指示灯能与机房门有效关联。

（6）电动推拉门宜设置防夹装置。

（7）受检者不应在机房内候诊；非特殊情况，检查过程中陪检者不应滞留在机房内。

（8）机房出入门宜处于散射辐射相对低的位置。

4. X 射线设备工作场所防护用品及防护设施配置要求

（1）防护屏

1）防护屏分为单联、双联或多联等形式，其总宽度应不小于 900 mm，有效高度应不小于 1800 mm。

2）防护屏的铅当量（包括观察窗）应不低于 0.5 mmPb。

3）防护屏应装有便于移动的脚轮，其移动应灵活、平稳，当倾斜 10°时，屏不得翻倒。

4）防护屏宜配有观察窗，观察窗有效面积不得小于 100 mm×150 mm。

5）防护屏的底边与地面应贴合，例如加装铅橡皮帘等屏蔽材料。

（2）防护室

1）防护室为带有门的闭合结构，分透视防护室和摄影防护室两种。

2）防护室铅当量应满足：透视室的正面、两侧面的铅当量不得低于 0.5 mmPb；摄影室的正面（包括观察窗）的铅当量不得低于 1.0 mmPb，两侧面的铅当量不得低于 0.5 mmPb；其他面的铅当量不得低于 0.25 mmPb（底边与地面贴合除外）。

3）防护室门应开闭灵活，无回弹。

4）透视室在与荧光屏配套时，应方便可靠，操作灵活。

5）射入透视室的可见光应不影响诊断。

6）透视和摄影兼用的防护室应满足摄影防护室的要求。

7）以地面为底面的摄影防护室，其底边与地面应贴合。

（3）防护椅

1）防护椅的样式及基本结构尺寸：防护椅为移动可拆式；防护椅的正面屏蔽的投影宽度应不小于 900 mm，侧面屏蔽的投影宽度各不小于 150 mm；防护椅的屏蔽部分的总高度应不小于 850 mm（包括脚轮），正面、两侧面的屏蔽板的底边距地面高度应不大于 80 mm；防护椅应带有坐凳，坐凳与屏蔽部分应为一体结构，坐凳应能前后移动。

2）防护椅的正面、两侧面屏蔽部分的铅当量应不低于 0.5 mmPb。

3）坐凳在承受 135 kg 的负载时，防护椅及坐凳不得产生永久变形。

4）防护椅应装有脚轮，推动、转向应灵活，并应装有制动装置，制动装置应可靠，便于操作，当制动时，脚轮不得有转动现象。

（4）防护门

1）防护门分为平开式和推拉式两种，开启方式又可分为手动式和电动式两种形式。

2）防护门的铅当量要求：100 kV、500 mA 以下容量机房中门的铅当量不得低于 1.5 mmPb；100 ～ 125 kV、500 mA 以下容量的机房中门的铅当量不得低于 2.0 mmPb；大于 125 kV、500 mA 以上容量机房中门的铅当量不得低于 3.0 mmPb。

3）供患者出入的门，宜安装在副防护墙上。

4）如果门必须安装在主防护墙上时，其铅当量应在原基础上增加 1 mmPb。

5）门不但应具有足够的铅当量，还应有一定的强度和抗碰撞能力，使其运行自如。平开式门的轴应经久耐用，门框与门体具有同等防护能力。

6）推拉式门的主体应大于门洞，门的左右侧及上方应大于门洞 100 cm 以上，门的下方低于地面 50 mm 以上。

7）推拉式门应尽量靠近墙体。防护门与墙体间隙控制在 10 mm 之内。

8）电动式门的运行噪声不得大于 70 dB（A）。

（5）防护眼镜

1）镜片的铅当量应不低于 0.25 mmPb。

2）镜片的透射率，对于波长为 550 nm 的光的透射率应不小于 80%。

3）镜片不应有肉眼可见的气泡。

4）镜片不应有看得到的条纹和其他非均匀质。

5）眼镜腿应光滑、佩戴舒适，不得有尖角和锐边。

（6）防护面罩

1）防护面罩的铅当量应不低于 0.25 mmPb。

2）防护面罩的透射率，对于 550 nm 波长的光的透射率应不小于 80%。

3）防护面罩眼部区域（120 mm×50 mm）不应有肉眼可见的气泡，其余区域的气泡直径不应大于 0.7 mm。

4）防护面罩前部不应有看得到的条纹和其他非均匀质。

5）防护面罩应开启自如、佩戴方便、便于调节。

（7）防护帘

1）悬吊式防护帘：悬吊式防护帘的铅当量应不低于 0.5 mmPb；材质及外衬应柔软；安装牢固，滑动灵活，方便使用。

2）诊视床旁的防护帘：床旁的防护帘的铅当量应不低于 0.5 mmPb；材质及外衬柔软，对人体无刺激；安装牢固，拆卸方便，不妨碍正常操作；带有透光板的防护帘，其透光板对于 550 nm 波长的光的透射率应不小于 80%。

（8）透明防护板

1）防护玻璃板：一种具有规定衰减特性，由矿物玻璃构成且用于制造光学上清晰的、透明的防护屏而使用的透明防护板。

2）防护塑料板：一种具有规定衰减特性，由透明塑料材质构成且用于制造光学上清晰的、透明的防护屏而使用的透明防护板。

3）透明防护板两个表面中的每一个面上所有点都应包含在两个相距 0.3 mm 的平行平面内。

4）透明防护板的整个区域上的实际厚度应不小于最小厚度值。

5）不应出现条纹、气泡、非均匀质和妨碍清晰度的表面瑕疵。

6）在玻璃厚度 10 mm、光的波长 550 nm 条件下，防护玻璃板的透射率应不小于 80%。

7）在 X 射线管电压为 50～150 kV 的所有辐射质量下，防护玻璃板中铅当量与最小厚度比率应不小于 0.22。最小厚度和铅当量举例见表 2-3-7。

表 2-3-7　透射防护玻璃板铅当量和最小厚度的比率

最小厚度（mm）	铅当量（mmPb）	铅当量与最小厚度的比率
3.5	0.77	0.22
5	1.10	0.22
6	1.32	0.22
7	1.54	0.22
8.5	1.87	0.22
10	2.20	0.22

8）防护玻璃板应在其一个平面上标记有表 2-3-8 中的永久性标记。标记从另一表面

上能显而易见被识别，且应标在从一条边算起不小于 10 mm 的距离上。

表 2-3-8　防护玻璃板标记的资料和数据

	资料	数据
a	制造商或供应商的名称	ABC
b	与随附文件相应的商标或玻璃类型或识别	DEF
c	以括号的形式给出的最小厚度	（uvw）
d	以铅的厚度后面带 Pb 来表述铅当量	N：窄射束 B：宽射束 C：计算的
e	测量或计算铅当量的线束条件的重要字母	

（9）防护用品外观要求

1）装置与用具的外形应整齐美观、表面整洁、色泽均匀，不得有伤斑、裂缝等缺陷。

2）如装置和用具中有油漆件，油漆件应符合 YY/T91055 的外观要求。

3）如装置和用具中有电镀件，电镀件应符合 YY/T0076 的外观要求。

（10）个人防护用品及辅助防护设施配置要求

1）介入放射诊疗现场应配备不少于表 2-3-9 基本种类要求的工作人员及受检者的防护用品与辅助防护设施，其数量应满足开展工作需要。

表 2-3-9　个人防护用品和辅助防护设施配置要求

放射检查类型	工作人员		受检者	
	个人防护用品	辅助防护设施	个人防护用品	辅助防护设施
介入放射学操作	铅橡胶围裙、铅橡胶颈套、铅防护眼镜、介入防护手套 选配：铅橡胶帽子	铅悬挂防护帘/铅防护吊帘、床侧防护帘/床侧防护屏 选配：移动铅防护屏风	铅橡胶性腺防护围裙（方形）或方巾、铅橡胶颈套 选配：铅橡胶帽子	—

注：1."—"表示不做要求。

注：2.各类个人防护用品和辅助防护设施，指防电离辐射的用品和设施。鼓励使用非铅材料防护用品，特别是非铅介入防护手套

2）介入防护手套铅当量应不小于 0.025 mmPb；甲状腺、性腺防护用品铅当量应不小于 0.5 mmPb；移动铅防护屏风铅当量应不小于 2 mmPb。

3）应为儿童的 X 射线检查配备保护相应组织和器官的防护用品，防护用品和辅助防护设施的铅当量应不小于 0.5 mmPb。

4）个人防护用品不使用时，应妥善存放，不应折叠放置，以防断裂。

二、放射防护管理

根据国家卫生健康委员会颁布的放射诊疗管理规定，介入导管室作为使用射线装置

进行临床医学诊断、治疗活动的医疗机构，应当采取有效措施，保证放射防护、安全与放射诊疗质量符合有关规定、标准和规范的要求。

（1）对放射诊疗工作人员进行上岗前、在岗期间和离岗时的健康检查，定期进行专业及防护知识培训，并分别建立个人剂量、职业健康管理和教育培训档案。

（2）制定人员培训准则和计划，对人员的专业技能、放射防护知识和有关法律知识进行培训，使之满足放射工作人员的工作岗位要求。

（3）配置与 X 射线诊疗工作相适应的诊断设备、检测仪器及防护措施，采取一切合理措施以预防设备故障和人为失误。

（4）制定并落实放射防护管理制度，实施放射防护质量保证大纲，采取合理有效措施，将可能出现的故障和失误后果减至最小。

（5）制定相应的放射事件应急计划，应对可能发生的事件，宣传该计划并定期进行实际演练。

（6）穿着防护服进行介入操作的工作人员，其个人剂量计佩戴要求应符合 GBZ128 的规定。对于比较均匀的辐射场，在辐射主要来自前方时，剂量计应佩戴在人体躯干前方中部位置，一般在左胸前或锁骨对应的领口位置；当辐射主要来自人体背面时，剂量计应佩戴在背部中间。建议采用双剂量计监测方法（在铅围裙内躯干上再佩戴另一个剂量计），且宜在身体可能受到较大照射的部位佩戴局部剂量计。

第四节　洁净手术室设计规范

一、洁净手术室间分级

（1）洁净手术部用房分为四级，并以空气洁净度级别作为必要保障条件。在空态或静态条件下的细菌浓度（沉降菌法浓度或浮游菌法浓度）和空气洁净度级别都必须符合划级标准。

（2）洁净手术室的分级应符合表 2-4-1 的要求，洁净辅助用房的分级应符合表 2-4-2 的要求。

表 2-4-1　洁净手术室分级

等级	手术室名称	手术切口类别	适用手术提示
I	特别洁净手术室	I	关节置换手术、器官移植手术及脑外科、心脏外科和眼科等手术中的无菌手术
II	标准洁净手术室	I	胸外科、整形外科、泌尿外科、肝胆胰外科、骨外科和普通外科中的一类切口无菌手术
III	一般洁净手术室	II	普通外科（除去一类切口手术）、妇产科等手术
IV	准洁净手术室	III	肛肠外科及污染类等手术

表 2-4-2　主要洁净辅助用房分级

用房名称		等级
洁净区内的洁净辅助用房	需要无菌操作的特殊用房	Ⅰ～Ⅱ
	体外循环室	Ⅱ～Ⅲ
	介入操作间前室	Ⅲ～Ⅳ
	洗手区、术前准备室、无菌库房、预麻室、仪器室、护士站、洁净区走廊或任何洁净通道、恢复室	Ⅳ
	介入操作室的邻室	无
非洁净区内的非洁净辅助用房	卫生间、淋浴间、换鞋区、更衣室、医护休息室、值班室、示教室、紧急维修室、库房、污物间	无

（3）洁净手术室的等级标准的指标应符合表 2-4-3 的要求，人和环境的主要洁净辅助用房的等级标准的指标应符合表 2-4-4 的要求。

表 2-4-3　洁净手术室等级标准

等级	手术室名称	沉降法（浮游法[a]）细菌最大平均浓度		空气洁净度级别		参考手术
		手术区	周边	手术区	周边区	
Ⅰ	特别洁净手术室	0.2 cfu/30 min·φ90 皿（5 cfu/m³）	0.4 cfu/30 min·φ90 皿（10 cfu/m³）	5 级	6 级	假体植入，某些大型器官移植、手术部位感染可直接危及生命及生活质量等手术
Ⅱ	标准洁净手术室	0.75 cfu/30 min·φ90 皿（25 cfu/m³）	1.5 cfu/30 min·φ90 皿（50 cfu/m³）	6 级	7 级	涉及深部组织及生命主要器官的大型手术
Ⅲ	一般洁净手术室	2 cfu/30 min·φ90 皿（75 cfu/m³）	4 cfu/30 min·φ90 皿（150 cfu/m³）	7 级	8 级	其他外科手术
Ⅳ	准洁净手术室	6 cfu/30 min·φ90 皿			8.5 级	感染和重度污染手术

注：[a] 浮游法的细菌最大平均浓度采用括号内数值。细菌浓度是直接所测的结果，不是沉降法和浮游法互相换算的结果

表 2-4-4　洁净辅助用房的等级标准（空态或静态）

等级	沉降法（浮游法[a]）细菌最大平均浓度	空气洁净度级别
Ⅰ	局部集中送风区域：0.2 cfu/30 min·φ90 皿；其他区域：0.4 cfu/30 min·φ90 皿	局部 5 级其他区域 6 级
Ⅱ	1.5 cfu/30 min·φ90 皿	7 级
Ⅲ	4 cfu/30 min·φ90 皿	8 级
Ⅳ	6 cfu/30 min·φ90 皿	8.5 级

注：[a] 浮游法的细菌最大平均浓度采用括号内数值。细菌浓度是直接所测的结果，不是沉降法和浮游法互相换算的结果

（4）根据需要与有关标准的规定，非洁净辅助用房应设置在洁净手术部的非洁净区。

（5）当进行传染性疾病手术或为传染病患者进行手术时，应遵循传染病管理办法，同时应建立负压洁净手术室，或采用正负压转换形式的洁净手术室。

（6）依据相关洁净手术室规范，行介入治疗时空气净化要求：介入诊断为10万级；介入治疗为万级以上；复合手术时，净化级别需依更高级别配置，最高达到百级。其他辅助用房净化要求：准备间、DSA控制室、无菌库房、恢复室、洁净走廊等为10万级；缓冲间、更衣室、污物间、洁净走廊等为30万级。

二、洁净手术部用房主要技术指标

1. 洁净手术部的各类洁净用房的技术指标

除细菌浓度（沉降菌法浓度或浮游菌法浓度）和洁净度级别应符合相应等级的要求外，主要技术指标还应符合表2-4-5的规定。

2. 洁净手术部各类洁净用房技术指标的选用原则

（1）相互连通的不同洁净度级别的洁净室之间，洁净度高的用房应对洁净度低的用房保持相对正压，最小静压差应大于或等于5 Pa，最大静压差应不大于20 Pa，不应因压差而产生噪声或影响开门。

（2）相互连通的相同洁净度级别的洁净室之间，宜有适当的压差，保持要求的气流方向。

（3）严重污染的房间对相通的相邻房间应保持负压，最小静压差应大于等于5 Pa。用于控制空气感染的手术室应是负压手术室，负压手术室对其吊顶上技术夹层应保持略低于"0"的负压差。

（4）洁净区对与其相通的非洁净区应保持正压，最小静压差应大于等于5 Pa。

（5）换气次数和新风量除应符合表2-4-5的规定外，还应满足压差、补偿排风、空调负荷及特殊使用条件等要求。

（6）温、湿度不达标的情况不应超过5天/年，连续2天不达标的情况不应超过2次/年。

（7）对技术指标的项目、数值、精度等有特殊要求的房间，应按实际要求设计。

（8）表2-4-5中未列出名称的房间可参照用途相近的房间确定其指标数值。

三、洁净介入导管间设备

1. 各种仪器

（1）血管造影机；

（2）导联生理记录仪（导管工作站）；

（3）高压注射器；

（4）血管内超声（IVUS）显像设备；

表 2-4-5 洁净手术部用房主要技术指标

名称	室内压力	最小换气次数（次/小时）	工作区平均风速（m/s）	温度（℃）	相对湿度（%）	最小新风量[m³/（h·m²）或次/小时]	噪声 dB（A）	最低照度（lx）	最少术间自净时间（min）
I 级洁净手术室和需要无菌操作的特殊用房	正	—	0.20～0.25	21～25	30～60	15～20	≤51	≥350	10
II 级洁净手术室	正	24	—	21～25	30～60	15～20	≤49	≥350	20
III 级洁净手术室	正	18	—	21～25	30～60	15～20	≤49	≥350	20
IV 级洁净手术室	正	12	—	21～25	30～60	15～20	≤49	≥350	30
体外循环室	正	12	—	21～27	≤60	(2)	≤60	≥150	—
无菌库房	正	12	—	≤27	≤60	(2)	≤60	≥150	—
未拆分器械、无菌药品、次性物品和精密仪器存放室	正	10	—	≤27	≤60	(2)	≤60	≥150	—
护士站	正	10	—	21～27	≤60	(2)	≤55	≥150	—
预麻醉室	负	10	—	23～26	30～60	(2)	≤55	≥150	—
操作间前室	正	8	—	21～27	≤60	(2)	≤60	≥200	—
洗手室	负	8	—	21～27	≤60	(2)	≤55	≥150	—
洁净区走廊	正	8	—	21～27	≤60	(2)	≤52	≥150	—
恢复室	正	8	—	22～26	25～60	(2)	≤48	≥200	—
脱包间 外间脱包包负		—						—	—
内间暂存正		8	—	—	—	—	—	—	—

注：
1. 负压手术室室内压力一栏应为"负"
2. 平均风速指集中送风区地面以上 1.2 m 截面的平均风速
3. 眼科手术室截面平均风速应控制在 0.15～0.2 m/s
4. 温湿度范围下限为冬季的最低值，上限为夏季的最高值
5. 手术室新风量的取值，应根据有无麻醉或电刀等在手术过程中散发有害气体而增减

（5）光学相干断层成像（OCT）设备；

（6）血管内旋磨设备；

（7）主动脉内球囊反搏机；

（8）左心室辅助装置。

2. 基本抢救设备　除颤仪、临时起搏器、呼吸机、简易呼吸器麻醉机、血氧饱和度监测仪、无创血压监测仪、出凝血监测仪、给氧装置、吸引器、气管切开器械等。

3. 数据处理设备　左心室功能定量分析（LCA）、定量冠状动脉造影分析（QCA）、造影及介入治疗数据库。

4. 数据存储系统　医学影像信息系统（PACS）。

5. 射线防护设备

（1）DSA机器固有防护设备：铅屏、铅帘、套管、遮光器、滤过板。

（2）屏蔽防护设备：铅衣、铅裙、铅帽、铅眼镜、铅围脖、铅手套、铅防护面罩等。

（3）新型防护设备：全/半身铅防护舱。

6. 药品　导管室常备药品包括以下几类。

（1）用于麻醉、镇痛类药物：利多卡因、丙泊酚、吗啡、芬太尼、氯胺酮、哌替啶、地西泮。

（2）用于抗心律失常类药物：阿托品、胺碘酮、毛花苷（西地兰）、普罗帕酮、异丙肾上腺素、美托洛尔、腺苷、维拉帕米等。

（3）用于扩张冠状动脉类药物：硝酸甘油、盐酸异山梨酯等。

（4）用于升压类药物：多巴胺、多巴酚丁胺、间羟胺、肾上腺素、去甲肾上腺素等。

（5）用于抗过敏类药物：地塞米松、异丙嗪、葡萄糖酸钙、甲泼尼龙、氢化可的松等。

（6）用于抗凝、溶栓类药物：肝素、尿激酶、替罗非班等。

（7）用于治疗心力衰竭药物：硝普钠、呋塞米等。

7. 洁净手术室基本装备　见表2-4-6。

表2-4-6　洁净手术室基本装备

装备名称	每间最低配置数量
无影灯	1套
手术台	1台
计时器	1只
医用气源装置	2套
麻醉气体排放装置	1套
医用吊塔、吊架	1套
免提对讲电话	1部
观片灯（嵌入式）或终端显示屏	根据需要配置

（续表）

装备名称	每间最低配置数量
保暖柜	1个
药品柜（嵌入式）	1个
器械柜（嵌入式）	1个
麻醉柜	1个
净化空调参数显示调控面板	1块
微压计（最小分辨率达1 Pa）	1台
记录板	1块

四、洁净手术部墙、地、顶要求

（1）洁净手术部的建筑装饰应遵循不产尘、不易积尘、耐腐蚀、耐碰撞、不开裂、防潮防霉、容易清洁、环保节能和符合防火要求的总原则。

（2）洁净手术部内地面可选用实用经济的材料，以浅色为宜。地板：清洁耐磨；稳定、牢固、防滑。地板和墙基组件：带弧形墙底的整体式地板，其墙面部分高度152 mm。

（3）洁净手术部内Ⅰ、Ⅱ级手术室墙面、顶棚可用工厂生产的标准化、系列化的一体化装配方式；Ⅲ、Ⅳ级手术室墙面也可用瓷砖或涂料等；应根据用房需要设置射线防护。

（4）洁净手术室围护结构间的缝隙和在围护结构上固定、穿越形成的缝隙，均应密封。

（5）洁净手术部内墙面下部的踢脚不得突出墙面；踢脚与地面交界处的阴角应做成 $R \geq 30$ mm 的圆角。其他墙体交界处的阴角宜做成小圆角。

（6）洁净手术部内墙体转角和门的竖向侧边的阳角宜为圆角。通道两侧及转角处墙上应设防撞板。

（7）洁净手术室的吊顶及吊挂件，应采取牢固的固定措施，应光滑、无裂缝、可擦洗、不吸收、无穿孔；能够承受清洁化学品；洁净手术室吊顶上不应开设人孔，检修孔可开在洁净区走廊上，并应采取密封措施；如果有衬垫或每块天花板材每平方英尺至少重1磅（0.45 kg），且无穿孔、单片、锯齿状或高纹理板材，则允许嵌入铺设在天花板上。

（8）洁净手术室内与室内空气直接接触的外露材料不得使用木材和石膏。

（9）当新建洁净手术室有设备层时，层内设备、管道的安装与维修的操作空间不应影响人员活动、操作和通行。设备层梁下净高不宜低于2.2 m，并应进行简易装修；其地面、墙面应平整耐磨，地面应作防水和排水处理；穿过楼板的预留洞口四周应有挡水防水措施。顶、墙应作涂刷处理。直接位于手术室上一层的、用水的房间地面也应作防水处理。

（10）洁净手术室内使用的装饰材料应无味无毒，洁净手术部内严禁使用可持续挥发有机化学物质的材料和涂料，并应符合现行国家标准《民用建筑工程室内环境污染控制标准》GB 50325—2020的有关规定。

（11）洁净手术室的净高宜为 2.8 ～ 3 m，不宜低于 2.7 m。当洁净手术室的集中送风面需要分隔开时，应使气流在地面以上约 2 m 高度搭接，当分隔后的送风盲区宽度为 0.1 ～ 0.25 m 时，房间净高相应不低于 2.8 ～ 3.2 m。

（12）洁净手术室供手术车进出的门，净宽不宜小于 1.4 m，当采用电动悬挂式自动门时，应具有自动延时关闭和防撞击功能，并应有手动功能，除洁净区通向非洁净区的平开门和安全门应为向外开之外，其他洁净区内的门均应向静压高的方向开。

（13）洁净手术室应采用人工照明，不应设外窗。Ⅲ、Ⅳ级洁净辅助用房可设外窗，但应是不能开启的双层玻璃密闭窗或两道窗。

（14）洁净手术室应采取防静电措施。洁净手术室内所有饰面材料的表面电阻值应在 $10^6 ～ 10^{10}$ Ω。

（15）洁净手术室和洁净辅助用房内应设置的插座、开关、各种柜体、观片灯等均应嵌入墙内，不得突出墙面。嵌入墙内的设备，应与墙面齐平，缝隙涂胶或其正面四边应做不锈钢翻边。

（16）洁净手术室和洁净辅助用房内不应有明露管线。

（17）洁净手术室内不应设置地漏。

（18）DSA 介入操作间采用 X 线技术，室内应做射线防护设计：包括墙体、顶棚和地板及门窗的防护设计。墙体通常采用的防护材料为：复合铅板、实心砖、含钡砂浆、混凝土材料或者以上材料的组合体。顶棚及地板可以将钢筋混凝土楼板加厚处理，或采用复合铅板、含钡砂浆进行防护。门窗为成品射线防护门窗。射线防护设计需经国家相关部门审核，满足要求后方可施工。

（19）DSA 设备的自重很大，一般要求楼板的承重在 500 kg/m² 以上，如果不符合要求，应做相应加固。悬挂式 C 臂和显示器吊架均需安装吊轨，需要医院准备槽钢固定架。C 臂的滑动对固定架的水平度要求很高，例如 GE 公司要求相邻定位孔之间垂直误差小于 ±1.5 mm，飞利浦公司要求垂直误差小于 0.5 mm/m，故固定架的焊接安装一定要由高水平焊工完成，场地工程师应实时检查施工质量，出现误差过大及时返工。对于落地式机架的地面水平度要求也很高，需要 25 mm 以上厚度钢板作为加固基础。

（20）辐射防护要注意辐射室的装饰。根据医用 X 射线诊断对辐射防护的要求，铅屏蔽的等效厚度应不小于 2 mm。在实际应用中，为了保证工人和周围公众的辐射安全，通常采用 3 mm 厚的铅。

（王英　陈媛　刘华芬　王海江　李芳　刘旸　于俊叶）

参考文献

［1］旭钟林，沈晋明 . 医院洁净手术部建筑技术规范实施指南［M］. 北京：中国建筑出版社，2014.

［2］中国医院协会，同济大学复杂工程管理研究所 . 医院建设工程项目管理研究院［M］. 上海：同济大学出版社，2019.

［3］沈崇德，朱希 . 医院建筑医疗工艺设计［M］. 北京：研究出版社，2018.

［4］黄中.医院空调通风设计指南［M］.北京：中国建筑工业出版社，2019.

［5］《中国医院建设指南》编撰委员会.中国医院建设指南［M］.北京：研究出版社，2019.

［6］中华人民共和国住房和城乡建设部.综合医院建筑设计规范：GB51039-2014［S］.（2014-12-02）.

［7］绿色医院建筑评价标准：GB/T 51153-2015.

［8］中华人民共和国环境保护法 中华人民共和国主席令〔2014〕第9号.

［9］中华人民共和国安全生产法 中华人民共和国主席令〔2014〕第13号.

［10］综合医院建筑设计规范：GB 51039-2014.

［11］供配电系统设计规范：GB 50052-2009.

［12］综合医院设计规范：GB 51039-2014.

［13］建筑给水排水设计标准：GB 50015-2019.

［14］医院洁净手术部建筑技术规范：GB 50333-2013.

［15］医用气体工程技术规范：GB 50751-2012.

［16］民用建筑工程室内环境污染控制规范：GB 50325.

［17］中华人民共和国国家职业卫生标准——职业性外照射个人监测规范（GBZ128-2019）.

［18］中华人民共和国国家职业卫生标准——放射治疗放射防护要求（GBZ121-2020）.

［19］中华人民共和国医药行业标准——医用诊断X射线辐射防护器具装置及用具（YY/T0128-2004）.

［20］中华人民共和国医药行业标准——医用诊断X射线辐射防护具（YY/T0292.2-2020）.

［21］医用诊断X射线辐射防护器具（IEC61331-2：2014）.

［22］中华人民共和国国家职业卫生标准——医用X射线诊断放射防护要求（GBZ130-2020）.

［23］中国建筑科学研究院.GB 50333-2013医院洁净手术部建筑技术规范［M］.北京：中国建筑工业出版社，2014.

［24］黄雷.DSA介入治疗空间设计分析［J］.工程技术（全文版），2016，8：00153-00154.

［25］宋晓东，程芳甸，孙培珊，等.心血管介入诊疗中心的设计及实践［J］.中国医学装备，2017，14（3）：4.

［26］韩浙，潘教成，宋建华，等.DSA设备安装与导管室建设要点分析［J］.医疗卫生装备，2016（8）.DOI：10.7687/J.ISSN1003-8868.2016.08.136.

［27］American Society for Healthcare Engineering. FGI Guidelines for design and construction of hospitals［M］. St Louis：Facility Guidelines Institute，2018：23.

［28］ASHRAE 170 INT 19-2020，Ventilation of Health Care Facilities［S］.

［29］冯骥，倪红艳.实用医学影像设备管理［M］.北京：人民卫生出版社，2017：1-11，55-58.

［30］刘长安，尉可道.介入诊疗防护与安全指南［M］.北京：北京大学医学出版社，2016：59-70，161-169.

［31］何洪林，赵育新，黄文才.医用放射诊疗设备学［M］.北京：科学出版社，2014：78-99.

［32］韩浙，潘教成，宋建华，等.DSA设备安装要点分析［J］.医疗卫生装备，2016，37（8）：136-138.

［33］张科，高传举，庞静波，等.基于移动型DSA设备构建医院数字化导管室的设计方案［J］.中国医学装备，2015，12（10）：52-54.

［34］李慧君.介入室医院感染控制与管理［J］.医药卫生，2015，1（1）：201-202.

［35］医用X射线诊断放射防护要求：GBZ 130—2013［S］.

［36］李伟.医用吊塔结构与安装管理［J］.医疗装备，2018，31（15）：68-70.

［37］周军.医用吊塔安装方式对其安全性能的影响［J］.现代制造技术与装备，2017，4：144-147.

［38］王海宽.张锐.周志境，等.基于机器视觉的智能医疗吊塔系统的设计与实现［J］.电子测量技术，2016，39（3）：60-64.

［39］薛梅，冯喆，雷海杲，等.基于临床需求导向的监护吊塔设计［J］.医疗卫生装备，2015，36（10）：50-52.

第三章

介入导管室管理规范

（Management specifications of interventional catheterization laboratory）

第一节　介入导管室组织与管理

一、介入导管室组织结构

介入导管室是实施介入性诊疗的重要场所，是在 X 线指示下进行各种有创检查和治疗的无菌手术室。随着介入诊疗技术的发展，在介入导管室内实施的诊疗种类、数量日益增多，对于介入导管室布局、管理等要求也逐步规范和提高。根据医院具体情况，介入导管室可隶属于放射科、介入医学科、心血管内科等专科，或者由医院垂直管理；采取科主任、护士长负责制，科室人员以护理团队和放射技师为主体。为保证介入手术质量与安全，导管室应建立完善的质量控制与质量改进体系，设置各质量控制小组以保证质量及安全。质量控制内容包括护理质量、急救、感控、文书、信息数据、仪器设备等。导管室制定完善的专科制度，除了遵循常规医疗护理核心制度外，还应健全各项专科管理制度如介入手术例会制度、信息数据管理制度、放射防护管理相关制度等。

二、介入导管室功能区域管理

按照感染控制的要求，介入导管室原则上分为三区两通道，三区包括限制区、半限制区和非限制区，其中限制区包括患者诊疗区、无菌物品间等；半限制区包括 DSA 控制室、手术区域内走廊、计算机房、库房和办公室等；非限制区包括家属谈话间、家属等候区、污物间等。两通道即洁净通道和污物通道。

按功能分区可划分为：①进行手术操作的介入操作间、外科洗手区、铅衣存放区、DSA 控制室等为介入诊疗区；②家属等候区、家属谈话间、患者等候区、患者通道等为患者使用区；③放置高压机柜及图像采集重建机柜的 DSA 设备机房、处置室、库房等为辅助用房区；④更衣室、男女值班室、休息室、示教室、办公室等划分为办公生活区。几个区域应相对独立，以方便开展诊疗操作、设备维护及日常工作等（参阅第二章相关内容）。介入导管室功能区分区见表3-1-1。

表 3-1-1 介入导管室功能区域分区

导管室功能区域	具体分区
1. 介入诊疗区	介入操作间 外科洗手区 铅衣存放区 DSA 控制室
2. 患者使用区	家属等候区 家属谈话间 患者等候区 患者通道
3. 辅助用房区	无菌库房 库房 设备机房 污物间 处置室
4. 办公生活区	更衣室 男女值班室 休息室 示教室 办公室 健身房

第二节 介入导管室医院感染控制管理规范

制定完善医院感染及消毒隔离管理的各项规章制度，规范医疗护理操作，严格各项无菌技术，重视院感理念教育，加强培训力度，定期组织全员培训和考核，定期进行院感质控，严防院内感染。

一、环境分区

环境设置要符合国家标准，洁污区域分开，标识清楚（表 3-2-1）。

表 3-2-1 介入导管室环境分区

区域划分	颜色	包含区域
洁净区	绿色	手术操作间、DSA 控制室、恢复间、 外科洗手区、无菌库房、药品间等
清洁区	蓝色	更衣室、办公室、示教室、值班室、库房
缓冲区	黄色	医务人员和患者入口与清洁区之间的区域
污染区	红色	处置室、污物间、患者卫生间

二、物品表面（精密仪器）

每日手术前后，均需对物品表面（物表）进行湿式擦拭清洁，遇有污染物污染，随时用 1∶1000 mg/L 含氯消毒剂消毒。每周完成一次彻底清洁消毒。每月进行细菌培养，取出拭子在物表上分别取四点，由上到下由左到右，反复涂抹面积为 5 cm×5 cm 后，放回试管内封好送检。检测结果细菌菌落数应 < 5 cfu/cm^2，发现问题及时整改。检测报告存档。物品表面监测合格率≥ 95%。

三、空气消毒

分为紫外线灯、空气消毒机、新风系统和层流净化系统消毒，也有采用空气净化器消毒者。

（1）紫外线灯消毒（目前少用）：每日手术前用紫外线灯照射 30 min，手术结束后照射 1 ～ 2 h。需接台进行起搏器等切口类手术时，应紫外线灯照射 30 min 后再开台。紫外线灯要定期监测、定期更换，确保消毒效果。

（2）空气消毒机消毒：常规设定预防性消毒，每日在手术前后定时消毒 2 次，每次开机 2 h；也可以动态消毒，手术过程中空气消毒机一直处于开机状态，持续进行循环消毒以控制和减少人员在活动过程中对环境空气的二次污染。例如对于起搏器等切口类手术时，可动态消毒直至手术结束后关机。消毒期间应注意空间的封闭性，并尽量减少人员走动。

（3）层流净化系统消毒：每日手术前 30 min 开启，将室内温度设置为 20 ～ 25℃，相对湿度控制在 40% ～ 60%，持续处于开机状态，术后 30 min 关闭。需接台进行起搏器等切口类手术时，应间隔 30 min 后再开台。每日对层流净化系统进行监测，每周对回风口滤网进行清洁，定期检测过滤网并更换。

无论哪种空气消毒方式，都要定期进行空气培养。室内面积小于或等于 30 m^2，设一条对角线上取三点，即中心一点，两端距墙 1 m 处各取一点。室内面积大于 30 m^2，设东、西、南、北、中 5 点，距墙 1 m 处各取一点。打开器皿盖，落尘 5 min 后将盖子盖好送检。检测结果细菌菌落数应 < 200 cfu/m^3，发现问题及时整改。检测报告存档。空气监测合格率≥ 95%。

四、工作人员

所有进入介入导管室人员均需严格遵守科室各项规章制度。

（1）严格控制入室人员，除参加手术的医生、本室工作人员、进修学习人员、维修人员外，其他人员不得随便进入。如有特殊情况，应向科主任或护士长申请。进入介入导管室人员须经工作人员出入处换鞋、更衣，规范佩戴口罩、帽子；非手术用品不得带入手术间；入室后要轻声、轻走、轻动作，保持室内肃静，不可大声谈笑，禁止吸烟，手术进行时尽量不从正门进入；工作需要外出时，必须更换外出鞋，更换外出服；工作人员离室时应更换洗手衣裤、手术鞋，更换物品放于指定位置。

（2）所有手术人员均应严格执行无菌技术操作，规范进行外科手消毒，连台手术需重新外科手消毒；手术过程中应严格遵守无菌操作原则，手术野正确消毒铺单，无菌器械台保持干燥。影像增强器、铅屏、手控板等均应套无菌套保持无菌，摄片定位时应严防无菌区污染，手术人员暂离操作间时应保持手套和手术衣的无菌，一旦污染，应立即更换。

（3）严格参观制度，参观者应提前沟通申请，并指定参观路线和位置，不得任意出入。参观时应遵守介入导管室规定，规范穿着，严格遵守无菌原则，距离手术无菌区域30 cm以上。保持室内清洁、安静，不准吸烟。离开时应将参观用物归回原处。严格控制手术间内的人员数量，尽量减少进出手术间的人员和次数，并不得随意走动。手术操作间的门常规处于关闭状态。

（4）所有手术人员均应严格执行无菌技术操作，规范进行外科手消毒，连台手术需重新外科手消毒；每月进行工作人员手培养，取出拭子涂抹工作人员刷手后的指缝放回试管内封好送检。外科手消毒，监测的细菌菌落总数应 ≤ 5 cfu/cm^2。

五、患者

凡进入介入导管室检查或治疗的患者，由病房护士负责将患者送到介入导管室，并与介入导管室护士做好交接工作。

（1）术前由病区护士协助患者完成术前准备，根据麻醉要求禁食水，术前清洁身体并更换病号服，不穿内衣裤，更换专用拖鞋、戴一次性帽子。术日协助患者必要时备皮，并摘取各种金属饰物及活动义齿，交给患者家属妥善保管。

（2）介入导管室护士接到患者后需仔细核对患者姓名、一般情况等并在交接单上签字，确认术前准备是否完善，手术知情同意书是否签署。

（3）手术结束后，由介入导管室护士护送患者返回并进行全面交接病情，同时向患者及家属详细交代术后注意事项。

（4）及时清洁消毒接送患者的运送工具，平车上的铺单应一人一换。

六、一次性物品

手术患者的血液、体液、分泌液、排泄液容易污染环境及引发传染，为有效预防和控制医院感染，目前临床上常规采用一次性医疗用品和卫生用品。一次性物品使用应严格按照规定执行。

（1）一次性灭菌物品的贮存管理：应专柜存放，柜内清洁干燥，按照有效期、品种分类摆放，标识清楚。无菌柜距地面 ≥ 20 cm，距墙壁 ≥ 5 cm，距天花板 ≥ 50 cm。

（2）保持室内空气流通，防止潮湿，温湿度适宜。定期进行空气消毒，室内空气含菌量 ≤ 200 cfu/m^3。

（3）严格执行一次性医疗用品一次性使用原则。

（4）加强一次性物品使用前的检查：核对产品名称、型号规格、制造厂名、产品商标、无菌有效期、生产批号及包装密封是否完好，如遇过期、不合格、不配套、被污染、潮湿、破裂、字迹模糊不清等物品均不可使用。

（5）一次性物品回收管理：使用后的一次性医疗用品为医疗废物，应使用专用黄色塑料袋进行密封式打包，由专业有资质机构回收并无害化处理。

七、医疗废物

制定完善一次性医疗废物管理制度。认真组织医务人员学习相关规章制度，就"医院感染管理"进行专题讲座，讲解一次性医疗废物的危害性，并组织讨论，使大家进一步明确加强一次性医疗废物管理的重要性。使医疗废物管理规范化。

（1）设置专职人员从事医疗废物收集、运送、贮存、处置等工作，并进行相关法律和专业技术、安全防护以及紧急处理等知识培训，负责检查、督促、落实介入导管室医疗废物管理工作，防止违反规定行为的发生。

（2）禁止在运送过程中丢弃医疗废物；禁止在非贮存地点倾倒、堆放医疗废物或者将医疗废物混入其他废物和生活垃圾中。

（3）专职人员应将医疗垃圾按照类别分置于防渗漏、防锐器穿透的专用包装物或者密闭容器内。医疗废物专用包装物、容器，应当有明显的警示标示和警示说明。

（4）建立医疗废物暂时贮存设施和设备，不得露天存放医疗废物；医疗废物暂时贮存时间不得超过2天。

（5）医疗废物暂时贮存设施和设备，应当远离医疗区和人员活动区以及生活垃圾存放场所，并设置明显的警示标示。

（6）医疗废物暂时贮存设施设备应当定期消毒和清洁。

（7）使用后的一次性医疗器具和易致损伤的医疗废物，应当消毒并作毁形处理；使用防渗漏、防遗撒的专用运送工具，按照医院确定的内部医疗废物运送时间、路线，将医疗废物收集、运送至指定贮存地点。运送工具使用后应当在医院内指定地点及时清洁和消毒。

八、常态化疫情防控和管理

在当前新发传染病不断增多的背景下，介入导管室应防患于未然，常态化制定各类传染病防控预案并做好应对突发各类疫情防控管理工作。目前新型冠状病毒感染的肺炎依然在全球范围流行，根据国家卫生健康委印发的《新型冠状病毒感染的肺炎诊疗方案（试行第九版）》和《医疗机构内新型冠状病毒感染预防与控制技术指南（第三版）》的要求，介入导管室在疫情防控中应严格落实患者感染指标筛查，患者核酸、肺部CT、血常规和免疫八项（乙型肝炎五项检查：乙型肝炎表面抗原、乙型肝炎表面抗体、乙型肝炎e抗原、乙型肝炎e抗体、乙型肝炎核心抗体；及丙型肝炎抗体、梅毒抗体、艾滋病抗体检查）等是介入导管室重点监测指标，择期介入手术患者术前感染筛查率100%。急诊介入患者须经感控专家组严格筛查，结合相关检查和流行病学调查情况，包括患者居住小区和周围人群有无确诊病例、2 周内有无外出史等。对于疑似新冠肺炎患者行急诊介入需按照以下要求落实。

（1）手术操作间内暂时不用的物品和设备全部移至室外，将手术所需用物准备齐全并放入室内。手术时关闭层流系统，非手术人员不得随意进出。

（2）DSA 手术床铺双层一次性床单，所有仪器使用一次性仪器套包裹覆盖，以免被患者体液、血液污染。

（3）所有与患者接触的医务人员要按相应防护级别规范做好个人防护用品的穿脱，包括一次性帽子、隔离衣、一体式防护服、护目镜、N95 口罩、长筒靴套、手套等。尽量减少参与人员，全程严格落实医院感染防控要求。

（4）手术人员在术中不得随意离开手术间。术中使用药品和一次性耗材尽量在本手术间取用，减少开门传递次数。操作宜轻柔，防止患者血液、体液飞溅，造成污染。

（5）手术间内所有使用的耗材、药品外包装袋都按医疗废物处理，所有医疗废物均弃于双层医疗废物袋内。锐器放入锐器盒。需要留存的高值耗材条形码，需于术后术间完成终末消毒后，方可拿出手术间，并粘贴于病历中。

（6）术中使用一次性手术包和一次性器械、辅料、耗材，使用完毕直接丢弃于医疗废物桶（黄色带盖）内，统一处理。

（7）遵循"消毒-清洁-再消毒 / 灭菌"的原则，呕吐物、排泄物、分泌物直接污染地面时，污染物可用一次性吸水材料（如纱布、抹布等）蘸取 5000 ～ 10 000 mg/L 含氯消毒剂小心移除。地面用 1000 mg/L 含氯消毒剂擦拭被污染表面或其周围可能污染的表面。为确保消毒效果，术毕应立即采取终末消毒措施。

（8）医疗废物封口密闭后，于手术操作间外再套一层黄色垃圾袋密闭后运送，并注明 "NCP" 警示标签，由专人收集并送至医疗废物站处理。

（9）隔离手术间消毒处理完毕后，需进行空气、物品表面采样检测，合格后方能再启用。

（10）登记并逐级上报，首诊医师及时填报《传染病报告卡》，术中按 ACS 救治要求详细记录时间节点。用红笔在手术登记本备注栏内标注"疑似 NCP"，以备溯源。

更多内容可参考由中国心血管健康联盟心血管病护理及技术培训中心专家团队编写的《疑似新型冠状病毒感染肺炎患者行急诊经皮冠状动脉介入治疗护理管理专家建议》。

第三节　介入医护人员防护管理规范

在介入导管室从事介入工作的医务人员，须取得相应岗位上岗资格证书，参加各级疾控部门组织的辐射安全与防护专业知识培训和考核。定期接受辐射安全与防护体检。随时接受相关专业安全知识及法律法规方面的教育培训。

一、介入人员射线职业危害

介入治疗是在 X 线下进行的，X 线被称为"无形的杀手"，如果防护不当，会对人体造成很大伤害。X线辐射危害主要包括确定性效应和随机性效应（表3-3-1）。

1. 确定性效应（deterministic effect） 是X线导致细胞死亡，是一种剂量依赖型的反应，随着暴露的增加，损伤也越为严重。确定性效应主要表现在：①皮肤损伤，出现红斑、脱屑；②眼睛损伤，出现晶体混浊、白内障；③造血系统损伤，出现白血病等；④生殖系统损伤，出现不育症，甚至死亡。

2. 随机性效应（stochastic effect） 为X线导致DNA损伤，是一种"全或无"的反应。随机性效应的出现，更多和个体易感性有关，但随着暴露频率的增加，出现随机性效应的概率也相应增加，而随机性效应一旦出现，额外的暴露并不会改变损伤的严重性。随机性效应主要表现在：肿瘤和遗传效应。

表 3-3-1　辐射剂量限值

剂量限值	职业人员	公众
应用		
有效剂量	20 mSv/a 连续 5 年内平均 50 mSv/a 在任一年	1 mSv/a
年当量剂量		
眼睛	150 mSv	15 mSv
皮肤	500 mSv	50 mSv
四肢	500 mSv	

二、介入人员防护管理规范

介入手术从业人员长期身处X射线辐射场所，因此，要始终保持射线防护意识；术前应规范防护，穿戴及佩戴好铅衣、铅围脖、铅帽和铅眼镜等，术中正确使用铅帘、防护屏；充分做好介入术前准备工作，操作熟练、迅速，尽量缩短射线暴露时间；术者和助手尽量远离放射源，术中护士应尽量位于DSA床床尾的位置；复杂介入手术尽量分次完成，避免长时间的照射，造成一次性射线量过大；手术操作间内尽量少摆放柜子、各种仪器等，以减少散射线。正确佩戴剂量计，每季度监测并更换。定期进行放射体检。

1. 防护用品分类及用途 防护用品是介入手术过程中必不可少的防护武器，可有效地屏蔽、减少射线和散射线的照射。规范使用防护用品，是保障介入人员健康与安全的重要基础（表3-3-2）。

表 3-3-2　防护用品分类及用途

设备种类	防护用品名称	用途
固有防护设备	遮光器、滤过板、套管、床旁防护帘、悬挂铅屏/帘	减少和屏蔽射线
屏蔽防护设备	铅防护服、铅裙、铅帽、铅眼镜、铅围脖、铅防护面屏、铅手套	屏蔽射线
移动防护设备	铅屏、全/半身铅防护舱	屏蔽射线

2. 防护用品使用管理

（1）防护用品配备数量充足，保证质量，规范穿戴。

（2）防护用品应规范使用管理，定期检测，确保防护设备性能良好。

（3）铅衣、铅裙等个人防护用品建议专人专用，定期检查，防止因老化、撕破、损伤等降低防护效果。

（4）防护用品规范存放保管，铅衣、铅裙要悬挂放置，不可折叠、堆积，以防断裂。

（5）建立介入导管室防护用品台账，详细记录采购日期、检测使用情况等。

（6）防护用品正常使用年限为 5 年，应定期更换。

（7）防护用品应保持清洁，及时清理喷溅的血液污渍，每周进行清洁保养并做好登记。

三、介入人员健康管理要求

1. 介入工作人员应当具备的条件

（1）年满 18 周岁。

（2）经职业健康检查，符合放射工作人员的职业健康要求。

（3）放射防护和有关法律知识培训考核合格。

（4）遵守放射防护法规和规章制度，接受职业健康监护和个人剂量监测管理。

（5）持有《放射工作人员证》。

2. 介入（放射）工作人员放射培训管理

（1）放射工作人员上岗前应当接受放射防护和有关法律知识培训，考核合格方可参加相应的工作。培训时间不少于 4 天。

（2）放射工作单位应当定期组织本单位的放射工作人员接受放射防护和有关法律知识培训。放射工作人员两次培训的时间间隔不超过 2 年，每次培训时间不少于 2 天。

（3）放射工作单位应当建立并按照规定的期限妥善保存培训档案。培训档案应当包括每次培训的课程名称、培训时间、考试或考核成绩等资料。

3. 介入（放射）工作人员个人剂量监测管理

（1）正确佩戴个人剂量计。

1）对于比较均匀的辐射场，当辐射主要来自前方时，剂量计应佩戴在人体躯干前方中部位置，一般在左胸前，当辐射主要来自人体背面时，剂量计应佩戴在背部中间。

2）对于工作中穿戴铅围裙的场合，通常应根据佩戴在围裙里面躯干上的剂量计估算工作人员的实际有效剂量。当受照剂量可能超过调查水平时（如介入放射学操作），则还需在围裙外面衣领上另外佩戴一个剂量计，以估算人体未被屏蔽部分的剂量。

3）对于短期工作和临时进入放射工作场所的人员（包括参观人员和检修人员等），应佩戴直读式个人剂量计，并按规定记录和保存他们的剂量资料。

4）当开展质量保证活动发放质量控制的个人剂量计时，放射工作人员应按要求将其与常规监测的个人剂量计同时佩戴在同一部位。

（2）操作结束离开非密封放射性物质工作场所时，按要求进行个人体表、衣物及防护用品的放射性表面污染检测，发现污染要及时处理，做好记录并存档。

（3）进入辐照装置、工业探伤、放射治疗等强辐射工作场所时，除佩戴常规个人剂量计外，还应当携带报警式剂量计。

4. 介入（放射）工作人员职业健康管理

（1）放射工作人员上岗前，应当进行上岗前的职业健康检查，符合放射工作人员健康标准的，方可参加相应的放射工作（表3-3-3）。

（2）放射工作单位不得安排未经职业健康检查或者不符合放射工作人员职业健康标准的人员从事放射工作。

（3）放射工作单位应当组织上岗后的放射工作人员定期进行职业健康检查，两次检查时间间隔不应超过2年，必要时可增加临时性检查。

（4）放射工作人员脱离放射工作岗位时，放射工作单位应当对其进行离岗前的职业健康检查。

表3-3-3　放射工作人员职业健康检查项目

上岗前检查项目	在岗期间检查项目	离岗前检查项目	应急/事故照射检查项目
1. 必检项目 医学史、职业史调查；内科、皮肤科常规检查；眼科检查（色觉、视力、晶体裂隙灯检查、玻璃体、眼底）；血常规和白细胞分类；尿常规；肝功能；肾功能检查；外周血淋巴细胞染色体畸变分析；胸部X线检查；心电图；腹部B超 **2. 选检项目ᵃ** 耳鼻喉科、视野（核电厂放射工作人员）；心理测试（核电厂操作员和高级操作员）；甲状腺功能；肺功能（放射性矿山工作人员，接受内照射、需要穿戴呼吸防护装置的人员）	**1. 必检项目** 医学史、职业史调查；内科、皮肤科常规检查；眼科检查（色觉、视力、晶体裂隙灯检查、玻璃体、眼底）；血常规和白细胞分类；尿常规；肝功能；肾功能检查；外周血淋巴细胞微核试验；胸部X线检查 **2. 选检项目ᵃ** 心电图；腹部B超；甲状腺功能；血清睾酮；外周血淋巴细胞染色体畸变分析；痰细胞学检查和（或）肺功能检查（放射性矿山工作人员，接受内照射、需要穿戴呼吸防护装置的人员）；使用全身计数器进行体内放射性核素滞留量的检测（从事非密封源操作的人员）	**1. 必检项目** 医学史、职业史调查；内科、皮肤科常规检查；眼科检查（色觉、视力、晶体裂隙灯检查、玻璃体、眼底）；血常规和白细胞分类；尿常规；肝功能；肾功能检查；外周血淋巴细胞染色体畸变分析；胸部X线检查；心电图；腹部B超 **2. 选检项目ᵃ** 耳鼻喉科、视野（核电厂放射工作人员）；心理测试（核电厂操作员和高级操作员）；甲状腺功能；肺功能（放射性矿山工作人员，接受内照射、需要穿戴呼吸防护装置的人员）；使用全身计数器进行体内放射性核素滞留量的检测（从事非密封源操作的人员）	**1. 必检项目** 应急/事故照射史、医学史、职业史调查；详细的内科、外科、眼科、皮肤科、神经科检查；血常规和白细胞分类（连续取样）；尿常规；外周血淋巴细胞染色体畸变分析；外周血淋巴细胞微核试验；胸部X线摄影（在留取细胞遗传学检查所需血样后）；心电图 **2. 选检项目ᵃ** 根据受照和损伤的具体情况，参照GB 18196 2000、GB/T 18199 2000、GBZ112 2017、GBZ104 2017、GBZ96 2011、GBZ/T 151 2002、GBZ113 2002 GBZ106 2020等有关标准进行必要的检查和医学处理

注：ᵃ根据职业受照的性质、类型和工作人员健康损害状况选检

第四节 介入导管室仪器设备使用管理规范

一、常用仪器设备

（一）仪器分类与用途

1. 血管造影机（DSA 机） 数字减影血管造影（digital subtraction angiography，DSA）机是心血管系统检查的专用 X 线机，能连续摄片，影像生成系统、X 线发生器和管球、C 形臂及导管检查床构成了 X 线造影机的主体部分，旋转 C 形臂可随意调换 X 线机的主体部分。一般功率 500 ～ 1000 Ma，电压 100 ～ 150 kV。

2. 高压注射器 高压注射器是在一定时间内，通过经皮穿刺进入血管或经人体原有孔道，将足够量的造影剂注入心腔的自动推注系统，使心血管系统显影。

3. 多导联电生理记录仪 / 血流动力学监护仪 多导联电生理记录仪是接收由患者体表电极传输的心电信号至导管工作站处理系统后，进行电生理检查（多导电生理记录仪是临床心脏电生理检查的关键设备之一）、心脏标测、建模、消融以完成治疗。选择性能精良的多导电生理记录仪，并能熟练正确地使用，对心脏电生理检查的成功与否、质量高低有着决定性作用。多导联电生理记录仪一般用来显示记录并明确常见的心律失常疾病的诊断，如心房颤动、室上性心动过速、心房扑动、室性期前收缩等。多导联电生理记录仪同时具备有创压力监测模块，可以进行至少 2 路通道的压力监测，因此也可作为血流动力学监护仪使用。

4. 起搏器程控仪 起搏器程控仪具有"无创、可逆、稳定"的特点，可以通过程控检查起搏器工作是否正常，及时发现和处理起搏器系统功能障碍，还可延长起搏器使用寿命，发挥起搏器功能以适应不同患者对起搏器的需要。起搏器通过程控新的参数稳定工作，也可再程控回到原状态或另一新状态下工作。程控功能为新型起搏器所必备功能，程控项目通常有：起搏方式、起搏频率、输出能量（脉冲宽度和脉冲振幅）、感知灵敏度、反拗期、房室延迟时间及滞后等。

5. 冠状动脉旋磨治疗仪 冠状动脉旋磨治疗仪是针对冠状动脉钙化病变使用的冠状动脉内膜高速旋磨术治疗仪器。冠状动脉旋磨术采用呈橄榄型带有钻石颗粒旋磨头，根据"差异切割"原理选择性地去除纤维化或钙化的动脉硬化斑块，而具有弹性的血管组织在高速旋转的旋磨头通过时会自然弹开，即旋磨头不切割有弹性的组织和正常冠状动脉。

6. 血管内超声显像（intravenous ultrasound，IVUS）仪 IVUS 是指无创性的超声技术和有创性的导管技术相结合，将镶有微型化超声换能器的导管置入血管腔内，再经超声导管内设有的电子成像系统显影血管的横截面图像。IVUS 不仅可观察管腔的形态，还可以观察管壁的结构，了解管壁病变的性质，被认为是血管检查新的"金标准"。

7. 冠状动脉光学相干断层成像（optical coherence tomography，OCT）仪 OCT 技术是一种非损伤性、非接触性，对组织细微结构进行横断面扫描的新的影像学检查方法。它的成像原理和 IVUS 相似，不过 OCT 用光代替了超声。OCT 技术是指利用先进的光纤干涉仪能发射低能量、宽带的波长为 1320 nm 的近红外光的光源，通过微型化的导管技术，将成像光纤导丝送入冠状动脉内进行扫描，经过处理可形成二维截面图像。可识别血栓及不稳定斑块，对支架内的内膜增生、贴壁效果、血栓形成等进行评价。

8. 冠状动脉血流储备分数（fractional flow reserve，FFR）测量仪 FFR 是指狭窄冠状动脉（或支配区心肌）的最大充血相流量或压力与假设同一冠状动脉完全正常时的最大流量或压力比值（正常值为"1"，FFR < 0.75 时提示心肌缺血）。近年来 FFR 已广泛用于左主干病变等冠状动脉血管的评估，与冠状动脉造影比较，FFR 不受心率、血压、心肌收缩力等血流动力学因素的影响，对于左主干开口、左主干体部及左主干分叉病变的评估都具有重要的功能学意义。

9. 活化全血凝固时间（activated clotting time of whole blood，ACT）测定仪 ACT 可以提供血液样本体外止血过程的全部资料，其检测参数可以反映凝血系统激活、纤维蛋白凝胶形成、凝血收缩及纤维蛋白溶解的相关信息。其工作原理为：与超声传感器相连的一次性塑料探针在新鲜未抗凝的血液标本中以 200 Hz 的频率上下振动，所遇到的阻力被记录下来，转化为模拟电信号，以凝血信号（clot signal）的方式由电脑或打印机显示出来。其实质上是对血液标本整个凝固过程中黏弹性变化进行实时测算。

（二）维护与保养

1. DSA 机的维护与保养

（1）常规检查：每日检查主机、附件及控制功能安装是否良好，可否正常使用；每日检查各种标识及提示是否清晰，可否正常使用。

（2）清洁保养：漆面和铝制表面只能用潮湿的抹布和中性清洁剂清洁，清洁后马上使用干棉布擦干，不要用有腐蚀性的清洁剂、溶剂或有研磨和抛光功能的清洁剂进行清洁；电镀表面只允许使用干棉布进行清洁，不要使用研磨剂进行抛光，可使用无研磨功能的光蜡以保持设备表面光洁。

（3）消毒：机器的各部分包括附件和电缆可以用消毒纸巾进行消毒，但禁止使用腐蚀性或有溶解作用的消毒剂。

2. 高压注射器的维护与保养

（1）常规检查：每日检查所有控制系统、推杆头部等安装是否良好，可否正常使用；每月检查和清洁整个系统，确保每项功能正常；每 6 个月进行接地测试，确保无漏电；每年进行一次全面校正系统功能检查，确保每项功能正常。

（2）注射头（一体化机座）的维护：检查外壳有无裂痕，如有会使液体漏到内部，也会降低整体的结构强度；检查机头电缆有无裂缝或有破损；检查注射头转动轴，注射头和水平臂在机械终点间必须灵活转动；检查注射器底座的滑轮，确认所有滑轮都能转动自如，并且具有锁定功能；检查注射器水平臂上有无裂缝、破损和松动。如果存在任一种情况，立即联系维修人员。

（3）清洁与消毒：使用无绒布擦掉控制台和动力头上的灰尘。清洁触摸屏时，使用非研磨性的布或任何不含氨的清洁剂定期清洁其表面。注意不要将注射器的任一部件浸泡在水中，防止水或清洁液渗入机器内部。

3. 多导联电生理记录仪 / 血流动力学监护仪的维护与保养

（1）软件系统由专业工程师完成。

（2）由专人定期负责对机器进行维护与保养。

（3）日常清洁首先要断开电源，可以用湿布定期擦拭工作站表面实施清洁，不需要对系统组件进行灭菌或消毒处理。

（4）机器要注意散热和通风，防止杂质和灰尘被吸入机器内部，造成机器不能很好通风散热，保证机器工作时不致过热而烧坏机器。

4. 起搏器程控仪的维护与保养

（1）定期对仪器的外壳及内里各部件进行清洁与保养。

（2）防尘，保持清洁。使用无绒布擦掉仪器表面灰尘，使用非研磨性的布或任何不含氨的清洁剂定期清洁其表面。注意不要将仪器的任一部件浸泡在水中，防止水或清洁液渗入仪器内部。

5. 冠状动脉旋磨治疗仪的维护与保养

（1）防尘，保持清洁。使用无绒布擦掉仪器表面灰尘，使用非研磨性的布或任何不含氨的清洁剂定期清洁其表面。

（2）科室设立仪器维修登记本，防止人为损坏仪器或零配件丢失。使用中发现故障及时报修并做好登记，定期做好维护和保养。

6. IVUS 仪、OCT 仪、FFR 测量仪的维护与保养

（1）机器要注意防尘，定期清洁。用温水、清洁剂及软布擦拭，严禁用水清洗，避免接触腐蚀性溶剂。机器在使用过程中防止造影剂喷溅及血液污染。

（2）机器要注意散热和通风。每月检查清洗一次机器的通风过滤装置，防止杂质和灰尘被吸入机器内部，造成机器不能很好通风散热，保证机器工作时不致过热而烧坏机器。

（3）机器的附件及数据线摆放要垂直，防止拧结、打折、拖地等。

（4）要定期对机器进行维护保养、检修，若发现使用故障及时报修，确保正常使用。

7. ACT 测定仪的维护与保养

（1）检查设备需有日常运行情况、故障和维修记录。

（2）定期进行检查，做好保养和清洁工作。

（3）使用后及时进行清洁，用消毒湿巾对机体进行擦拭，尤其注意插片处血渍的清洁。

（4）保证正常使用，及时发现故障原因，若无法正常使用，及时报修。

（三）使用管理规范

1. DSA 的使用管理规范

（1）机器要专人管理，定位放置，每日清点，保持功能良好呈备用状态。

（2）机器使用前确保机架旋转范围内无障碍物阻挡。

（3）温湿度控制：保证设备间、手术间、控制室温度在 23℃ ±2℃，湿度在 40%～

60% 范围内。

（4）每次开机时间不低于 3 h。开机后先检查透视和曝光功能，确认机器正常运行后再安排患者上床检查治疗。

（5）关机前使用系统工作位将机架归位，建议不要关闭总电源，保持设备的终身通电。

（6）断电的开关机注意事项：断电前，务必在点击"Shut down"关机 20 min 后关闭总电源，以延长球管寿命；供电后，务必在开机 30 min 后才能正常开展介入手术，以保证图像质量并降低术者及患者射线剂量。

（7）仪器上配有简易操作流程及常见故障排除提示卡，使用前应由专业人员进行培训，且按照操作手册的规定进行检测校准。

2. 高压注射器的使用管理规范

（1）机器要专人管理，定位放置，每日清点，保持功能良好呈备用状态。

（2）在使用高压注射器的过程中，一定要注意加注管和注射筒之间紧密连接，以确保不会将空气抽入注射筒内。

（3）熟练掌握注射器操作流程，尽量减少每日开、关机次数。

（4）重新启动前，应重新进行排气，避免发生空气报警。

3. 多导联电生理记录仪 / 血流动力学监护仪的使用管理规范

（1）机器要专人管理，定位放置，每日清点，保持功能良好呈备用状态。

（2）仪器上配有简易操作流程及常见故障排除提示卡，使用时应由专业人员进行操作，且定期进行检测。

4. 起搏器程控仪的使用管理规范

（1）仪器要专人管理，定位放置，每日清点，保持功能良好呈备用状态。

（2）使用前检查各种连接线连接正常，性能是否良好，按要求进行试机，调试正常后方可使用。

（3）科室设立仪器维修登记本，防止人为地损坏仪器或零配件丢失。使用中发现故障及时报修并做好登记，定期做好维护和保养。

（4）仪器上配有简易操作流程及常见故障排除提示卡，且由专人进行操作。

5. 冠状动脉旋磨治疗仪的使用管理规范

（1）机器要专人管理，定位放置，每日清点，保持功能良好呈备用状态。

（2）应定期对旋磨治疗仪进行检测与维护，定期检查液氮罐内液氮容积，拟行冠状动脉旋磨术前，应准备好足够的液氮，并检查其压力。

（3）机器上配有简易操作流程及常见故障排除提示卡，使用时应由专业人员进行操作，且定期进行检测。

6. IVUS 仪、OCT 仪、FFR 测量仪的使用管理规范

（1）机器要专人管理，定位放置，每日清点，保持功能良好呈备用状态。

（2）科室设立仪器维修登记本，防止人为地损坏机器和零配件丢失。使用中发现故障及时报修并做好登记，定期做好维护和保养。

（3）机器转运时尽量减轻颠簸和震动，存放或术中使用时锁住车轮，防止与其他设备冲撞；移动时先开启车轮锁扣，以防倾倒。

（4）仪器上配有简易操作流程及常见故障排除提示卡，使用前应由专业人员进行培训，且按照操作手册的规定进行检测校准。

7. ACT 测定仪的使用管理规范

（1）机器要专人管理，定位放置，每日清点，保持功能良好呈备用状态。

（2）随时做好充电，保证电源充足。

（3）科室设立仪器维修登记本，使用中发现故障及时报修并做好登记，定期做好维护和保养。

（4）仪器上配有简易操作流程及常见故障排除提示卡，定期由专业人员进行检测。

二、急救仪器设备

（一）分类与用途

1. 心电监护仪　心电监护仪是医院使用的精密医学仪器，能同时监护患者的动态情况。该设备具有心电信息采集、存储、智能分析预警等功能；并具备精准监测、触屏操作、简单便捷等特点。

2. 呼吸机　在现代临床医学中，呼吸机作为一项能人工替代自主通气功能的有效手段，已普遍用于各种原因所致的呼吸衰竭、大手术期间的麻醉呼吸管理、呼吸支持治疗和急救复苏中，在现代医学领域占有十分重要的位置。呼吸机是一种能够起到预防和治疗呼吸衰竭、减少并发症、挽救及延长患者生命的至关重要的医疗设备。

3. 心电图机　心电图机能将心脏活动时心肌激动产生的生物电信号（心电信号）自动记录下来，为临床诊断和科研常用的医疗电子仪器。

4. 主动脉内球囊反搏（IABP）仪　主动脉内球囊反搏（IABP）是机械性辅助循环方法之一，通过物理作用，提高主动脉内舒张压，增加冠状动脉供血和改善心肌功能，已广泛应用于心功能不全等危重症患者的抢救和治疗中。

5. 除颤仪　除颤仪是利用较强的脉冲电流通过心脏来消除心律失常，使之恢复窦性心律的一种医疗设备，是医院临床科室必备的急救设备。

6. 临时起搏器　心脏临时起搏器是一种医用电子仪器，它通过发放一定形式的电脉冲，刺激心脏，使之激动和收缩，即模拟正常心脏的冲动形成和传导，以治疗由于某些心律失常所致的心脏功能障碍。

7. 简易呼吸器　简易呼吸器又称人工呼吸器或加压给氧气囊，是进行人工通气的简易工具。与口对口呼吸比较，供氧浓度高，且操作简便。尤其是病情危急，来不及气管插管时，可利用加压面罩直接给氧，使患者得到充分氧气供应，改善组织缺氧状态。简易呼吸器适用于心肺复苏及需人工呼吸急救的场合，尤其适用于窒息、呼吸困难或需要提高供氧量的情况；具有使用方便、痛苦轻、并发症少、便于携带、有无氧源均可立即通气的优点。

8. 喉镜　喉镜是喉咙部位由于生理结构复杂，不能直接窥视，所需要借助的特殊检查方法。喉镜可以帮助麻醉医生进行气管插管时显露声门，准确顺利地把气管导管置入气管内。

9. 电动吸引器　电动吸引器是一种吸引装置，其原理是机器产生负压从而达到吸引的目的，其作用主要是吸引肺液肺水以及痰液，广泛适用于临床工作中，常作为未配负压吸引系统或负压吸引系统故障时应急使用。

（二）维护与保养

1. 心电监护仪的维护与保养

（1）定期检查多参数监护仪主机的外观有无破损，电源线等有无裸露，螺丝有无松动，保障监护仪使用时的安全。

（2）定期检查监护仪主机上的滤网，并清洁灰尘，须于关机状态下进行。

（3）检查多参数监护仪的外观、表面以及触屏有无污垢，用无水酒精擦拭清洁，防止腐蚀机器及元件或根据制造商的指示将清洁剂稀释或使用允许的最低浓度。液体勿进入机壳。不要将设备的任何部分或任何附件浸入液体中。勿在系统上倾倒液体；不可使用摩擦性材料（如钢丝绒或银抛光材料）；不可使用漂白粉。

（4）监护仪配件使用得当，心电导联线、脉搏氧饱和度传感器以及无创血压袖带等线路使用中尽量不要弯折、拉拽，传感器探头避免摔碰，以延长配件使用寿命。

（5）监护仪导联线及传感器定期保养，清洁探头上的汗液、血迹、药液等污垢，避免腐蚀而影响监护测量的准确性。

（6）监护仪长期不使用时，应定时开机达到防潮目的。

（7）监护仪存放环境要适当，处在室温环境之中，远离热源如 TDP 烤灯等，避免阳光直射，避免接触酸碱等腐蚀性气体或液体，防止各元件腐蚀而失效。

（8）检查监护仪参数是否设置得当，以达到最准确、最优化的监测数据。

2. 呼吸机的维护与保养

（1）呼吸机应放置在干燥通风处，避免阳光直射和腐蚀药品，定期对机身外壳进行擦拭清洁消毒。

（2）恒温湿化器应使用纯净水或者蒸馏水，水量保持在上下水位之间，每日更换，定期清洁与消毒，温控探头和升温部分不能用消毒液浸泡。

（3）呼吸机使用时应先接通气源再接通呼吸机电源，使用完成后先关掉呼吸机电源再断开气源。

（4）呼吸机过滤网、棉等应定期检查、定期清理，堵塞严重应及时更换。

（5）使用过程中要保证呼吸回路管路或集水杯中没有大量积水留存，及时倾倒并保证气源滤水杯中无水分残留。

（6）呼吸机管路应每周更换一次，定期检查消毒的管路有无破损，使用时管路固定牢靠，不可生拉硬拽。

（7）患者脱机后，要对呼吸机进行彻底清洗和消毒，避免出现交叉感染。

（8）定期进行呼吸机自检，常规检查频率为 1 次 / 周。

（9）呼吸机应定期由专业工程师进行维护和保养检查。

3. 心电图机的维护与保养

（1）外观保养。每日完成心电图机外观检查和清洁保养，吸球和电极建议用沾水的软布擦拭，擦拭时切勿让液体流入机器内部。心电图机设备旋钮和开关牢固可靠，定位准确，附件齐全。

（2）电极保养。确保电极清洁，以铜合金为主材质的电极，若发生锈斑可使用细砂纸轻柔擦拭锈斑，擦拭后使用生理盐水浸泡 6 h，确保电极表层具备稳定的抗腐蚀薄膜，若为镀银电极则在心电图描记结束后用水擦拭，确保镀银层的完整性。

（3）导联线保养。导联电缆屏蔽线和芯线是易折断损伤部位，尤其在接近接头两端处，禁止蛮力扭曲或拉伸，存放时宜将线盘呈弯度较大的圆环或悬挂储存，禁止折叠和过度弯曲。

（4）环境维护。心电图机存放环境应避免高温和潮湿，若存在不可避免的日晒、受潮或撞击，可使用防尘罩、泡沫盒等做好相应防护，防止体液渗入仪器内部。

（5）心电图机检定。定期对心电图机进行计量检测，计量合格后方能继续使用。

（6）打印头维护。定期打开记录仪纸仓盒，取出记录纸，使用干净软布蘸取少量 75% 酒精后轻柔擦拭热敏记录头表面污迹，自然风干后再安放记录纸，并盖上记录仪纸仓盒，避免污迹影响记录的清晰度。

（7）走纸维护。定期检测电路元件有无损坏，测量相位比较输出电压，确保电路无异常；定期查看电机螺丝，避免齿轮间隙过大或过小，应调整至手感灵活无阻滞状态；定期涂抹润滑油，并清理走纸结构，避免走纸不稳。

（8）电池维护。定期对设备进行充电维护，增加电池使用寿命，发现电池问题则应立即更换。

4. IABP 仪的维护与保养

（1）常规使用，避免磕碰安全盘装置，禁止掰动。

（2）保持机器外观清洁，常规用清水擦拭即可；若不慎污染血液或医用液体，可以用清水擦拭后，用酒精擦拭污染部位。

（3）屏幕和键盘部位的清洁，建议使用无腐蚀性的清洁剂或者清水。

（4）小心移动机器勿磕碰，停放于合适位置后，及时锁定脚轮（至少两个）。

（5）机器不用时，检查并关好氦气瓶开关，并停放在合适位置。锁紧脚轮，防止意外位移；可加以防尘罩遮盖防止沾染灰尘。

（6）建议每月固定时间，充电 1 次，每次充电 18 h；若当月机器使用超过 24 h，则不用固定充电。

（7）当瓶内氦气较少机器发出报警并有文字提示时，此时瓶内氦气还能使用 48 h，应提前备用另外氦气瓶。更换氦气瓶时无须关机。

5. 除颤仪的维护与保养

（1）每周的维护保养：每周对除颤仪进行一次全面安全检查，内容包括设备的外观检查与清洁保养，电源线、导联线、电极板等附件的状态检查与维护，仪器开机运行检查等。主机清洁保养要在关机时进行，用软布蘸中性清洁剂或70%乙醇擦拭。电极板可用肥皂水进行擦拭清洁，再用消毒液消毒处理，注意不要对电极板的金属表面造成划损。导联线等附件在清洁时注意不要用力弯折、抻拽，一旦发现有接线损坏及时更换。

（2）每月的维护保养：每月要对设备进行一次高压电容充电训练维护。方法是：连接好电极板并放置在固定架上，接好交流电源，开机自检后，将能量选择键调至最高能量值，按充电键进行充电，充满后不要手动释放电击，等待约20 s后，仪器自行内部放电，完毕关机。

（3）每半年的维护保养：仪器长期不使用时，每半年要对电池进行一次满充电。充电时应注意除颤仪对环境温度的要求（一般为0～40℃），指示灯显示充满为止（充电时间，锂电池2 h左右，铅酸电池8 h左右）。电池寿命一般为2年左右，到时需更换新电池。

（4）每年的维护保养：除进行以上的维护保养外，每年要对除颤仪进行一次所有技术参数的计量检测。根据不同型号的除颤分析仪的要求，将除颤仪与除颤分析仪（标准器）相连，按照除颤分析仪使用标准操作规程的检定操作步骤，分别对除颤仪释放能量的准确度、充电时间、充电次数、能量损失率、内部放电、同步模式延迟时间等参数进行计量检测。

6. 临时起搏器的维护与保养 每周定期检查仪器功能状态，并检查备用电池电量，故障和维修随时记录，使用后及时清洁。

7. 简易呼吸器的维护与保养

（1）简易呼吸器使用后及时清洁。储气袋用75%酒精擦拭，禁用消毒剂浸泡，易损坏。其余部分拆卸后浸泡在含有效氯500 mg/L消毒液中30 min，取出后使用清水冲洗所有配件，去除残留的消毒剂。

（2）消毒后的部件应完全干燥，并检查是否有损坏，将部件依顺序组装。做好测试工作备用。特殊感染患者，可使用环氧乙烷熏蒸消毒。有条件可送中心供应室进行消毒。

8. 喉镜的维护与保养

（1）喉镜的检测：喉镜片与手柄连接牢固并处于正确位置。灯泡或光纤束与喉镜片连接好。开启喉镜片，检查光强度，光强度不足、闪烁不定或不亮说明电池或光纤束需要更换。

（2）喉镜的清洁消毒

1）喉镜手柄：取出电池，用蘸有肥皂水、酒精或500 mg/L含氯消毒液的湿布拭擦清洁、消毒，保持干燥。

2）喉镜镜片：使用后立即用干净的自来水冲掉喉镜片上残留物（不能用钢丝球等研磨物刷洗）。用酒精拭擦，并保持干燥。

3）喉镜光纤束：酒精拭擦，保持干燥。

9. 电动吸引器的维护与保养

（1）每次停机前，将吸引器管吸入少量清洁水清洗管道内壁。

（2）每次停机后，倒空贮液瓶，清除瓶和瓶塞上的污垢，用清水冲洗擦干，包括各种管道和溢流装置、外壳等。

（3）使用中，空气过滤器吸入泡沫等液体或被尘埃堵住时，会引起管道入口处的吸力明显减少甚至消失，真空表上的负压值不断上升至 0.04 MPa 以上，应及时更换空气过滤器，疏通、清洗或更换软管。

（4）设备长期不使用时，应存放在清洁干燥处，定期（常规 3 个月至半年）开机运转一次。

（三）使用管理规范

1. 心电监护仪、呼吸机、心电图机、IABP 仪的使用管理规范

（1）仪器定位放置，专人管理。

（2）仪器每日清点，每周进行维护与检查，定期进行时间校对，保持功能良好呈备用状态，不得随意外借。

（3）所有仪器配套相应耗材应备用齐全，IABP 仪应备有备用氦气瓶。

（4）科室设置仪器维修登记本，发现故障及时报修并做好登记。定期做好仪器维护和保养。

（5）使用前应由专业人员进行培训，仪器有简易操作流程及常见故障排除提示卡。

2. 除颤仪的使用管理规范

（1）介入手术操作间应常规配备除颤仪，应定位摆放，专人负责除颤仪的日常检测与保养。

（2）除颤仪应定期（每日）自检测试并记录。科室有除颤仪维修登记记录，使用中发现故障及时报修并做记录。

（3）定期进行除颤仪常用耗材清点，并及时补充。除颤仪常用耗材包括导电膏、心电电极片、一次性多功能电极片（用于起搏 / 除颤）、打印纸等。需要关注导电膏有效期，避免使用过期导电膏影响除颤效果。

（4）除颤仪使用后应及时清洁、充电，确保机器处于完好备用状态。

（5）不可在有麻醉剂等易燃或易爆物品的环境中使用本设备，以防发生火灾和爆炸。

3. 临时起搏器、喉镜的使用管理规范

（1）专人管理，定位置放置，定期清点。

（2）备好备用电池，使用后及时清洁。

4. 简易呼吸器的使用管理规范

（1）专人管理，定期检查，配件齐全，确保完好备用状态。

（2）建议第一次使用新球体前、球体清洁与消毒后、球体更换新零件组合后要进行功能检测，常规应每月检测一次。

5. 电动吸引器的使用管理规范

（1）使用前，按照厂家要求规范安装、调试电动吸引器，确保其性能完好。电源插头必须接地，不宜放置于潮湿处，防止短路。

（2）严格控制真空表的负压，指示范围严格控制在 0.02 MPa—极限负压值范围内。

关机前确保负压值降至 0.02 MPa 以下。

（3）一般情况下，不允许液体进入后级贮液瓶。如果前级贮液瓶液位上升至标定容量时，应停止吸引，待倒空、清洗贮液瓶后再使用，后级贮液瓶作为吸引辅助瓶，防止液体进入泵体，以免烧坏电机。

（4）每次使用前均须按有关规定严格清洗、消毒，并经检测合格后方可提供其他人使用。贮液瓶、瓶塞、各种管道可用含氯消毒液按 1∶500 浓度配置消毒液浸泡 1 h。

第五节 介入导管室药品使用管理规范

一、普通药品

（一）普通药品分类与用途

1. 抗血小板药物

（1）阿司匹林

【特性】白色针状或板状结晶或结晶性粉末。无臭，微带酸味。阿司匹林是最早被应用于抗栓治疗的抗血小板药物，已经被确立为治疗急性心肌梗死（AMI），不稳定型心绞痛及心肌梗死（MI）二期预防的经典用药。作用原理是阿司匹林通过与环氧化酶（cyclooxygenase，COX）中的 COX-1 活性部位多肽链 530 位丝氨酸残基的羟基发生不可逆的乙酰化，导致 COX 失活，继而阻断花生四烯酸（AA）转化为血栓烷 A2（TXA2）的途径，抑制血小板聚集。

（2）氯吡格雷

【特性】白色或类白色结晶性粉末；无臭，本品在水、甲醇、乙醇或冰醋酸中溶解，在丙酮或氯仿中极微溶解；在醋酸乙酯中几乎不溶；在 0.1 mol/L 盐酸溶液中溶解。氯吡格雷是一种二磷酸腺苷（ADP）受体阻滞剂，可与血小板膜表面 ADP 受体结合，使纤维蛋白原无法与糖蛋白（GP）Ⅱb/Ⅲa 受体结合，从而抑制血小板相互聚集，是一种血小板聚集抑制剂。ATC 分类为：BO1AC/04。氯吡格雷必须经生物转化才能抑制血小板的聚集，但是还没有分离出产生这种作用的活性代谢产物。除作用于 ADP 外，氯吡格雷还能通过阻断由释放的 ADP 引起的血小板活化的扩增，抑制其他激动剂诱导的血小板聚集。注意氯吡格雷不能抑制磷酸二酯酶的活性，其通过不可逆地修饰血小板 ADP 受体起作用。暴露于氯吡格雷的血小板的寿命受到影响。而血小板正常功能的恢复速率同血小板的更新有关。从第一天起，每天重复给氯吡格雷 75 mg，抑制 ADP 诱导血小板聚集，抑制作用在 3～7 天达到稳态。在稳态，每天服用氯吡格雷 75 mg 平均抑制水平维持于 40%～60%，在治疗中止后一般约在 5 天内血小板聚集和出血时间逐渐回到基线。

2. 抗心绞痛药物

（1）硝酸甘油

【特性】硝酸甘油的主要药理作用是松弛血管平滑肌，硝酸甘油能够释放一氧化氮，一氧化氮与内皮舒张因子相同，能够激活鸟苷酸、环化酶，使平滑肌和其他组织内的环鸟苷酸增多，导致球蛋白轻链去磷酸化，调节平滑肌收缩状态引起血管扩张。

硝酸甘油能够扩张动、静脉血管床，以扩张静脉为主，其作用强度呈剂量相关性。外周静脉扩张使血液潴留在外周，回心血量减少，左室舒张末压降低。扩张动脉会使外周阻力降低，动静脉扩张，使心肌耗氧量减少，缓解心绞痛。

硝酸甘油对于心外膜、冠状动脉分支也有扩张作用，治疗剂量可以降低收缩压、舒张压以及平均动脉压，有效冠状动脉灌注压能够维持正常，但是如果血压过度降低或者心率增快，会使舒张期充盈时间缩短，有效冠状动脉灌注压有可能会降低。另外，硝酸甘油如果用量非常大，有可能会出现低血压以及心率加快的反应。

（2）硝酸异山梨酯（异舒吉）

【特性】硝酸异山梨酯的基本药理作用是直接松弛平滑肌，尤其是血管平滑肌；对毛细血管后静脉血管的舒张作用较小动脉更为持久。对心肌无明显直接作用。由于容量血管舒张，静脉回心血量减少，降低心脏的前负荷，同时外周阻力血管扩张，血压下降，使左心室射血阻力减小，又使心脏后负荷下降。心脏前后负荷的降低使心肌耗氧量减少。

硝酸异山梨酯经静脉给药，迅速分布至全身，在心脏、脑组织和胰腺中含量较高，脂肪组织、皮肤、大肠、肾上腺和肝含量较低，血浆蛋白结合率低。经至肝时，大部分药物即被代谢成活性产物 2- 单硝酸异山梨酯和 5- 单硝酸异山梨酯，肾是其主要排泄途径，其次为胆汁排泄。

3. 强心、利尿药物

（1）地高辛

【特性】地高辛从毛花洋地黄叶中提取，为中效强心苷。其增强心肌收缩力作用时间迅速，能显著减慢心率，口服吸收不完全，且个体差异大，生物利用度 60% ～ 80%。口服 1 ～ 2 h 起效，Tmax 为 2 ～ 3 h，最大作用时间 3 ～ 6 h，作用维持 4 ～ 7 天。肌注吸收不完全，静注 10 ～ 20 min 生效，2 ～ 4 h 达最大效应。本品大部分以原形经肾排出。部分由胆汁排入肠道，经肠肝循环再吸收，也可从乳汁排出。$t_{1/2}$ 约为 1.6 天，地高辛的清除率与肌酐消除率呈线性关系。临床用于急性和慢性心功能不全：控制伴有快速心室率的心房颤动、心房扑动患者的心室率及室上性心动过速。

正性肌力作用：本品选择性地与心肌细胞膜 Na^+-K^+ ATP 酶结合而抑制该酶活性，使心肌细胞膜内外 Na^+-K^+ 主动偶联转运受损，心肌细胞内 Na^+ 浓度升高，从而使肌膜上 Na^+-Ca^{2+} 交换趋于活跃，使细胞质内 Ca^{2+} 增多，肌浆网内 Ca^{2+} 储量亦增多，心肌兴奋时，有较多的 Ca^{2+} 释放；心肌细胞内 Ca^{2+} 浓度增高，激动心肌收缩蛋白从而增加心肌收缩力。

负性频率作用：由于其正性肌力作用，使衰竭心脏心输出量增加，血流动力学状态改善，消除交感神经张力的反射性增高，并增强迷走神经张力，延缓房室传导，因而减慢心率。此外，小剂量时提高窦房结对迷走神经冲动的敏感性，可增强其减慢心率作用。大剂量（通常接近中毒量）则可直接抑制窦房结、房室结和希氏束而呈现窦性心动过缓和不同程度的房室传导阻滞。

心脏电生理作用：通过对心肌电活动的直接作用和对迷走神经的间接作用，降低窦房结自律性；提高浦肯野纤维自律性；减慢房室结传导速度，延长其有效不应期，导致房室结隐匿性传导增加，可减慢心房颤动或心房扑动的心室率；由于本药缩短心房有效不应期，当用于房性心动过速和心房扑动时，可能导致心房率的加速和心房扑动转为心房颤动；缩短浦肯野纤维有效不应期。

（2）西地兰

【特性】西地兰是由毛花洋地黄中提取的一种速效强心苷，系去乙酰毛花苷 C 和地高辛的前体。作用较洋地黄、地高辛快，但比毒毛花苷 k 稍慢。因口服制剂吸收较少，不如地高辛，注射剂开始起效的时间又不及去乙酰毛花苷 C 快速，故渐被地高辛和去乙酰毛花苷 C 所取代。

西地兰在胃肠道不如洋地黄毒苷吸收完全，只能不规则吸收 10%。与去乙酰毛花苷 C 相似，一般用于静脉注射，5～30 min 起效，作用维持 2～4 天。代谢药物为地高辛和地高辛的衍生物，排泄快，以代谢物形式随尿排出，蓄积性小。治疗量和中毒量差距比其他洋地黄苷类大得多，致死量可能是其维持量的 20～50 倍。

（3）呋塞米（速尿）

【特性】具有对水和电解质排泄的作用，能增加水、钠、氯、钾、钙、镁、磷等的排泄。本类药物主要通过抑制肾小管髓袢厚壁段对 NaCl 的主动重吸收。由于 Na^+ 重吸收减少，远端小管 Na^+ 浓度升高，促进 Na^+-K^+ 和 Na^+-H^+ 交换增加，K^+ 和 H^+ 排出增多。至于呋塞米抑制肾小管髓袢升支厚壁段重吸收 Cl^- 的机制，过去曾认为该部位存在氯泵，研究表明该部位基底膜外侧存在与 Na^+-K^+ ATP 酶有关的 Na^+、Cl^- 配对转运系统，呋塞米通过抑制该系统功能而减少 Na^+、Cl^- 的重吸收。另外，呋塞米可能尚能抑制近端小管和远端小管对 Na^+、Cl^- 的重吸收，促进远端小管分泌 K^+。呋塞米通过抑制亨氏袢对 Ca^{2+}、Mg^{2+} 的重吸收而增加 Ca^{2+}、Mg^{2+} 排泄。短期用药能增加尿酸排泄，而长期用药则可引起高尿酸血症。

对血流动力学的影响：呋塞米能抑制前列腺素分解酶的活性，使前列腺素 E2 含量升高，从而具有扩张血管作用。扩张肾血管，降低肾血管阻力，使肾血流量尤其是肾皮质深部血流量增加，在呋塞米的利尿作用中具有重要意义，也是其用于预防急性肾衰竭的理论基础。另外，与其他利尿药不同，袢利尿药在肾小管液流量增加的同时肾小球滤过率不下降，可能与流经致密斑的氯减少，从而减弱或阻断了球-管平衡有关。呋塞米能扩张肺部容量静脉，降低肺毛细血管通透性，加上其利尿作用，使回心血量减少，左心室舒张末期压力降低，有助于急性左心衰竭的治疗。由于呋塞米可降低肺毛细血管通透性，为其治疗成人呼吸窘迫综合征提供了理论依据。

4. 抗过敏药物

（1）异丙嗪

【特性】异丙嗪是吩噻嗪类衍生物，属抗组胺药，可用于镇吐，抗晕眩，晕动症以及镇静催眠。

抗组胺作用：与组织释放的组胺竞争 H1 受体，能拮抗组胺对胃肠道、气管、支气管或细支气管平滑肌的收缩或挛缩，解除组胺对支气管平滑肌的致痉和充血作用。

止呕作用：可能与抑制了延髓的催吐化学感受区有关。

抗晕动症作用：可能通过中枢性抗胆碱性能，作用于前庭和呕吐中枢及中脑髓质感受器，主要是阻断了前庭核区胆碱能突触迷路冲动的兴奋。

镇静催眠作用：有关抑制中枢神经系统的机制尚未确切阐明，可能由于间接降低了脑干网状结构激活系统的应激性。

（2）地塞米松

【特性】肾上腺皮质激素类药，其抗炎、抗过敏、抗休克作用比泼尼松更显著，而对水钠潴留和促进排钾作用很轻，对垂体-肾上腺抑制作用较强。

抗炎作用：本产品可减轻和防止组织对炎症的反应，从而减轻炎症的表现。激素类药物抑制炎症细胞，包括巨噬细胞和白细胞在炎症部位的聚集，并抑制吞噬作用、溶酶体酶的释放以及炎症化学中介物的合成和释放，可以减轻和防止组织对炎症的反应，从而减轻炎症的表现。

免疫抑制作用：包括防止或抑制细胞介导的免疫反应，延迟性的过敏反应，减少T淋巴细胞、单核细胞、嗜酸性细胞的数目，降低免疫球蛋白与细胞表面受体的结合能力，并抑制白介素的合成与释放，从而降低T淋巴细胞向淋巴母细胞转化，并减轻原发免疫反应的扩展。可降低免疫复合物通过基底膜，并能减少补体成分及免疫球蛋白的浓度。

（二）普通药品使用管理规范

（1）介入导管室所有普通药品只能供应住院患者遵医嘱使用，其他人不得私自使用。

（2）介入导管室普通药品应指定专人管理，负责请领、检查、退药和保管等工作。

（3）普通药品的品种、数量基数由科室主任和护士长与药房负责人协商确定。普通药品明细表一式两份，各病区、药房分别存档，由科室主任、护士长、药学部主任、药房负责人和护理部签字确认。需要调整时，由科室提出书面申请，经与药房协商增减并签字确认。

（4）药品应分类存放，定期清点，保证账物相符。应定期检查药品质量，药品标签应清楚、完整并标有生产日期和有效期等药品信息。如发现有变色、沉淀、标签模糊的药品应立即停止使用，并向药房及时更换。使用药品时应遵守"近期先用"的原则，避免药品积压过期。

（5）抢救药品必须放在抢救车内，定量定位，标签清楚；需要冷藏的药品必须放在冰箱冷藏保存，温度保持在 2～8℃。

（6）每月检查一次普通药品，核对药品品种、数量，检查药品外观质量，并将普通药品管理情况进行总结。

（7）在进行近效期药品退换时，应及时通知各部门提前 6 个月将近效期药品更换为远效期药品。

（8）设有专用清点本，每日清点记录并有签名，检查药品数量和质量，防止积压、变质，如发现有沉淀、变色、过期、标签模糊时，立即停止使用并重新请领补齐。

（三）高危药品分类与用途

高危药物也叫高警示药品，高危药物的概念最早由美国医疗安全协会提出，是指那些若不按照规范使用会对患者造成严重伤害或导致死亡的药物，高危药物特点是出现差错概率较低，但一旦使用错误往往会造成患者健康受到严重影响乃至出现生命危险，尽管高危药物种类只占所有药物种类的一小部分，但由于其结果的严重性导致高危药物管理受到越来越多的重视。根据我国《高危药品分级管理策略及推荐目录》可按照危险程度将高危药品分为 A、B、C 三个级别。

导管室高危药品的种类见表 3-5-1。

1. 肾上腺素受体激动剂

（1）去甲肾上腺素

【特性】直接激动血管的 α_1 和 α_2 受体，引起全身皮肤／黏膜血管显著收缩。使外

表 3-5-1　导管室高危药品种类目录

A 级				
药物种类	风险发生类别	序号	药品名称	规格（每瓶／支）
肾上腺素受体激动剂	剂量限制	1	去甲肾上腺素	2 mg/1 ml
		2	肾上腺素	1 mg/1 ml
		3	多巴胺	20 mg/2 ml
		4	异丙肾上腺素	1 mg/2 ml
抗心律失常药	剂量限制	1	普罗帕酮	70 mg/20 ml
		2	胺碘酮	0.15 g/3 ml
		3	利多卡因	100 mg/5 ml
		4	伊布利特	1 mg/10 ml
特定高危药品		1	硝普钠	50 mg
		2	氯化钾	1 g/10 ml
		3	50% 葡萄糖	20 ml
B 级				
药物种类	风险发生类别	序号	药品名称	规格（每瓶／支）
造影剂	剂量限制	1	碘克沙醇	13.5 g/50 ml
		2	碘海醇	15 g/50 ml
抗血栓药	剂量限制	1	尿激酶	10 万 U
		2	阿司匹林	100 mg
		3	氯吡格雷	75 mg
		4	替罗非班	12.5 mg/50 ml
		5	肝素	12 500 U
镇静止痛药	剂量限制	1	地西泮	10 mg/2 ml
		2	咪达唑仑	10 mg/2 ml
		3	吗啡	10 mg/1 ml
		4	哌替啶	1 ml/50 mg
		5	芬太尼	2 ml/0.1 mg

周血管阻力增加，血压上升。其次使骨骼肌、肠系膜、肝、肾血管收缩，从而增加心、脑等器官的血流灌注。但是小剂量（ 10 μg/min），血管收缩不强烈。同时有心肌兴奋作用，因此舒张压增高不明显，脉压增大；而大剂量时，引起强烈的血管收缩，收缩压与舒张压均增高，脉压减小，导致肝、肾等持续灌注减少。

去甲肾上腺素可使冠状动脉扩张，与其小剂量时具有增加心肌收缩力和心排血量的作用有关。去甲肾上腺素有弱激动心脏 β_1 受体作用，从而使心肌收缩力增强，心率加快，传导加速，心排血量增加。大剂量时有升高血糖作用，对孕妇可增加子宫收缩的频率。

（2）肾上腺素

【特性】肾上腺素是由人体分泌出的一种激素，肾上腺素一般作用是使心脏收缩力上升，心脏、肝和骨骼肌的血管扩张，以及皮肤黏膜血管收缩。

在药物上，肾上腺素在心脏停止时用来刺激心脏，对皮肤黏膜和内脏的血管具有收缩作用，对于冠状动脉和骨骼、血管呈现扩张作用等。由于它能直接作用于冠状血管，引起血管扩张，改善心脏供血，利用其兴奋心脏收缩血管及松弛支气管平滑肌的作用，可以缓解心跳微弱、血压下降、呼吸困难等症状。

肾上腺素能刺激 α 和 β 两类受体，产生较强 α 型和 β 型作用，对于心脏作用于心肌传导系统和窦房结的 β_1 受体，加强心肌收缩性，加速传导，加快心率，提高心肌的兴奋性，对离体心肌的作用特征是加速收缩性发展的速率。

（3）多巴胺

【特性】多巴胺是交感神经递质的生物合成前体. 也是中枢神经递质之一。它可以激动交感神经系统的肾上腺素受体，包括 α 和 β 受体，也可激动位于肾、肠系膜、冠状动脉、脑动脉的多巴胺受体而发挥作用。临床效应与剂量相关：小剂量［0.5 ~ 2 μg/（kg·min）］主要作用于多巴胺受体，扩张肾及肠系膜血管，使肾血流和肾小球滤过率增加，尿量及尿钠排出增加。中等剂量［2 ~ 10 μg/（kg·min）］激动 β_1 受体，并间接促进去甲肾上腺素释放，使心肌收缩力增强，心排血量增加，收缩压增高，舒张压无变化，脉压增大，使冠状动脉血流量增加，外周血管阻力并无变化。大剂量［> 10 μg/（kg·min）］时激动皮肤、肌肉等组织血管的 α 受体，使血管收缩，导致外周血管阻力增加，肾血管收缩，肾血流量及尿量减少。由于心排血量和周围血管阻力均增加，故使收缩压与舒张压均增高。

（4）异丙肾上腺素

【特性】本药为非选择性肾上腺素受体激动剂，兴奋心脏 β_1 受体，使心肌收缩力增强，心率加快，传导加速，心排血量和心肌耗氧量增加；能扩张冠状动脉，增加冠状动脉血流量，但剂量过大可引起血管强烈扩张，反而使灌注量下降；加快心率及传导的作用较强；对正位起搏点的作用比对异位起搏点的作用强，与肾上腺素相比，不易引起心律失常。

异丙肾上腺素兴奋 β_2 受体，主要是使骨骼肌血管扩张，对肾和肠系膜血管也有较弱的扩张作用。其心血管作用是使收缩压升高、舒张压降低，脉压变大。异丙肾上腺素可作用于支气管平滑肌 β_2 受体，对支气管平滑肌有较强的舒张作用，解除支气管痉挛，作用强于肾上腺素。但与肾上腺素不同，异丙肾上腺素不能收缩支气管黏膜血管和消除支气管黏膜水肿。异丙肾上腺素其他方面的作用包括促进糖原分解及游离脂肪酸释放，使组织耗氧量增加。

在导管室应用主要用于抗休克。可将异丙肾上腺素 1 mg 溶于 5% 葡萄糖或氯化钠液中，从小剂量 0.5 ～ 3 μg/min 开始滴注，以使收缩压维持在 90 mmHg，脉压在 20 mmHg以上，心率小于 120 次 / 分，尿量增加，症状改善为宜。如果患者出现二度以上的房室传导阻滞且有血流动力学异常时，在植入起搏器前，可从 0.1 μg/min 开始滴注，根据心率调整剂量，直至心室率能维持血压正常，大量时可致明显外周血管舒张和心律失常，应尽快预植入人工心脏起搏器。

2. 抗心律失常药物

（1）普罗帕酮

【特性】普罗帕酮属Ⅰc类抗心律失常药。其电生理效应是抑制快钠离子内流，减慢收缩除极速度，使传导速度减低，轻度延长动作电位间期及有效不应期，主要作用在心房及心肌传导纤维，故对房性心律失常可能有效。对房室旁路的前向及逆向传导速度也有延长作用，可提高心肌细胞阈电位，故本品具有减低传导速度、延长有效不应期及降低兴奋性消除折返性心律失常的作用。此外本品也有轻度 β 受体阻滞作用及慢钙离子通道阻滞作用，轻至中度抑制心肌收缩力，后者的程度与剂量有关。

导管室应用时主要给药方式为静脉注射，适用于中止阵发性室上性心动过速、室性心动过速发作和预激综合征伴室上性心动过速的发作，并使心房颤动或心房扑动的心室率减慢，同时可预防电复律后心室颤动的发作。

（2）胺碘酮

【特性】胺碘酮属Ⅲ类抗心律失常药，是具有轻度非竞争性的 α 及 β 肾上腺素受体阻滞剂，且具轻度Ⅰ及Ⅳ类抗心律失常药性质。主要电生理效应是延长各部位心肌组织的动作电位及有效不应期，有利于消除折返激动。抑制心房及心肌传导纤维的快钠离子内流，减慢传导速度；减低窦房结自律性；对静息膜电位及动作电位高度无影响；对房室旁路前向传导的抑制大于逆向。由于复极过度延长，心电图有 QT 间期延长及 T 波改变。静注有轻度负性肌力作用，但通常不抑制左心室功能。

胺碘酮作为广谱抗心律失常药，在介入导管室主要用于其他药物治疗无效或不宜采用其他药物治疗的严重心律失常：房性心律失常（心房扑动、心房颤动复律和复律后窦性心律的维持）；结性心律失常；室性心律失常（治疗危及生命的室性期前收缩和室性心动过速以及室性心动过速或心室颤动的预防）；伴 W-P-W 综合征的心律失常；依据其药理学特点，胺碘酮适用于上述心律失常，尤其合并器质性心脏病（冠状动脉供血不足及心力衰竭）时。

（3）利多卡因

【特性】局麻药物，利多卡因是酰胺类局麻药，对中枢神经系统有明显的兴奋和抑制双向作用，剂量低时有镇痛和嗜睡、痛阈增高的作用，用量大时有抗惊厥作用。抗心律失常作用体现在降低心肌自律性，具有抗室性心律失常作用，而且对心肌的电活动、房室传导和心肌的收缩无明显影响，但是剂量太大时可以出现房室传导阻滞。

（4）伊布利特

【特性】伊布利特用于近期发作的心房颤动或心房扑动复律为窦性心律，长期房性心律不齐的患者对伊布利特不敏感。伊布利特对持续时间超过 90 天的心律失常患者的疗效还未确定。伊布利特注射液可以未经稀释直接给药，也可以在 50 ml 稀释液中稀释后给药。伊布利特可在给药前加到 0.9% 的氯化钠注射液或 5% 的葡萄糖注射液中；本品 1 支 10 ml 的包装（0.1 mg/ml）可以加到 50 ml 的输液包中，形成含有约 0.017 mg/ml 伊布利特的混合物。本品为非经肠道药物，在溶液或容器的有效期内的任何时间，使用前都应当检查是否有颗粒状物体以及是否变色。

3. 特定高危药品

（1）硝普钠

【特性】硝普钠为心内科常用的一种血管活性药物，为静脉注射剂型。硝普钠的特点是迅速扩张全身动脉和静脉，有效降低血压，降低心脏的负荷，适用于急性左心衰竭、严重高血压的患者。硝普钠的静脉注射过程中需要避光，避免光照以导致药物失效，硝普钠代谢产物中含有氢化物，应避免长期使用，药物起效时间非常快，在使用后几分钟之内就会出现血压的明显下降，因此在使用药物过程中，需要严密监测血压水平，随时调整药物的使用剂量，药物的代谢也非常快，停药后血压会很快恢复正常。

（2）氯化钾注射液

【特性】治疗各种原因引起的低钾血症，如进食不足、呕吐、严重腹泻、应用排钾性利尿药、低钾性家族周期性麻痹、长期应用糖皮质激素和补充高渗葡萄糖后引起的低钾血症等。亦可用于预防低钾血症，当患者存在失钾情况，尤其是如果发生低钾血症对患者危害较大时（如使用洋地黄类药物的患者），需预防性补充钾盐（参见血清钾浓度补充）。

（3）50% 葡萄糖注射液

【特性】葡萄糖注射液属于基础药物，主要成分是葡萄糖。当体内糖分不足或有很严重脱水问题时，经常需注射葡萄糖来补充身体中缺失的物质。将葡萄糖注射液注入人体的方式是静脉注射。葡萄糖将进入人体血液循环，并在体内起反应，给身体补充能量。它用于补充热量和治疗低血糖症。当葡萄糖和胰岛素在一起静脉注射时，糖原的合成需要钾离子参与，此时钾离子进入细胞并且血钾浓度降低，因此，它被用于治疗高钾血症。渗透葡萄糖注射液的快速静脉推注具有组织脱水作用，可用作组织脱水剂。

4. 造影剂类

（1）碘克沙醇

【特性】碘克沙醇是常用的血管造影剂（或称血管对比剂），其特点是在 X 线下可见。主要用于血管造影和成像，如心脏血管造影、脑血管造影，外周血管如肾动脉或下肢动脉血管造影，有时也用于占位性病变，如肿瘤性质的鉴别、范围的鉴别。

该药是一种非离子型、双体、六碘、水溶性的造影剂，具有较低的渗透压，通过加入电解质，本药与正常的体液等渗。其可以在体内快速分布，平均分布半衰期约 21 min，平均排泄半衰期为 2 h。主要由肾小球滤过经肾排泄，经静脉注射后约 80% 的注射量在 4 h 内以原形从尿中排出，97% 在 24 h 内排出，只有约 1.2% 的注射量在 72 h 内于粪便中排泄。最大尿液浓度在注射后 1 h 出现。临床上常用于成人和儿童的心血管造影、脑血管造影、外周动脉造影、腹部血管造影、尿路造影、静脉造影以及 CT 增强检查等。

（2）碘海醇

【特性】适用于成人及儿童的血管及体腔内注射，在临床中进行血管造影（脑血管造影、冠状动脉造影、周围及内脏动脉造影、心室造影）、头部及体部 CT 增强造影、静脉尿路造影（IVP），亦可进行关节腔造影、内镜逆行胰胆管造影（ERCP）、经皮经肝胆管造影（PTC）、疝或瘘道造影、胃肠道造影、"T"形管道造影等。

5. 抗血栓药

（1）尿激酶（UK）

【特性】UK 是从人胚胎肾组织培养液或新鲜尿液中提取的，为一种直接的纤溶酶原激活剂，可以将纤溶酶原分子中的精氨酸 560- 缬氨酸 561 间的肽链断裂而形成纤溶酶。部分药物迅速进入血栓内部，激活血栓中的纤溶酶原，起到局部溶栓的作用；另一部分则激活循环中的纤溶酶原产生过量的纤溶酶，从而导致循环中的纤维蛋白原、凝血因子 Ⅴ 和凝血因子 Ⅷ 等降解，引起全身纤溶亢进而导致出血。UK 对新鲜血栓溶解迅速、有效，对陈旧性血栓效果差。

主要应用于治疗血栓性疾病，如急性心肌梗死、不稳定型心绞痛、周围血管疾病、脑血栓形成、急性肺动脉栓塞等，导管室中常应用于急性心肌梗死的溶栓治疗：①冠状动脉内给药：冠状动脉内溶栓，尿激酶 4 万 U 于冠状动脉内经导管输注，而后以每分钟 6000 U 速度输注，输注期间每 15 min 对梗死相关血管重复造影一次，血管再通后剂量减半，继续输注 1 h；②静脉内给药：用大剂量冲击疗法，即 150 万 U 加入生理盐水 60 ml 中，10 min 内静脉滴入。

（2）替罗非班

【特性】替罗非班为抗血小板药，临床上主要用于冠状动脉缺血综合征患者行冠状动脉血管成形术或冠状动脉内斑块切除术，以防治相关的心脏缺血并发症；也用于不稳定型心绞痛或非 Q 波型心肌梗死患者（与肝素或阿司匹林联用），预防心脏缺血事件的发生。盐酸替罗非班是一种非肽类的血小板 GP Ⅱ b/Ⅲ a 受体的可逆性拮抗剂，其受体是与血小板聚集过程有关的主要血小板表面受体。替罗非班阻止纤维蛋白与 GP Ⅱ b/Ⅲ a 结合，因而阻断血小板的交联及血小板的聚集。替罗非班对血小板的抑制时间与药物的血浆浓度相平行，停药后，血小板功能可以迅速恢复到基线水平。用于血管成形术 / 动脉内斑块切除术：可与肝素联用由静脉输注，起始剂量 10 μg/（kg·min），在 3 min 内推注完毕，而后以 0.15 μg/（kg·min）的速度维持滴注，持续 36 h 以后可以停用肝素。

（3）肝素

【特性】主要应用于血栓栓塞性疾病，防止血栓形成。普通肝素在体内、体外都有抗凝作用，它的抗凝作用一般认为主要通过两方面实现：其一是对凝血酶的抑制作用；其二是对凝血因子 Xa 的抑制作用，二者都依赖于普通肝素的戊糖结构与抗凝血酶 Ⅲ 的结合，从而达到抗凝作用。

急性心肌梗死：在使用重组组织型纤溶酶原激活剂（rt-PA）溶栓时，先给予 5000 U

肝素静脉内弹丸式注射，继以每小时 600 ～ 1000 U 静脉点滴。在 rt-PA 溶栓后应维持使用 48 h。

冠状动脉造影以及冠状动脉血管成形术：肝素可应用于冠状动脉造影以及冠状动脉血管成形术体外导管耗材的冲洗，以减少在体内操作过程中血栓形成的概率。单纯冠状动脉造影检查前，常规向动脉管腔中注入普通肝素 2500 ～ 3000 U；冠状动脉血管成形术时需要高强度的抗凝治疗，以预防血栓的形成。普通肝素的剂量应根据患者的体重以及是否联合应用 GP Ⅱ b/Ⅲ a 受体拮抗剂而定，未联用 GP Ⅱ b/Ⅲ a 受体拮抗剂时建议剂量为 100 U/kg，合用 GP Ⅱ b/Ⅲ a 受体拮抗剂时，建议剂量 60 U/kg，同时推荐进行 ACT 检测，未联用 GP Ⅱ b/Ⅲ a 受体拮抗剂时，ACT 应保持在 300 ～ 350 s；合用 GP Ⅱ b/Ⅲ a 受体拮抗剂时，ACT 应保持在 200 ～ 250 s，随手术时间延长，术中每超过 1 h 追加普通肝素 1000 U，并检测 ACT，当负荷剂量或追加剂量后 ACT 未达标时，可以再追加 2000 ～ 5000 U，拔除股动脉鞘管时 ACT 应低于 150 ～ 180 s。

6. 镇静止痛药

（1）地西泮

【特性】具有抗焦虑、镇静、催眠、抗惊厥、抗癫痫及中枢性肌肉松弛作用。临床用于治疗焦虑症及各种神经官能症、焦虑性失眠、癫痫、各种原因引起的惊厥等，导管室中常用于由于心理恐惧而引起的精神紧张、焦虑的患者。一般术前给予肌内注射 10 mg，或进入导管室中静脉缓慢注射 3 ～ 5 mg，必要时给予 10 mg 静脉注射。

常见的不良反应有嗜睡、乏力、运动失调，偶见低血压、皮疹、抑郁等。长期应用可致耐受性和依赖性。青光眼、重症肌无力患者慎用。新生儿、哺乳期妇女、孕妇禁用，粒细胞减少、肾功能不良者慎用，老年人剂量减半。

（2）咪达唑仑

【特性】本药具有苯二氮䓬类药理活性，可产生抗焦虑、镇静、催眠、抗惊厥及肌肉松弛作用，适用于治疗失眠症，也可用于外科手术或诊断检查时诱导睡眠。介入导管室中常见于电复律以及埋藏式心脏复律除颤器（ICD）植入术中的诱导麻醉，一般给予咪达唑仑 3 ～ 5 mg 静脉注射，注射开始后 5 min，嘱患者倒数数（100、99、98…）直至患者数数顺序混乱，或进入睡眠状态，可以开始进行治疗及相关操作。

不良反应较为少见，静脉注射过快可对呼吸功能产生影响，所以在静脉注射的过程中建议把每支 1 ml 含 5 mg 的咪达唑仑按 1 : 1 配制，即稀释到 1 mg/1 ml 或 1 mg/2 ml，3 ～ 5 min 缓慢注射，尤其对于老年患者更应注意。同时给予血氧饱和度监测，增加吸氧流量至 4 ～ 6 L/min，最好配合面罩吸氧，准备好气管插管、简易呼吸器等器械及耗材，必要时通知麻醉科予以支援。对于深度嗜睡，在术毕患者仍然不能唤醒的情况，可采用氟马西尼进行对抗，氟马西尼每支 0.5 mg，根据咪达唑仑的注射剂量按 1 : 1 使用氟马西尼对抗，临床效果较为明显。

（3）吗啡

【特性】

对中枢神经系统的作用：吗啡具有明显的镇痛、镇静、抗焦虑、欣快感、诱导睡眠、抑制咳嗽中枢和呼吸中枢、兴奋延髓催吐化学感应区及兴奋缩瞳中枢的作用。

对平滑肌的作用：使消化道平滑肌先短期兴奋，提高胃肠道的肌张力，继而出现持久的抑制，加上吗啡对中枢的抑制作用，对排便刺激的敏感性下降，易引起便秘。

对心血管系统的作用：可促进内源性组胺的释放，抑制血管运动中枢，扩张血管，降低血压，引起心动过缓。还可以使脑血管扩张，增加脑脊液压力，升高颅内压。

用于镇痛：吗啡具有强大的镇痛作用，范围广泛，对于持续性钝痛比间断性锐痛及内脏绞痛效果好，对于肌痉挛性疼痛、疱疹后神经痛及对刀割、针刺等瞬时疼痛止痛效果差。适用于严重的创伤、手术和烧伤等引起的剧痛，癌痛或其他临终患者的疼痛。

治疗急性心肌梗死：吗啡为目前解除急性心肌梗死疼痛的首选药物，它不仅能达到止痛和镇静的作用，而且还能扩张周围血管、降低血压、减慢心率、减少心脏作功。

（4）哌替啶

【特性】

中枢神经系统：哌替啶是阿片受体激动剂，药理作用与吗啡相似，具有镇痛、抑制呼吸的作用。但效力较吗啡弱。

平滑肌：能中度提高胃肠道平滑肌及括约肌张力，减少推动性蠕动，但因作用时间短，不引起便秘；能引起胆道括约肌痉挛。治疗量对支气管平滑肌无影响，大剂量引起收缩；对妊娠子宫，不改变其收缩节律，不延缓产程。

心脑血管系统：可引起直立性低血压，机制与吗啡相似；也可间接使脑血管扩张而致脑脊液压力升高。

（5）芬太尼

【特性】本品为强效镇痛药，适用于麻醉前、中、后的镇静与镇痛，是目前复合全麻中的常用药物。用于麻醉前给药及诱导麻醉，并作为辅助用药与全麻及局麻药应用于各种手术。氟哌利多（Droperidol）25 mg 和本品 0.05 mg 的混合液，麻醉前给药，能使患者安静，对外界环境漠不关心，但仍能合作。用于手术前、后及术中等各种剧烈疼痛时。

（四）高危药品使用管理规范

（1）规范药品相关标识，规划药品摆放，制定药品摆放、使用示意图，并张贴于药品存储及管理区域（图 3-5-1）。

A级　　　　　　B级　　　　　　C级

图 3-5-1　高危（高警示）药品标识

（2）专区专柜管理：设置专门区域和药架存放高危药品，不得与其他药品混合存放。高危药品柜上、下分层，左、右分格，上下层按系统用药分别摆放，左右格为同一个通用名品种，将不同剂型、易混淆的药品按顺序区分摆放，杜绝随意摆放现象；需要冷藏保存的高危药品配备冰箱分类存放。装配监控、报警装置实行动态实时监控。

（3）高危药品目录由药材科根据2013年中国药学会医院药学专业委员会《高危药品分级管理策略及推荐目录》报医院药事管理与药物治疗学委员会备案，全院执行。

（4）所有备用高危药的品种与数量均需医教部和药材科审批备案。普通病区允许备用的高危药品有高浓度电解质注射剂（如10%氯化钾、10%氯化钠、25%硫酸镁、10%氯化钙）、各种胰岛素和部分肌肉松弛药（维库溴铵注射剂等）及100 ml以上的灭菌注射用水等。

（5）病区高危药品必须专柜或者专门区域放置，抽屉外贴黄色等边三角形"高危药品"标识。

（6）每种高危药品盒外均需贴高危药品标识，做到账物相符。

（7）抢救车内基数高危药品由医院统一规定目录，须将高危药品标识贴于醒目位置。

（8）住院药房按照医嘱单调配发放高危药品，双人复核签字。

（9）高危药品应严格按照法定给药途径和标准给药液度给药。超出标准给药浓度的医嘱医师须加签字。

（10）加强高危药品的有效期管理，病区使用高危药品，批号在前的先用，使用时需要值班护士双人复核，无误后配置。药材科派专人到病区检查基数高危药品的数量与有效期，每季度检查一次。

（11）加强高危药品的不良反应监测，严密观察使用高危药品患者在用药中及用药后的临床症状，加强巡视，出现异常情况及时报告医师并及时记录。

（12）高危药品管理流程（图3-5-2）

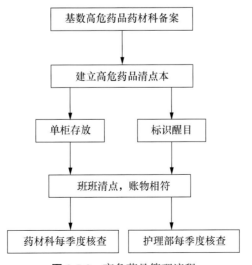

图3-5-2　高危药品管理流程

（五）特殊药品

特殊药品主要指法律、法规明文规定应该实行特殊管理的麻醉药品、精神药品、医疗用毒性药品、放射性药品等。现行《药品管理法》第三十五章规定：国家对麻醉药品、精神药品、医疗用毒性药品、放射性药品实行特殊管理（表 3-5-2）。

表 3-5-2　导管室特殊药品种类目录

药物种类	风险发生类别	序号	药品名称	规格（每瓶/支）
麻醉药品	剂量限制	1	吗啡	10 mg/1 ml
		2	哌替啶	100 mg/2 ml
		3	芬太尼	0.1 mg/2 ml
Ⅱ类精神药品	剂量限制	1	地西泮	10 mg/2 ml
		2	咪达唑仑	5 mg/5 ml
医用毒性药品	剂量限定	1	去乙酰毛花苷	0.4 mg/2 ml
		2	阿托品	1 mg/0.5 ml
放射性药品				

（六）特殊药品分类与用途

1. Ⅰ类精神药品

布桂嗪

【特性】本品为速效镇痛药，镇痛作用为吗啡的 1/3。对皮肤、黏膜、运动器官的疼痛有明显的抑制作用，对内脏器官疼痛的镇痛效果较差。主要用于偏头痛、神经性疼痛、外伤性疼痛、手术后疼痛以及癌症痛等。无抑制肠蠕动作用，对平滑肌痉挛的镇痛效果差。与吗啡相比，本品不易成瘾，但有不同程度的耐受性。

2. Ⅱ类精神药品

（1）地西泮

【特性】具有抗焦虑、镇静、催眠、抗惊厥、抗癫痫及中枢性肌肉松弛作用，静脉注射为治疗癫痫持续状态的首选药。静注可用于全麻的诱导和麻醉前给药。导管室中常用于由于心理恐惧而紧张、焦虑的患者。

（2）咪达唑仑

【特性】本品为苯二氮䓬类的一种，产生抗焦虑、镇静、催眠甚至意识消失的作用。导管室常用于诊断检查时的诱导睡眠，如电复律以及埋藏式心脏复律除颤器（ICD）植入中的诱导麻醉。

3. 医用毒性药品

（1）去乙酰毛花苷（西地兰）

【特性】本品是从毛花地黄叶中提取的一种快速类强心苷，主要用于心力衰竭。由于其作用较快，适用于急性心功能不全或慢性心功能不全急性加重患者。亦可用于控制伴快速心室率的心房颤动、心房扑动患者的心室率。与维拉帕米、地尔硫草、胺碘酮合用时，可引起严重心动过缓。

（2）阿托品

【特性】阿托品为 M 胆碱受体阻滞剂，能解除迷走神经对心脏的抑制作用，加快窦性心率，促进房室结传导。此外还适用于解除平滑肌的痉挛、抑制腺体分泌、散瞳及升高眼压、扩张血管和支气管等兴奋或抑制中枢神经系统等作用。主要用于缓解内脏绞痛、休克抢救、治疗心律失常、解救有机磷农药中毒等。

（七）特殊药品的使用管理规范

1.麻醉药品和精神药品的使用

（1）为门（急）诊患者开具的麻醉药品和Ⅰ类精神药品注射剂，每张处方为一次常用量；控缓释制剂，每张处方不得超过 7 日常用量；其他剂型，每张处方不得超过 3 日常用量。哌甲酯常规剂型用于治疗儿童多动症时，每张处方不得超过 15 日用量，缓、控制剂不得超过 30 日常用量。

（2）为门（急）诊癌症疼痛患者和中、重度慢性疼痛患者开具的麻醉药品和Ⅰ类精神药品注射剂，每张处方不得超过 3 日常用量；控缓释制剂，每张处方不得超过 15 日常用量；其他剂型，每张处方不得超过 7 日常用量。

（3）为住院患者开具的麻醉药品和Ⅰ类精神药品处方应当逐日开具，每张处方为 1 日常用量。

（4）麻醉药品注射剂仅限于医疗机构内使用，除需长期使用麻醉药品的门（急）诊癌症疼痛患者和中、重度慢性疼痛患者外。哌替啶处方为一次常用量，仅限于医疗机构内使用。

（5）Ⅱ类精神药品一般每张处方不得超过 7 日常用量；对于慢性病或某些特殊情况的患者，处方用量可以适当延长，医师应当注明理由。

（6）规范疼痛处理方法，麻醉药品和精神药品的适应证、应用原则、使用方法、慎用及禁忌证、不良反应、注意事项等方面参照卫生部（现卫健委）印发的《麻醉药品临床应用指导原则》。

2.麻醉药品和精神药品管理

（1）在使用麻醉药品之前护士应确认签署"麻醉药使用知情同意书"。

（2）护士应按规定做好疼痛评估工作，并记录在护理病历中。

（3）护士应密切观察麻醉药品药物使用后的止痛效果和不良反应，并及时汇报医师。

（4）麻醉药品必须专柜双锁保管，钥匙由护士随身携带，标识清楚（图 3-5-3）。

（5）麻醉药品使用应做到双人核对，标识位置粘贴正确（图 3-5-4）。

（6）每班要清点备用麻醉药品和精神药品的品种与数量，做到账物相符。

（7）精神药品必须专柜上锁保管，钥匙由护士随身携带，标识清楚（图 3-5-5，图 3-5-6）。

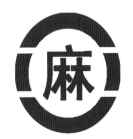

图 3-5-3　麻醉药品标识

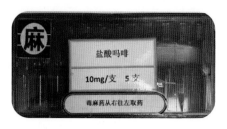  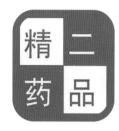

图3-5-4 麻醉药品标识位置　　图3-5-5 Ⅰ类精神药品标识　图3-5-6 Ⅱ类精神药品标识

（8）所有麻醉药品针剂使用后应保留安瓿，疼痛透皮贴应保存外包装袋，领药时与麻醉处方一同上交药材科。

（9）麻醉药管理严格做到班班交接，交接内容包括药物、处方、登记本、空安瓿和保险箱钥匙等，清点无误后签名确认。

（10）病区备用麻醉药使用要严格按照"先进先出"的有效期管理原则，杜绝发生药物过期。

（11）麻醉药在使用过程中出现安瓿破损、空安瓿遗失和失窃等情况，立即启动应急预案。

第六节　介入导管材料使用管理规范

介入诊疗材料是介入手术开展的必备器械，品种繁多、专业性强、材质和型号多样，需要使用单位更为精准规范化管理和使用。为保证患者医疗安全，国家相继出台和持续更新《医疗器械监督管理条例》《医疗器械临床使用安全管理规范》等制度，规范医疗机构对医疗器械临床使用的管理，对使用环节的医疗器械进行质量监督，建立和健全医疗器械经营制度；强调医院需具备在用医疗器械品种、数量和与之相适应的贮存场所和条件，加强对医疗技术人员的培训，按照产品的技术操作规范等要求使用医疗器械。国家卫生健康委员会也出台制度要求医疗器械使用和研制、生产、经营、监督管理都遵循统一的技术要求。介入手术室应加强和规范对医疗器械临床使用的安全管理，既要防止介入器材积压过期，又要保证患者使用时所需材料型号齐全，能够准确快速提供器材，提高介入器材管理效率并减少管理成本，以期降低医疗器械临床使用的风险，提高医疗质量、保障医疗安全。因此介入诊疗材料信息化管理是医疗材料规范化管理的必经之路。在流程上从招标采购、科室申请、计划订单、验收预入库、患者使用，到物品盘点、查询统计报表、有效期的管理等，涉及医疗材料的所有信息，最终实现闭环管理。实现全方位医疗材料真实信息记录，实时数据量化分析，提供耗材良性循环管理依据，提升服务品质和管理水平。

一、招标采购流程

1. 临床正在使用的耗材　由使用科室对在用耗材的名称品种、规格型号、类别分类、目前使用情况、供货服务以及采购方式等方面进行审核，审批后由招标采供办公室组织实施招标、询标、续标。

2. 新进临床使用的耗材　由使用科室提出项目申请及技术需求，由医院耗材管理委员会组织专家论证、主管院长审核审批后交由招标采供办公室组织实施招标、询标。

3. 高值及植入类耗材　通用高值耗材和专科耗材或专机（设备）专用耗材分别由招标采供办公室和使用科室提交招标申请，按程序审批后由招标采供办公室组织实施跟标（指省市医用耗材集中招标品种、规格、品牌、价格等），非跟标品种（指未纳入省市医用耗材集中招标的产品）进行招标采购。

二、介入耗材管理流程

1. 采购审批管理　介入耗材必须经过申请审批同意后方可转入招标采购流程。在采购执行中需严格执行《医院招标采购管理办法》《医用耗材集中招标采购办法及实施细则》及《医用消耗材料管理办法》；采购的介入耗材都应具有《医疗器械生产许可证》《医疗器械产品注册证》，由生产企业和取得《医疗器械经营许可证》的经营企业购进。进口产品应具有国家食品药品监督管理局核发的《医疗器械产品注册证》。所有介入耗材严格实行授权专人领用；首次进入医院的介入耗材，均需按新型医用耗材申请程序办理。

2. 植入、介入类耗材预验收入库管理

（1）由于植入、介入类耗材金额较大、使用不确定性等特点，为满足患者诊疗需求，需按预验收程序备存常规介入耗材实行专人专管。

（2）预验收入库品种：根据合同目录产品及临床使用情况提出预库存目录（含品名、品牌、规格/型号、有效期、库存基数等）并建立预入库物资管理账务；介入类耗材实行扫码入库（含品名、品牌、规格/型号、有效期、数量等）。

（3）使用科室按照需求向采供中心提交采购申请单，供应商按照申请单备货；供应商持预入库单及货物在采供中心一级库验货，查验物品和送货单，对物品有效期、灭菌日期、生产批号、序列号、灭菌方式、中文标识、产品注册证号、合格证逐一认真核对；检查外包装有无破损、是否整件包装、有无中文标识。验收合格在送货单上签字，将预入库单、送货单等相关材料备案。

（4）货物无误，送货单内容填写齐全后送至介入手术室二级库办理预验收登记手续并扫码入库。

（5）入库的介入器材按照定位标识合理放置储存，在储存期间保持库房的洁净干燥，入出库有登记，保证材料存储卡、账、物一致。做好有效期管理，临近有效期物品提前更换，已过期物品按要求报废或退回供应商处。

（6）预入库物资使用后，介入手术护士长根据患者使用量通过 OA 系统报使用计划到招标采供办公室采购员并打印领用单，经库管人员核对预入库验收记录后正式办理入出库及付款手续。

（7）非正常工作时间及紧急手术使用非库存产品，临床使用科室通知护士长、库管员，供应商紧急送货，由使用科室和介入护士代为验收签字。随后供应商持验收单据、货物外包装补办入出库手续。

（8）介入类器材应实行溯源管理。从预购申请单、验收记录、库存管理、耗材记录单、病历记录等均能实现可追溯性。

（9）在预验收或使用科室发现疑似医疗器材不良反应时，应立即停止发放或使用；按照医院医疗器械不良报告流程进行上报，不得自行与供货商做退、换货处理；使用时若发生热源反应、感染或其他异常情况，必须及时留取样本送检，按规定详细记录并向医务部、护理部、药学部及招标采供办公室报备。

（10）采供中心每季度对各二级库进行督查，内容包括手术患者姓名、住院号、使用登记、使用耗材品种、名称、品牌、规格、数量、批号/条码、有效期、计费价格、手术医生、供货商等详细信息记录的登记；每半年在纪委、审计、财务、招标采供办公室的监督下对各二级库库存物资进行一次实物盘点，将实物盘点数与库房实物账目核对，以保证财务账、库房实物账、实物登记卡和实物相符。

三、耗材不良事件应急预案

耗材不良事件是指耗材在临床使用过程中发现有可能与耗材质量有关的不良事件、没有普遍外观缺陷的不良事件或其他单位发现质量事件的情况。

（1）在使用中发现与耗材质量相关问题后立即停止使用相关耗材，并立即向医务部、护理部及招标采供办公室报告，医务部、护理部及采供中心接到报告后，通知其他科室停止使用。如有患者伤害结果出现，按不良事件报告制度执行。

（2）采供中心将有问题的耗材回收库房封存备检。

（3）采供中心在回收原有耗材的同时应向临床提供同功能合格的替代品，保证临床使用。

（4）接到报告后，医务部、护理部及采供中心应对所出现的问题进行了解。

（5）采购员和库管员对有问题的产品进行检查，对外包装、产品资质、公司资质、损坏情况、是否按说明操作等情况进行了解并做好记录。采购员将发生的问题通知供应商，提供本批耗材相关质量检验合格证明。

（6）采供中心对所出现的问题进行初步评估，在排除质量问题后向临床科室出具情况说明书。

（7）疑是产品质量问题时，和供应商一起将所封存的耗材样品送法定机构复检。

（8）如复检后质量合格，恢复原供应关系。如复检后不合格，采供中心负责配合相关职能部门向供应商进行理赔，并向省药监局报告，永久终止供货关系。

（9）采供中心对类似问题进行检查，审查系统中有无漏洞，及时对系统进行完善，从系统上杜绝类似问题的再次发生。

四、医院资源规划管理系统（hospital resource planning，HRP）助力介入耗材规范化管理

HRP 是融合现代化管理理念和流程，整合医院已有的信息资源，创建一套支持医院整体运行管理的统一高效、互联互通、信息共享的系统化医院资源管理平台。HRP 系统细化材料管理，具有精准全面和可追溯等特点。具体的流程如下。

（1）解析耗材原条码，按照编码规则，对介入耗材按照生产厂家、品名、单位、规格、型号、价格、外包装、供应商等详细参数解析对应，完善物品有效期、批号、条形码等必要内容。

（2）建立介入耗材源码数据库，满足科室所有耗材的入库选择的要求，保证材料在采购、入库和发放环节上名称与材料一致。

（3）将医院 HIS 库与介入耗材源码数据库对应链接在一起，只有经过批准的并且符合有效期的医疗材料才能录入，否则无法入库，起到了控制源头的作用。

（4）建立耗材登记入库、耗材使用记录、耗材统计报表、电子化盘库等介入耗材信息化管理模式。

第七节　介入导管室精益管理

为全面推进健康中国建设，国务院出台《"十四五"国民健康规划》，把保障人民健康放在优先发展的战略位置，做出实施健康中国战略的决策部署。强调维护全人群和全生命周期健康，突出了大健康的发展理念。

《精益医疗》一书中提出，在拥有先进医疗技术的今天，医疗保健服务越来越贴近社会和大众，但存在医院更注重内部的安排，比如医生护士更关心"我负责的那部分工作"，而忽视了"关注患者实质"。为了促使医疗保健服务更注重患者，精益化管理理念应运而生。

医疗系统开展精益医疗的根本在于挽救生命，提高质量，降低成本，尊重员工。也可以理解为精益医疗是把患者放在首要位置。推行精益医疗需要全员参与，有效沟通，营造精益管理文化体系。

一、精益管理概述

"精益"一词，是国际汽车计划（IMVP）成员乔恩克拉夫茨克（Jon Krafcik）创造的用于描述一种运用现有一半资源就能实现计划目标的管理体系：生产活动求精，经营活动求益，企业当以精益求精理念运营。精益管理的精益求精精神，对于医院而言，定义"精益"一词必须基于医院的目标和宗旨。医院和行业一样，同样需要花费更少的力气做更多的事情。在医院中，满足顾客（包括患者）的需求也就是提供优质的医疗护理

服务。患者们想要的医疗护理服务是物有所值的、高效的，更是安全的。它以患者为中心、减少浪费、降低成本、疗效更好、服务更好。

（一）精益管理的核心理念

精益思想重点落实在价值创造和浪费消除两个方面，即以最小资源投入，包括人力、设备、资金、材料、时间和空间，取得最大的产出，创造出尽可能多的价值，以明显的竞争优势，全面、灵活、优质、高效地为用户提供满意的服务，把最终成果落实到效益上。精益思想认为流程的改进是消除组织生产活动中一切浪费的有效途径。什么叫浪费？浪费就是不增加价值的活动，顾客不愿意为此类活动支付费用。在生产组织活动中，我们常常将浪费分为两种，第一种是毫无意义的纯粹消耗；第二种是创造价值过程中过多的辅助行为。精益管理的目的就是通过持续的改善，把第一种浪费完全消除，把第二种浪费最小化。

（二）精益管理的原则

精益管理的原则包括以下几方面：①消除组织活动中的浪费。②关注流程，提高总体效益。③建立无间断流程，从而快速应变顾客的需要。④降低库存以解决问题和降低成本。⑤注重全过程的高质量，一次做对。⑥基于顾客需求的拉动生产。⑦标准化与工作创新。⑧调动员工的主观能动性。⑨团队工作的组织形式。⑩满足顾客需要，持续地提高顾客满意度。精益医疗的基本原则为在以"持续改善"和尊重患者的基础上，关注患者、注重价值、缩短治疗时间。

（三）精细化与精益化的区别

精细化与精益化，一字之差，含义却迥然不同。从字面上看，精者，去粗，精密、精良，即取其精华；细者，入微也，详细也，细致也，注重细节；益者，更加、利益、效益，精益求精。

（1）精细化管理就是摒弃传统的粗放式管理模式，将具体、明确的量化标准渗透到管理的各个环节。精细化管理最基本的特征就是重过程、重细节，更加注重每一件事、每一个细节。

（2）而精益化管理中的"精"体现在质量上，追求"尽善尽美""精益求精"；"益"体现在成本上，表示少投入、少消耗资源，尤其是要减少不可再生资源的投入和耗费，多产出效益，实现医疗护理事业又好又快的发展。精细化与精益化虽只一字之差，区别意义却十分重大，"精益化管理是对精细化管理的提升，更加注重结果和成效"。

二、介入导管室精益管理实施方法

（一）精益管理方法

推行精益管理，必须结合介入导管室实际。精益管理最早源于丰田公司，应属"舶来品"，不能盲目照搬国外成功的经验，要根据医院实际情况，对精益管理深入研究、实践，形成一套系统的更加适合本单位发展的精益管理方法。丰田公司高速发展的秘密就在于一支卓越的管理队伍和一支高效的员工队伍。很显然，这两支队伍的共同组成要素都是人。要想实现精益管理必须充分调动人的积极性。而贯彻精益管理思想必须要"自上而下"，要加强精益管理的宣传和培训工作，使医院管理者和医务人员能正确地理解和准确地实施精益管理。

1. 树立管理者精益管理理念 对管理人员进行精益管理培训，管理者必须首先树立起精益管理理念，深刻理解精益管理内涵，把"消除浪费、提高效率"作为管理准则，带头践行精益管理思路，积极推进精益管理工作，运用精益管理工具，深入剖析医院介入导管室管理存在的问题和薄弱节点，寻找解决问题的方法。

2. 调动员工积极参与精益管理 坚持"全员参与""全员改善"，并将一线医务人员作为改善活动的主体，全面发动全体人员围绕身边问题提出并实施合理化建议。护士、技师是介入导管室各项管理工作运转的具体执行者，一是需要对介入导管室护士、技师进行精益管理知识培训，培训重点包括：如何进行业务流程再造、工作标准梳理等；理解精益理念的内涵与实质、明确护理流程再造的最终目标；将精益理念融入具体的手术服务过程中。二是通过奖惩机制激励介入导管室护士、技师消除浪费、提升绩效。

3. 明确改善要素，实施精益管理 精益管理具有四大要素：顾客要素、流程要素、环境要素、员工要素。精益管理也就是对这四大要素的优化管理。介入导管室精益管理的 4 个重点要素如下。

①护理质量和水平。

②介入导管室工作人员素养培养，这是导管室效率运行的永恒主题。

③设施与环境，应给予患者和医疗团队有形展示，包括整洁、整齐的环境，供应齐全的耗材、药品，运行良好的仪器设备等。

④手术预约与安排，包括医生和患者的排接待流程顺畅。

4. 开展"专科式"和"小组式"精益管理活动 把精益管理理念深入到各亚专科护理小组中，通过各亚专科手术护理组设定精益管理项目，确定管理方向，梳理问题，优化流程，制定措施，有序整改，不断改善，持续提高精益管理水平。

5. 实行"专科专管"的介入导管室日常管理方法

（1）推行"专科专管"精细管理是介入手术护理走专科发展道路的一种理念。针对各个亚专科手术，实施差异化和特性化管理，根据不同亚专科手术特点，给予最优流程管理与手术配合，解决各亚专科的特殊问题："专科专管"精细管理，有利于及时发现问题、解决问题。

（2）"专科专管"精细管理需要细化亚专科护理规范、科学制定业务流程，明确分工，明确责任。"专科专管"精细管理，包括了每一类手术和手术患者相对应的护理对策，完善的"专科专管"精细管理是以患者为中心的人性化护理管理，应融入介入导管室的日常护理管理中。

（3）在实施精益管理过程中，要对原来精细化管理方式进行全面梳理和剖析，发现不足，重点突破，逐步建立和完善各个专科护理相应的精细化的管理考核、激励约束机制，细化目标、细化标准、细化任务、细化流程。实施精确计划、精确决策、精确控制、精确考核，细化岗位描述和操作规范，使每一位员工都能积极、自觉、主动地履行职责，完成岗位目标，达到岗位标准。最终达到合适的人、在第一合适的时间里、以正确的方式，做正确的事，取得最佳效果，获取最佳业绩。

6. 推进精益管理，必须大力提倡节约意识 通过精益管理，实现资源优化配置和可持续发展。

7. 推进精益管理，必须持之以恒 努力实现持续、良性、和谐发展。

二、精益管理的工具

1. 精益管理的工具 主要包括：价值流程图、7S 管理、可视化管理、准时化生产、看板管理、零库存管理、全面生产维护、生产线平衡设计、拉动系统、降低设置时间、单件流、改善和持续改善等。本节简要介绍 4 种医院常用的核心工具。

（1）7S 管理："5S"起源于日本，是企业现场（包括车间、办公室）管理中的一项基本管理，包括对物品、资料、文件进行的"整理"（第一个 S）；认真落实第一个 S、发现和解决问题、最终提高办事效率的"整顿"（第二个 S）；提高工作品质、优化工作环境的"清扫"（第三个 S）；维持上面 3S 成果的"清洁"（第四个 S）；培养一贯良好作风的"素养"（第五个 S）；后来又发展为第六个 S"安全"、第七个 S"节约"。实施7S 管理目的是培养具有好习惯、遵守规则的员工，营造团队精神（详见下文）。

（2）价值流程图（value stream mapping，VSM）：价值流程图是把工作流程形象化，以利于找到和消除浪费，是实施精益系统、消除过程浪费的基础与关键点。VSM 贯穿于生产制造的所有流程，从原材料购进的那一刻直到终端产品离开仓储，可以形象化地检视生产全过程。VSM 不仅是一项沟通交流的工具，VSM 也常常被用作战略工具、变革管理工具。

（3）可视化管理：即充分利用视觉信息与直观信号组织现场生产活动的一种管理方式。其特点是公开明确传达管理者的意图。可视化是由现场管理可视化开始，然后延伸至工作内容、工作体制、工作进度以及工作效率的可视化。可视化管理不仅形象直观，有利于提高工作效率，而且管理透明度高，便于现场人员互相监督，发挥激励作用。

（4）改善和持续改善（PDCA）：改善是丰田公司企业文化的五大核心要素中很重要的一条。他们认为任何工作都有改善的余地，要求员工要有问题意识，发现问题及时解决，鼓励员工针对现实问题提出解决方案。与此同时，在实际操作中，还通过合理化建议、QCC 小组、质量圈等各种活动来促使和保障改善活动进行。丰田公司改善文化的核心就是要让员工建立"改善"观念，强调员工的全员参与以及在生产工作过程中的改善。确保全体员工能养成随时进行改善的工作习惯，使"改善"观念深植每位员工的心，透过不断地"改善"而获得进步。一处改善必然会带动下一处改善，让企业持续进步。丰田公司今天在精益生产上的一切成果都是通过激励全体员工"持续改善"而带来的。

三、介入导管室精益管理实践

（一）7S 管理概述

（1）7S 的起源及含义：7S 管理起源于日本，它是日本企业独特的一种管理模式，被誉为日本经济腾飞的两大法宝之一。由 5S 逐渐增加到 7S 管理。7S 管理是精细管理的基础，是现代企业行之有效的现场管理理念和有效的管理方法。

（2）7S 管理的含义：7S 是将生产现场中的人员、机器、材料、方法、环境等生产要素进行有效的管理，针对每位员工的日常工作行为提出要求，倡导从小事做起，力求使每位员工都养成事事"讲究"的习惯，从而达到提高整体工作质量的目的。

（3）7S 管理的本质是一种执行力较强的企业文化，强调纪律性的文化。它包括整理（seiri）、整顿（seiton）、清扫（seiso）、清洁（seiketsu）、素养（shitsuke）、安全（security）、节约（saving）七个方面，因均以"S"开头，简称 7S。

（4）7S 管理技巧

整理：要与不要，一留一弃；

整顿：科学布局，取用快捷；

清扫：清除垃圾，美化环境；

清洁：形成制度，贯彻到底；

素养：养成习惯，以人为本；

安全：安全操作，生命第一；

节约：减少浪费，节约成本。

（二）介入导管室 7S 管理的实践

在开展 7S 管理前成立管理执行小组，提前学习 7S 管理相关知识，并分析存在的问题和需要改进的问题和措施。

1. 整理（seiri） 将工作场所的任何物品区分为有必要和没有必要的，除了有必要的留下来，其他的都消除掉。目的：腾出空间，空间活用，防止误用，塑造清爽的工作场所。

例如：

（1）在医疗区域不放置与工作无关的物品；无菌与非无菌、静脉与口服外用药品严格分类，仪器摆放有序，定位放置，用后还原等。

（2）在办公区域保持办公桌面、桌下、文件柜内等整齐；对医疗区 DSA 机房及介入操作间、术后处理间等各个角落进行整理。

（3）各种标牌、区域划分标示醒目清晰，耗材库里的物资摆放整齐，保证耗材库内无杂物、无过期物、无废弃物、通道无障碍。

（4）需维修更换的废旧仪器物品、报废的仪器设备、报废的射线防护物品必须交由仓库集中回收，避免堆放杂乱。

（5）DSA机房维修工具和说明书摆放整齐，操作间的电脑工作站、导管工作站、监护设备等线路整理整齐，收纳有序便于清洁。

（6）将最常用的物品（包括仪器、药品、文书、资料类等）放在距离最近的地方，不常用的和存档资料及时整理和予以清理；腾出充足的工作空间，塑造清爽、便捷、宽敞的工作场所。

2. 整顿（seiton） 把留下来必要的物品依规定位置摆放，并放置整齐加以标识。目的：工作场所一目了然，消除寻找物品的时间，塑造整齐的工作环境，消除过多的积压物品。

例如：

（1）医务人员进入导管室的工作服、护送患者的外出服、外出鞋等按规定位置挂/摆放；室内各柜子、抽屉、门等钥匙做好标识，统一放置在专用盒内，用后及时归位，做到随手可取；保洁的抹布、拖布等卫生洁具按规定位置和标识挂放，工作场所一目了然。

（2）应急物品种类齐全、数量适中，做到专区、专用、专人管理。比如：应急备用药品（多巴胺、阿托品、肾上腺素等）、液体（胶体如代血浆、碳酸氢钠等）；急救物品（心包穿刺套包、氧气袋、简易呼吸器等）、急救仪器（IABP仪、除颤仪、临时起搏器等）按区域、位置分别放置，并且准备于相应位置，处于性能完好、备用状态，确保在最短时间内应急使用。

（3）禁止将介入器材外包装、私人物品带入医疗区域内，比如电脑包、介入器材和仪器的外包装箱等，减少物流配送影响内环境的洁净环境。

（4）防护用品定位摆放，保持防护用品处于良好的使用状态，如防护用品的启用日期、使用年限的登记、定期检测记录等；医务人员固定的防护用铅眼镜、铅围脖、铅帽以及剂量计等小收纳筐按编号或姓名放置在固定区域，取用方便，营造整齐的工作环境。

通过整顿，做到整齐划一、规范有序，减低了误取率，使工作效率明显提高。

3. 清扫（seiso） 将工作场所内看得见与看不见的地方清扫干净，保持工作场所干净、亮丽。目的：稳定品质，减少污染和感染防控。

4. 清洁（seiketsu） 将整理、整顿、清扫进行到底，并且制度化，经常保持环境处于美观的状态。目的：创造明朗现场，使3S形成的局面得到有效维护。

5. 素养（shitsuke） 每位成员养成良好习惯，并遵守规则做事，培养积极主动的精神（也称习惯性）。目的：培养具有好习惯、遵守规则的员工，营造团队精神。

6. 安全（security） 重视成员安全教育，每时每刻都有安全第一观念，防患于未然。目的：建立安全工作的环境，所有工作应建立在安全前提下。

（1）工作中始终坚持"以防为主"原则，制定安全检查制度，定期维护保养仪器，确保工作安全。

（2）定期进行安全知识培训，合理分工，责任到人，督导检查落实到位；找出存在问题，分析问题的根源，限期整改落实，并做好检查工作记录。

（3）积极处理安全隐患：如针对导管室曾经跑水隐患，定做 DSA 机器防水罩，周末和小长假进行遮盖。

（4）各个术间射线警示标识清晰，定期检查，手术时警示灯工作正常；手术结束督促及时关闭射线，避免误踩脚踏的安全隐患。

（5）制定导管室停电、停水、火灾、抢救等应急预案，每月组织一次演练，提高应急应变能力，为安全奠定坚实基础。

7. 节约（saving）　节约就是对时间、空间、质量、资源等方面合理利用，以发挥最大效能，目的：降低成本，提高效益。

（1）工作中应秉承"勤俭节约"原则，不浪费一块儿纱布、一双手套、一瓶碘伏。

（2）建立资源节约型医院，人人参与，采取多种措施，比如：避免长明灯现象，人走关灯；办公室电脑避免长期开着；人离开时及时关空调等。

（3）严格区分生活垃圾和医疗废物，避免资源浪费现象。

（三）价值流程图

医院绘制价值流程图的目的：从患者或医务人员角度了解外部与内部顾客（患者）从进入医院大门到出院的真实体验。

在医院里，患者经常需要穿梭于不同的、互不相连的部门，因为需要不同的医疗设备或专家进行治疗。当在价值流程图上画出所有的步骤和信息流后，一切均一目了然。绘制各种不同的价值流程图可发现整个过程中存在的各种浪费和经常犯的错误。

（四）可视化管理：看板工具

可视化管理形象直观，有利于提高工作效率，而且提高管理透明度，便于现场人员互相监督。

（五）改善和持续改善

发现问题及时解决，鼓励员工针对现实问题提出解决方案。与此同时，在实际操作中，还通过合理化建议、QCC 小组、质量圈等各种活动来促使和保障改善活动进行。

实践举例：

（1）医院工勤人员职责是护送患者完成 CT、拍 X 线片、心电图等检查，护士的职责是执行医嘱，不同群体关注各自需要做的工作，而忽视关心患者，患者需要个性化的、用心的服务，而不仅仅执行医嘱按时抽血、打针、服药。精益医疗就是整合所有力量关注患者，需要全员参与。

应每天巡视病房，聆听患者的想法和需求，尽可能帮助解决；及时听取患者对医疗护理的意见，及时交流沟通，消除不满意并得到患者理解。

（2）面条图

设置最短距离的工作流程：把握原则是不出手术间配合手术，手术间分类安排心脏介入手术；设计耗材车的理念：固定基数，满足各亚专科手术使用耗材需求，植入体内耗材和特殊耗材备在术间壁柜内，护士将取用耗材时间降至最少，节约时间。

"持续改善"意味着"苟日新，日日新、又日新"，换句话说"质疑一切陈规"：如有的介入导管室将球囊、支架、封堵伞、起搏器、射频消融等耗材集中存放于一间库房，则每间每台手术都需不断去库房取用耗材，既牺牲患者病情观察时间，增加潜在安全隐患，又影响工作效率，应加以改进和优化流程。

改善和持续改善举例

1. 改进项目：避免介入手术医生与患者家属谈话对象错误情况发生

2. 预期目标：医生与患者家属谈话对象正确率100%

3. 问题叙述：某科发生两例介入手术中与家属谈话错误事件：

一例：患者A冠状动脉造影显示前降支狭窄90%，医生应与其家属协谈，说明置入支架事宜。患者B冠状动脉造影显示无明显狭窄，医生建议药物治疗，医生遂与其家属协谈。但患者A与患者B的名字相近，医生误将患者B的家属当作患者A的家属，结果导致患者A的家属以谈话错误（未与患者A的家属谈及支架事宜）为由拒绝缴纳支架费用。

另一例：患者A冠状动脉造影显示右冠状动脉狭窄95%，医生与家属交代病情，建议置入支架两枚，家属同意支架置入治疗，支架置入术后医生与家属谈话，发现家属不是同一人，经核实术前谈话的家属不是患者A的家属，结果患者A的家属以没有知情告知为由拒绝支付此次医疗费用

4. 原因分析：

（1）谈话室布局不合理，内科医生在一个谈话室内与患者家属进行谈话；

（2）心脏介入手术数量多，节奏快，医生谈话用时少；

（3）医生核对家属方式错误；

（4）家属紧张，未听不清患者姓名。

5. 改进措施：

（1）更改医生谈话时核查患者家属方式，对介入医生术中谈话询问家属方式进行全员培训；由询问"你是李XX的家属吗？"改为"您的患者家属叫什么名字？"

（2）组织心内科医生进行讨论，大家提出对谈话室进行改造，将谈话室分成四个独立空间（见右图）

（3）与信息科沟通，增加呼叫家属显示屏。呼叫家属的系统由单一的声音确认改为声音加文字确认

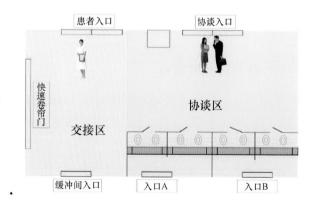

6. 改进效果：

（1）经效果确认，该对策为有效对策，进行规范化培训后，随机抽查60例医生谈话时核对方式，全部合格。该对策被纳入医生手术培训内容。

（2）每个科室有固定的谈话室，互不干扰。

（3）患者的名字能醒目地显示出来

四、精益管理与员工激励机制

有效的激励措施能够极大地激发员工参与精益管理，在创造价值的工作中充分发挥自己的聪明才智。美国心理学家亚伯拉罕·马斯洛（Maslow. A.H.）从人类动机的角度提出需求层次理论，该理论强调人的行为动机是由人的需求决定的，人的需求分为：生理需求、安全需求、对归属与爱的需求、对尊重的需求和自我实现的需求五个层次。

首先，有效的激励措施是满足被激励者的需求的措施。其次，有效的激励措施是因人而异的，没有哪种激励措施可以对任何人、在任何场景下都能起到良好作用。最后，有效的激励措施是和企业文化直接相关的，不同企业，可以根据自身发展历史、倡导的企业文化特征，设定适合本企业的激励措施。

通常情况下，在工作场景中的激励措施包括：基于生存需求的福利待遇激励措施；基于安全需求的公开、公平、公正地及时正向反馈激励措施；基于社交需求的参与感激措施；基于尊重需求的荣誉感激励措施以及基于自我实现的成就感激励措施。生存需求是人们最基本的需求，但对工作人员参与持续改善行为进行激励的时候，专项的福利待遇激励措施也是不可忽视的。一些单位使用专项奖金的方法实施激励，还有使用日常生活用品实施激励，通常都会根据改善提案的价值大小，制定对应的奖励等级。

对于介入导管室的工作性质，激励措施既要体现科室文化氛围，社会价值存在感，同时也要体现福利待遇。不但按照职称年限进行绩效分配，而且需要体现放射工作性质、8 h 以外加班工作、抢救工作和急诊工作的激励，及时止损行为的激励等，比如防差错的发生、承担比其他人员更多的工作量和贡献（教学任务、上级安排的重要任务等）、工作中的创新行为（为科室建设提出建议）、科研课题成果奖励等。很多医院介入导管室有成熟的激励机制值得借鉴。

（辜小芳　肖娟　荆丽敏　李晓明　王海江　药素毓　谷志聪）

参考文献

［1］韩浙，潘教成 . DSA 设备安装与导管室建设要点分析［J］. 医疗卫生装备，2016，37（8）：136-139.

［2］刘菁菁，李金凤 . 层流手术室环境及设备管理［J］. 中国社区医师，2017，33（18）：165-166.

［3］罗娜，浅谈二级医院洁净介入手术室的组建［J］. 医疗管理与信息，2021，13-0267-01.

［4］吴媛，潘露 . 洁净手术室医院感染管理的研究进展［J］. 中国卫生产业，2019，16（30）：196-198.

［5］张涛，吴文超 . 普通手术室改造为复合手术室的设计［J］. 中国医疗设备，2019，34（11）：134-136.

［6］严昂，霍刚，李琛伟，等 . 复合手术室的配置设计与建设管理［J］. 中国医疗设备，2018，33（5）：136-138.

［7］梁淑增 . 复合手术室的建设与管理［J］. 齐鲁护理杂志，2019，25（2）：3-5.

［8］GB50333-2013，医院洁净手术部建筑技术规范［S］.

［9］GBZ130-2013，医用 X 射线诊断放射防护要求［S］.

［10］樊祥春，汤燕.高原地区"一站式"杂交手术室供配电设计［J］.建筑电气，2018，37（6）：18-22.

［11］翟永华.数字减影血管造影系统在复合手术间中的设计与应用［J］.齐鲁护理杂志，2016，22（8）：108-110.

［12］张再丰，罗颖.复合手术室建设标准探讨［J］.医疗卫生装备，2015，36（3）：124-125.

［13］介入神经学导管室构建与管理中国专家共识［J］.中国神经科杂志，2019，52（4）：247-249.

［14］侯桂华，霍勇.心血管介入治疗护理实用技术.2 版［M］.北京：北京大学医学出版社，2017：47-59.

［15］侯桂华，陆芸岚.心血管病护理及技术专业知识［M］.北京：北京大学医学出版社，2019：145-163.

［16］吴梅，陆翠君，丁颖.介入科医院感染的预防控制监测与管理措施［J］.中医药管理杂志，2017，25（23）：178-180.

［17］刘颂，王萌，丁杰，等.手术部位感染与手卫生相关性研究［J］.中国实用外科杂志，2017，37（06）：672-675.

［18］费贞，张晓群.心导管室院感管理及对策［J］.心理医生，2018，24（16）：300-301.

［19］荆丽敏，严莲珍，邱雪梅，等.介入操作时导管室医院感染的监测与管理［J］.中华医药感染学杂志，2013，23（13）：3213-3214.

［20］黄弘琛.多参数监护仪的保养维护及故障维修几例［J］.科学技术创新，2021（25）：163-164.

［21］王孝琪.医疗失效模式与效应分析在 ICU 病人监护仪使用风险管理中的应用［D］.山东：青岛大学，2020.

［22］黄弘琛.呼吸机的保养维护及故障维修探析［J］.科学技术创新，2021（9）：174-175.

［23］余蔚旻.浅析呼吸机的保养与维护［J］.中国医疗器械信息，2020，26（13）：180-182.

［24］周维星，宋昱，班启峰.ECG-1210 型数字式心电图机的维修及保养［J］.中国医学装备，2019，16（11）：193-195.

［25］王维明，袁志.除颤仪的维护与保养［J］.医疗装备，2017，30（9）：47.

［26］羊月祺.除颤仪规范化维护与保养流程探讨［J］.中国医疗设备，2015，30（3）：154-156.

［27］王伟，张华伟.除颤仪的原理与维护及故障排除［C］.//2020 中国医学装备大会论文集，2020：404-407.

［28］伍洪.电动吸引器的购置、使用维护及故障分析［J］.中国医疗设备，2008（12）：100-101.

［29］周芳，王梅新，杨益，等.基于 JCI 标准抢救车药品安全管理模式与实践［J］.医院管理论坛，2016，2：11-12，17.

［30］郑晓艳，蔡淑华，黄美兰，等.封条在抢救车管理中的应用［J］.齐鲁护理杂志，2012，18（6）：82-83.

［31］王娟.抢救车的规范管理［J］.医疗装备，2016，29（17）：55.

［32］闫荟，李阳，孙世光，等.北京军区总医院高危药品目录筛选方法研究［J］.中国药房，2013，24（25）：2340-2344.

［33］张蓉晖，应雪珍.高危药品预发药模式管理的实践与探讨［J］.医院管理论坛，2019，36（09）：57-59.

［34］吴若琪.高危药品管理的新策略［N］.中国医药报，2012-05-16（007）.

［35］刘伟峰，田继红.医院高危药品用药安全管理技术规范建设的实践与思考［J］.中国卫生标准管理，2016，7（6）：116-117.

［36］张莉，乔亚群，李娟，等 . 等级医院评审中参照 JCI 标准加强病区高危药品管理的实践［J］. 中国护理管理杂志，2015，15（12）：901-903.

［37］戴莉，关琼琼 . 基层医院病区高危药品多科联合管理的实践［J］. 护理学杂志，2016，31（17）：62-64.

［38］闫荟，陈竹，孙世光，等 . 高危药品管理专业发展现状及趋势——兼论医师的高危药品管理责任［J］. 解放军医学杂志，2014，39（2）：89-94.

［39］谢婉花，陈怡禄，和凡 . 基于 JCI 标准的高危药品管理的实践［J］，中华护理杂志，2014，49（10）：1222-1226.

［40］中华人民共和国国务院令第 442 号 . 麻醉药品和精神药品管理条例［S］.2013-12-7.

［41］张丽华 . 基层医院麻醉药品与精神药品管理中存在的问题与对策分析［J］. 按摩与康复医学，2015，6（17）：82.

［42］李晓东，武华，张天艳 . 某院麻精类药品规范化管理与使用认知度的调查分析［J］. 中国医院统计，2014（4）：285-287.

［43］《医疗器械标准管理办法》2017-7-1.

［44］侯桂华，肖娟，王英 . 介入耗材应用与护理［M］. 北京：北京大学医学出版社，2021.

［45］毛华娟，戴伟辉，景在平 . 血管腔内器具学 . 上海：上海科学技术出版，2017.

［46］《医疗器械召回管理办法》（国家食品药品监督管理总局令第 29 号）.

［47］《医疗器械网络销售监督管理办法》（国家食品药品监督管理总局令第 38 号）.

［48］《医疗器械使用质量监督管理办法》（国家食品药品监督管理总局令第 18 号）.

［49］《医疗器械经营管理办法》2017-11-21.

［50］《医疗器械生产管理办法》2017-11-21.

［51］张国萍译 . 精益医院［M］. 北京：机械工业出版社，2011.

［52］余锋，赵克强译 . 精益医疗［M］. 北京：机械工业出版社，2012.

［53］林聚奎，赵敏杰 . 医院试行精益服务的探索［J］. 中华医院管理杂志，1997，6：363-364.

［54］池金凤 .7S 管理法让你的医院管理有序 . 中国医院建筑与装备，2016-11.

第四章

介入诊疗患者安全管理

（Patient safety management in interventional diagnosis and treatment）

第一节　介入诊疗术前评估准备

介入诊疗术前评估准备是为了减少与介入术相关的并发症，提高术前护理质量，降低成本以及使患者快速恢复正常功能的程序。医护人员根据患者病情及个体差异，制订适应患者详细、科学的手术计划，当患者病情变化时能够及时应对处理，使患者得到及时、科学、有效的治疗。术前评估准备内容包括：基础疾病（病史）评估、实验室检查、功能/影像学检查、临床用药评估、心理评估、风险评估和患者准备等七个方面。

一、基础疾病评估

详细询问患者有无高血压、糖尿病、肝炎、结核、疟疾等病史，同时必须明确有无心脏病史（如心肌梗死、心力衰竭、心律失常、心脏瓣膜疾病以及既往介入及手术治疗史），也需要明确有无活动性感染、外周或中枢性血管疾病、肝肾功能不全、慢性阻塞性肺疾病（COPD）、妊娠、出血倾向、溶栓治疗或血小板糖蛋白Ⅱb/Ⅲa受体拮抗剂应用的相对或绝对禁忌证（如胃肠道或尿道出血、近期大手术、脑卒中）等。

二、实验室检查

实验室检查项目包括血常规、电解质、肝肾功能、凝血酶原时间（prothrombin time，PT）/部分凝血活酶时间（partial thromboplastin time，PTT）以及感染性疾病指标等。必要时，同时检查甲状腺功能和药物浓度（地高辛、茶碱、抗心律失常药）。

三、功能/影像学检查

功能/影像学检查包括基本的介入治疗前后应描记的12导联心电图、超声心动图、肺功能检查、CTA 扫描检查等。对于专科疾病的治疗，心房颤动射频消融 / 左心耳封堵患者，进行心脏 CTA 扫描以明确左心耳解剖特征，测量锚定直径，有助于封堵器型号的选择，同时可排除左心房及左心耳血栓，经食管超声心动图（TEE）评估有无血栓以及进行多角度二维 TEE 或三维 TEE 对左心耳解剖进行评估；经导管主动脉瓣置换术（TAVR）患者，心脏超声评估包括确定主动脉瓣病变类型及严重程度、瓣叶和瓣环的钙化程度、左室功能和左室壁厚度、确定有无合并其他瓣膜疾病或主动脉病变，术中经 TEE 再次确认主动脉瓣环直径，支架瓣膜释放后对瓣膜位置、瓣膜反流和瓣周漏进行评估，血管 CTA 评估包括主动脉瓣环直径、主动脉瓣膜形态及钙化程度，主动脉窦部、窦管交界及升主动脉直径、钙化程度及解剖形态，左心室流出道形态及钙化程度，冠状动脉开口高度，左心室主动脉夹角，主动脉瓣环最佳 DR 造影投影角度以及外周血管解剖等；外周血管疾病患者，非创伤性检查将有助于确定阻塞性病变部位和严重程度，同时以便必要时安全地使用大口径鞘管、主动脉内球囊反搏（intra-aortic balloon pump，IABP）或经皮心肺转流术（cardiopulmonary bypass，CPS）。

四、临床用药评估

对某些物质有无过敏史非常重要，如碘造影剂、碘剂、阿司匹林或其他常用药物。同时，应记录有无湿疹、哮喘或枯草热，因为这些病史常与碘造影剂不良反应发生率的增加有关。许多非心血管药物与心血管药物或碘造影剂有着重要的交互作用，患者进行充分术前准备是基本且重要的。各专科手术前有相应特殊用药，如心房颤动射频消融患者需提前 2 ～ 4 周口服抗凝药，冠状动脉介入治疗患者术前口服抗血小板药物如阿司匹林、替格瑞洛负荷量等，使用碘造影剂患者术前水化治疗，起搏器植入患者必要时应用抗生素等。

五、心理评估

心理障碍主要是指患者由于躯体或精神的不适感等产生的一种强烈的内心冲突或不愉快的情感体验。常见的心理障碍主要有焦虑、抑郁、紧张、惊恐以及愤怒等。焦虑是指持续性精神紧张或者发作性的惊恐状态，常伴有胸闷、头晕、口干、出汗、尿急、尿频以及心悸等。抑郁是一种持久的心境低落状态，常伴有躯体不适、焦虑以及睡眠障碍等。

在心血管疾病的人群中，心理障碍的发病率较高，特别是心肌梗死后及急性冠脉综合征患者精神心理障碍的发生率更高。介入治疗技术为有创性手术，存在治疗风险。较多患者对介入手术疗效、预后存在忧虑，对介入手术的安全性、可行性存在质疑，导致多数患者在介入治疗后出现一定的抑郁、焦虑等心理障碍，严重影响患者的生存质量及预后。因此应关注患者的心理问题，及时发现患者的心理动向，为介入术后患者的康复护理提供科学依据。心理评估主要是依据医学心理学的理论和方法对人的心理品质及水平做出鉴定，常用的方法如下。

1.调查法 调查法包括历史调查和现状调查两个方面。可以通过查阅患者既往就医资料，或者联系与其相关的人员进行调查，如亲人、朋友、同事等。调查对象包括患者本人及其周围的"知情人"，如父母、兄弟姐妹、亲友、同学、同事等。调查方式包括一般询问和调查表（问卷）的形式。通过这种方法，了解其近况或最近一段时间的心理变化，为临床诊断提供资料。

2.观察法 即观察患者的举动进行客观分析。观察法可以分为自然观察法与控制观察法两种形式，自然观察法是在自然情境（如家庭、学校、幼儿园或工作环境）中进行观察；控制观察法是在预先设置的场景进行观察。通过在观察下得到的行为表现和印象可以推测患者的人格特征及存在问题。

3.会谈法 即面对面的语言交流，也有称作"交谈法""晤谈法"等。会谈的形式包括自由式会谈和结构式会谈两种。

4.作品分析法 所谓"作品"指患者所做的日记、书信、图画、工艺等文化性的创作，还有生活和劳动过程中所做的事或产品。通过分析这些作品（产品）可以有效地评估其心理水平和心理状态，并且可以作为客观依据留存。

5.心理测验法 在心理评估方法中，心理测验占有十分重要的地位。在医学领域内所涉及的心理测验内容主要包括器质和机能性疾病的诊断中与心理学有关的各方面问题：如智力、人格、特殊能力、症状评定等。

六、风险评估

术前应用评估量表评测患者压疮发生风险、跌倒发生风险、日常生活能力及营养状况等。根据评估分数给予相应的预防、护理措施。血管介入手术术前常规检查双侧下肢动脉搏动情况，以便与术后观察对照。

七、患者准备

①皮肤准备，术前一日清洁穿刺部位皮肤；手术当日备皮，根据手术部位决定备皮范围。②术前晚保证充足睡眠，若入睡困难，遵医嘱给予安眠或镇静药物。③对于全身麻醉患者需遵医嘱术前4～8 h禁饮食。④更换清洁病员服；取下活动性义齿及首饰、金属物品等，女性患者不化妆。⑤术前排空大小便。⑥与导管室人员核对患者及交接单，信息无误后做好全面交接。

第二节　介入诊疗患者安全核查

2010年3月，原卫生部中心质量管理委员会颁布了《手术安全核查制度》的实施细则和《手术安全核查表》（表4-2-1），把手术安全核查作为一项核心内容纳入手术系统科室。《手术安全核查制度》定义为：在麻醉实施前、手术开始前和患者离开手术室前对患者身份、手术部位、手术方式等进行多方参与的核查，以保障患者安全的制度。《手术安全核查制度》的基本要求为：①医疗机构应当建立手术安全核查制度和标准化流程。②手术安全核查过程和内容按国家有关规定执行。③手术安全核查表应当纳入病历。手术安全核查制度的实施不仅从制度上杜绝了手术部位错误发生的可能性，而且可以监督切皮前抗生素等的使用，有效预防手术感染，确保恰当的手术实施于恰当的患者，促进了医生、麻醉医师以及护士之间的有效交流，避免了人为的医疗伤害。导管室介入诊疗安全核查具体实施细则如下：

（1）手术患者均应佩戴有患者身份识别信息的标识以便核查。

（2）实施各项介入诊疗术需分别在麻醉实施前、手术开始前和患者离开介入导管室前，由手术医师、麻醉医师（技师）和介入导管室护士三方同时对患者身份和手术部位等内容进行核查。

表 4-2-1　介入诊疗手术安全核查表

科　别：_____　患者姓名：_____　性别：_____　年龄：_____

病案号：_____　麻醉方式：_____　手术方式：_____

术　者：_____　手术日期：_____

麻醉实施前	介入手术开始前	患者离开介入导管室前
患者姓名、性别、年龄正确：是□ 否□	患者姓名、性别、年龄正确：是□ 否□	患者姓名、性别、年龄正确：是□ 否□
手术方式确认：是□ 否□ 手术部位与标识正确：是□ 否□	手术方式确认：是□ 否□ 手术部位与标识确认：是□ 否□	实际手术方式确认：是□ 否□ 手术用药、输血的核查
手术知情同意：是□ 否□ 麻醉知情同意：是□ 否□ 麻醉方式确认：是□ 否□ 麻醉设备安全检查完成：是□ 否□	**手术、麻醉风险预警：** 介入医师陈述： 　　　　　预计手术时间□ 　　　　　预计失血量□ 　　　　　手术关注点□ 　　　　　其他□	手术用物清点正确：是□ 否□ 手术标本确认：是□ 否□ 皮肤是否完整：是□ 否□ **各种管路：** 　　　　　中心静脉通路□ 　　　　　动脉通路□
皮肤是否完整：是□ 否□ 术野皮肤准备正确：是□ 否□	麻醉医师陈述： 　　　　　麻醉关注点□ 　　　　　其他□	气管插管□ 　　　　　伤口引流□
静脉通道建立完成：是□ 否□	介入护士陈述： 　　　　　物品灭菌合格□	胃管□ 　　　　　尿管□ 　　　　　其他_____□
患者是否有过敏史：是□ 否□	仪器设备□	**患者去向：**
抗菌药物皮试结果：有□ 无□	术前术中特殊用药情况□ 　　　　　其他□	恢复室□　病房□ ICU□　急诊□
术前备血：有□ 无□ 假体□ / 体内植入物□ / 影像学资料□	是否需要相关影像资料：是□ 否□	离院□ 其他：
其他：	其他：	
介入手术医师签名：_____　　麻醉医师签名：_____ 介入导管室护士签名：_____		

（3）介入诊疗术者、麻醉医师（技师）、介入导管室护士分项填写《介入诊疗手术安全核查表》并共同确认。

（4）认真执行"三查七对"制度。

（5）介入诊疗患者安全核查的内容及流程：

1）麻醉（局／全）实施前：核查各方共同依次确认《介入诊疗手术安全核查表》中第一项麻醉实施前内容：患者身份（姓名、性别、年龄、病案号），手术方式，知情同意，术式，患者过敏史，抗菌药物皮试结果，感染性疾病筛查结果，术前备血情况，皮肤是否完整，术野皮肤准备，手术、麻醉风险预警等，并在签名处签全名。

2）介入手术开始前：按上述方式，核查第二项介入手术开始前内容：患者身份（姓名、性别、年龄），手术方式，手术部位，手术麻醉风险预警，术前术中特殊用药情况等，并在签名处签全名。

3）患者离开介入导管室前：按上述方式，核查第三项患者离开介入导管室前内容：患者身份（姓名、性别、年龄），实际手术方式，麻醉方式，手术时间，清点手术用物，确认手术标本，检查皮肤完整性、动静脉通路、引流管、确认患者去向等，并在签名处签全名。

（6）介入诊疗手术安全核查必须按照上述步骤依次进行，每一步核查无误后方可进行下一步操作，不得提前填写表格。

（7）术中用药的核查：由术者或麻醉医师根据情况需要下达医嘱并做好相应记录，护士负责核查无误后方可使用。

第三节　介入诊疗患者监护

随着介入治疗技术在多领域、多层次的快速发展，在介入导管室建立完善的患者监护系统十分重要。通过及时全面客观地监护，可协助早期发现患者病情变化，是保证各项介入手术顺利安全实施必不可少的条件。介入诊疗术中要求护士不仅能熟练掌握监护仪器使用方法，还要具备良好的监护技术，才能通过仪器监护观察发现病情变化，及时处理，共同助力并保障各类介入手术顺利完成。虽然生命体征和重要脏器功能的监测可借助于各种电子仪器，但正确分析判断监测结果，并做出迅速、恰当的处理决策，则必须依靠有高度责任感和专业能力的医护人员。

术中监护是术中对患者血压、心率、呼吸、意识状态及血氧等生命体征以及患者自觉症状的监护。这些信息将提示患者是否出现病情突变，是否存在血管破裂出血等严重并发症，特别是高龄和重危患者更应严加监护；此外还应利用术中造影观察血管形态、血流状态及造影剂外溢现象等，明确有无血管内膜撕裂、夹层形成、动脉穿孔、急性血管闭塞等情况，以便及时采取有利处理措施。

心血管介入并发症监测及处理见表 4-3-1 至表 4-3-3。

表 4-3-1　常见并发症监测及处理

并发症类型	原因	处理	护理措施
低血压	①血容量不足 ②心脏压塞 ③支架内血栓形成 ④大量失血 ⑤扩血管药物作用 ⑥迷走神经反射	①静脉快速补液 ②静脉用多巴胺或肾上腺素 ③心源性休克配合医生使用 IABP/ECMO 辅助支持 ④心率慢时遵医嘱予阿托品静脉注射 ⑤心脏压塞时尽快配合医生进行心包穿刺	①遵医嘱使用药物并记录 ②保证输液通畅 ③严密观察生命体征变化,及时报告医生 ④心理护理:缓解患者不适
高血压	①精神紧张 ②手术时间过长 ③憋尿	①吸氧 ②口服、静脉给予降压药 ③排尿	①遵医嘱使用药物并记录 ②严密观察生命体征变化,及时报告医生 ③协助排尿或导尿 ④心理护理:消除患者紧张情绪
心动过缓	①迷走神经反应 ②晕针 ③急性冠状动脉闭塞 ④压迫止血	①阿托品静推 ②安置临时起搏器	①遵医嘱使用药物并记录 ②协助安装临时起搏器,调节参数,记录 ③严密观察生命体征变化,及时报告医生
局部血肿	①使用导管鞘型号不合适 ②术后穿刺点压迫方法、时间不当 ③术后患者制动不规范	①用弹力绷带包扎压迫止血 ②50% 硫酸镁或"黄金散"湿敷血肿部位 ③观察患者血压情况,关注有无活动性出血 ④关注肢体的肿胀和疼痛情况	①弹力绷带加压包扎伤口 ②随时观察末梢血运情况并记录 ③抬高患者肢体,减轻肿胀 ④观察肢体肿胀情况并记录 ⑤心理护理
冠状动脉夹层	①冠状状动脉病变因素 ②术者操作技术与器械相关因素	①低压力球囊再扩张 ②冠状动脉内用支架覆盖和挤压夹层 ③冠状动脉旁路移植术	①遵医嘱准备用物 ②严密观察生命体征变化,及时报告医生 ③心理护理 ④协助做好术前准备工作
呕吐	①迷走神经反射 ②紧张心理 ③药物因素	①保持呼吸道通畅 ②给予安慰和心理疏导 ③预防性用药	①遵医嘱给予药物治疗及措施 ②严密观察及时报告 ③心理护理
疼痛	①穿刺点切口疼痛 ②精神紧张 ③心肌缺血引起疼痛	①轻者给予解释、安慰和鼓励 ②重者遵医嘱用药	①做好术前宣教,心理护理 ②严密观察生命体征,注意患者主诉,及时处理
碘造影剂过敏反应	过敏的高危因素	①遵医嘱给药 ②备用急救物品	①术前询问过敏史 ②严密观察生命体征变化,注意患者主诉 ③按过敏反应处理流程处理

表 4-3-2　严重并发症监测及处理

并发症类型	原因	处理	护理措施
心室颤动	①开通梗死血管后 ②急性心肌梗死 ③频发室性早搏	①立即停止操作，撤除导管 ②患者有意识，嘱其用力咳嗽；无意识行胸外按压 ③用除颤仪除颤 ④临时起搏，IABP 酌情使用 ⑤使用急救用药	①准备各种急救用药，遵医嘱使用 ②迅速进行除颤 ③急救设备完好备用 ④严密观察生命体征，及时报告医生，并做好记录
心源性休克	①急性心肌梗死 ②血容量不足 ③心功能不全	①静脉迅速扩容，补充血容量 ②高浓度吸氧或酒精湿化吸氧 ③遵医嘱使用强心、利尿药物 ④观察呼吸、氧饱和度，随时准备使用呼吸机 ⑤严重者保持 IABP 备用	①建立静脉通道，保持静脉通道通畅 ②遵医嘱使用急救药物 ③准备吸氧及急救设备 ④严密观察生命体征变化，及时报告医生，并做好记录
急性心脏压塞	①电生理射频消融导管误伤 ② PCI 术中冠状动脉穿孔 ③临时起搏放置位置在右心室壁较薄部位	①静推抢救药物，补充液体 ②行心包穿刺 ③备好临时起搏器 ④准备鱼精蛋白静推 ⑤准备冠状动脉带膜支架行局部封堵 ⑥心外科会诊，必要时行外科手术 ⑦血压稳定后转入监护室继续治疗	①准备急救药物，遵医嘱使用 ②建立静脉通道保证通畅并补液 ③协助心包穿刺，记录心包引流量并观察积液颜色和性质 ④临时起搏器备用 ⑤严密观察生命体征变化，及时报告医生，协助处置并做好记录
心搏骤停	①冠状动脉介入术中导管阻碍冠状动脉血流 ②急性心肌缺血	①立即停止手术进行抢救 ②迅速评估患者并持续行心肺复苏（CPR） ③高流量给氧 ④使用血管活性药和抗心律失常药物 ⑤必要时除颤	①呼叫麻醉科，配合抢救 ②保持静脉通道通畅，遵医嘱使用急救药物 ③准备抢救用物并协助抢救 ④观察生命体征变化，并做好记录
肺栓塞	血栓脱落	①立即面罩高流量吸氧并指导患者深呼吸 ②静脉给予升压、扩容、抗休克治疗 ③行双侧肺动脉造影，抽吸血栓或于导管内注入尿激酶 ④紧急腔静脉滤器置入术	①建立静脉通道，保持输液通畅，遵医嘱用药 ②心理护理：安抚患者 ③严密观察生命体征变化，及时报告医生，并做好记录
血管内医源性异物	手术器材断裂	①备好穿刺鞘、抓捕器或取异物手术用物，取出异物 ②如无法用介入方法取出，则经外科手术取出 ③取出后检查体内有无残留	①安抚患者，嘱患者勿动 ②备好各种抢救药品和物品 ③协助医生进行异物取出 ④严密观察生命体征变化，及时报告并做好记录 ⑤取出异物后检查异物的完整性

表 4-3-3 经导管主动脉瓣置换术并发症监测及处理

并发症	处理
休克，低心排血量	结合血流动力学状态，IABP、心肺旁路（CPB）/ECMO、血管活性药物等应用
瓣周漏	球囊后扩张 / 瓣中瓣植入 / 瓣周漏封堵
中心性瓣膜反流	通常为自限，需软钢丝或导管探查，再次瓣膜植入
心脏传导阻滞	起搏器植入
冠状动脉闭塞	PCI 或 CABG
严重瓣环破裂	心包引流，自体输血，外科开胸闭合，监护，镇静
心室穿孔	心包引流，自体输血，外科开胸闭合
瓣膜位置不良	再次置入瓣膜
瓣膜血栓	紧急血管内或外科治疗
心房颤动	药物或电转复，心率或节律控制
轻重度缺血性、出血性卒中	机械取栓，阿司匹林抗凝，中和抗凝及纠正凝血
严重出血	血流动力学支持，输血
血管并发症	血管内介入修补或外科手术修补
急性肾损伤	支持治疗，维持最佳液体状态

第四节 介入术后患者转运

介入术后患者病情严重程度与原发病、术前状态、手术效果有关，尤其是危重症患者介入术后转运风险极高，对转运团队、仪器设备等医疗资源提出更高的要求。

鉴于介入术后患者病情存在较大差异性，构建快速、准确评估介入术后患者病情的方案，制定介入术后分级转运制度流程，可在保证患者安全的基础上实现医疗资源的有效利用。

由于介入术后转运风险除患者自身疾病因素外，还与医护人员、医疗仪器设备、转运工作流程有关，如何评估介入术后患者病情及转运风险、做好转运准备工作及交接班，是介入诊疗护理的重要工作。

一、患者转运评估

国内外危重患者转运指南指出要在转运前评估患者状态，包括患者的病史、生命体征、意识、静脉通道、引流管等情况。为避免主观经验对患者病情错误评估，利用工具对以上指标进行量化是比较科学、快速的方法。目前，用于评估患者病情危重程度的有急性生理与慢性健康状况评分（APACHE-Ⅱ）、早期预警评分（EWS）和改良早期预警评分系统（MEWS）、简化急性生理参数评分（SASP）、死亡概率模型（MPM）等。

MEWS 通过对患者的心率、收缩压、呼吸频率、体温和意识进行评定并给予相应的分值，具有操作简单、易于掌握、花费较少等优点，短时间内即可完成对患者的病情评价，是临床上应用最为广泛、可靠的病情评分工具（表 4-4-1）。

表 4-4-1　改良早期预警评分系统（MEWS）

参数	评分						
	3	2	1	0	1	2	3
心率（次/分）		< 40	41～50	51～100	101～110	111～129	≥ 130
收缩压（mmHg）	≤ 70	71～80	81～100	101～199	—	≥ 200	—
呼吸（次/分）	—	< 9	—	9～14	15～20	21～29	≥ 30
体温（℃）	—	< 35	—	35～38.4	—	≥ 38.5	—
意识	—	—	—	清楚	对声音有反应	对疼痛有反应	无反应

注：0～4 分为轻危，5～8 分为中危，≥ 9 分为高危，得分越高表示患者转运风险越高

　　MEWS 适用于一般患者介入术后转运前的快速评估，在特殊情况下，患者生命体征暂时平稳，但是有潜在高危并发症则需要进一步考虑如下转运风险。

　　（1）心律失常：心血管介入术后，应激反应、心肌灌注不足、再灌注损伤、急性血栓形成、血流动力学不稳定等可诱发心律失常，严重者可能诱发心脏性猝死。因此，在转运前需评估患者心电活动、观察患者有无心绞痛发生，备齐抢救药品和急救器械。

　　（2）高危出血风险：术中使用肝素过多及患者凝血功能障碍、使用导管较粗、术中反复穿刺等可引起术口或其他部位出血，转运前应评估是否存在出血高危因素。

　　（3）碘造影剂过敏反应：过敏样或非过敏性造影剂反应可能会增加患有严重心脏疾病患者发生非过敏性心脏事件的风险。有过敏（如食物、药物、花粉等过敏）、哮喘等过敏反应患者，会增加碘造影剂过敏反应风险。应警惕该过敏反应在转运过程中发生。

　　（4）合作缺乏：对于儿童、失智、谵妄等认知障碍的特殊人群，使用病床、平车转运时应警惕坠床、拔管、术肢活动等意外事件，必要时使用身体约束程序。

二、安全转运流程

（一）转运制度

　　（1）转运前：与患者家属沟通，签署知情同意书；转运团队内部沟通，明确职责，确定路线；与接受科室沟通，告知到达时间及患者情况。

　　（2）转运中：患者在床单位间移动过程中要注意保护各种管路，避免牵拉松脱；确

保转运床床栏稳固可靠，必要时使用安全带固定，对于神志未清醒或无法配合患者给予肢体约束；转运过程中适当与患者沟通，注意保护患者隐私，减轻患者心理负担；密切监测患者生理变化及仪器设备的状态；介入术穿刺伤口需暴露在视野中，或方便观察，防止出血未被及时发现。

（3）转运后：结合口头交接、书面交接、病历信息系统等与接收科室进行全面交接，保证治疗护理的连续性，双方签名确认诊疗责任的转移。整理转移物品，规范处置用物，如清洁、消毒、充电、充氧等。

（二）转运分级标准

根据 MEWS 评估结果，参考《急诊危重症患者院内转运共识——标准化分级转运方案》，制定介入术后患者的分级转运流程。根据患者的生命体征、意识状态、呼吸支持、循环支持、临床问题及转运时间6方面进行评估，根据评估结果综合分级为Ⅰ级、Ⅱ级、Ⅲ级（表4-4-2），并依据分级标准配备相应的转运人员（表4-4-3）及转运装备（表4-4-4）。

表 4-4-2　介入术后转运分级标准

评估项目	转运分级		
	Ⅰ级	Ⅱ级	Ⅲ级
MENS 评分	≥9分	5～8分	0～4分
呼吸支持	人工气道；机械通气	氧疗	—
循环支持	泵入2种及以上血管活性药物	泵入1种及以上血管活性药物	无需血管活性药物
临床问题	急性心肌梗死、严重心律失常、夹层、主动脉瘤等	心电图怀疑心肌梗死、胸痛；高危出血风险；缺乏合作	慢性病症
转运时间	≥20 min	≥10 min 且＜20 min	＜10 min

注：以 MENS 评分为主；转运时间为次要指标，可依据实际情况进行相应调整

表 4-4-3　转运人员配备标准

人员	转运分级		
	Ⅰ级	Ⅱ级	Ⅲ级
医师	熟悉介入术后并发症；掌握急救技能：胸外按压、气管插管、除颤、电复律	熟悉介入术后常见并发症；掌握基本急救技能	掌握基本急救技能
护士	N3 层级护士；熟练掌握转运装备及抢救仪器	N2 层级护士；熟练掌握抢救仪器	N1 层级护士；基本可使用抢救仪器

注：以上标准为推荐配备标准，各医院可根据自身实际情况按照推荐原则进行调整

表 4-4-4　转运装备配备标准

装备	转运分级		
	Ⅰ级	Ⅱ级	Ⅲ级
仪器设备	氧气 2 瓶、转运监护仪、转运呼吸机或呼气末正压（PEEP）简易呼吸器、口咽气道、微量泵 2 个、自动体外除颤器（AED）、便携式吸痰器、插管用物、穿刺用物	氧气 1 瓶、转运监护仪、简易呼吸器、口咽气道、微量泵 1 个、AED（必要时）、穿刺用物	氧气 1 瓶、指夹式脉搏血氧仪、简易呼吸器（必要时）、穿刺用物
药品	肾上腺素、多巴胺、胺碘酮、咪达唑仑、利多卡因、阿托品、等渗盐水	肾上腺素、咪达唑仑、等渗盐水	等渗盐水

注：以上标准为推荐配备标准，各医院可根据自身实际情况按照推荐原则进行调整

（三）转运流程图（图 4-4-1）

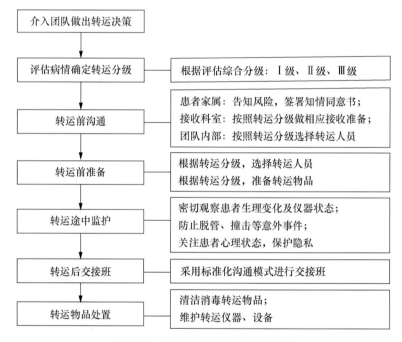

图 4-4-1　介入术后患者转运流程图

三、患者安全交接

介入术后转运人员应与接收科室负责接收的医务人员进行口头和书面交接，交接的内容包括患者病史、重要体征、实验室检查、手术情况，以及转运中有意义的临床事件，交接后应书面签字确认。

标准化沟通模式又称 SBAR 沟通模式，是一种以证据为基础的快速有效、结构化、标准化的沟通模型，世界卫生组织（WHO）积极提倡和促进 SBAR 沟通模式的传播及应用。SBAR 沟通模式广泛应用于护士向医生汇报病情、患者的转运交接、护理交接

班、护理教育等方面。介入术后，SBAR 沟通模式内容包括：现况（situation，S）、背景（background，B）、评估（assessment，A）、建议（recommendation，R）4 个部分（表 4-4-5）。①现状：患者科室、床号、姓名、性别、年龄、住院号、诊断。②背景：简要

表 4-4-5　介入诊疗患者转运交接单

S	转出科室：＿＿＿＿＿＿＿＿　　　转入科室：＿＿＿＿＿＿＿＿　　　床号：＿＿＿＿＿		
	姓名：＿＿＿＿　性别：＿＿＿　年龄：＿＿＿　住院号：＿＿＿＿　腕带标识：□有 □无		
	诊断：		
B	简要病史		既往史	
			过敏史	
	手术治疗名称	□ CAG □ PCI：经皮冠状动脉腔内血管成形术（PTCA） □ PCI：支架置入 □ PCI：旋磨术 □ PCI：血栓抽吸 □ 起搏器植入术 □ ICD 植入术	□ 射频消融术 □ 经导管主动脉瓣置换术 □ 左心耳封堵术 □ 房间隔缺损封闭术 □ 室间隔缺损封堵术 □ 卵圆孔未闭封堵术 □ 未闭动脉导管封堵术	麻醉方式 □ 局麻 □ 全麻
	异常检查检验			
A	神志	□ 清醒　□ 模糊　□ 嗜睡　□ 昏睡 □ 谵妄　□ 镇静　□ 浅昏迷　□ 深昏迷		
	症状体征			
	生命体征	体温（T）：＿＿℃；心率（HR）：＿＿次 / 分；呼吸频率（RR）：＿＿次 / 分；血压（BP）：＿＿ mmHg		
	呼吸支持	□ 自主呼吸　□ 吸氧　□ 机械通气　□ 气管插管　□ 气管切开		
	静脉通路	□ 留置针　□ 中心静脉导管（CVC）　□ 经外周穿刺中心静脉置管（PICC） □ 其他　　部位：＿＿＿＿＿		
	用药情况	1. ＿＿＿＿＿＿＿＿＿＿ 2. ＿＿＿＿＿＿＿＿＿＿ 3. ＿＿＿＿＿＿＿＿＿＿ 4. ＿＿＿＿＿＿＿＿＿＿ 5. ＿＿＿＿＿＿＿＿＿＿ 6. ＿＿＿＿＿＿＿＿＿＿		
	管道	□ 胃管　□ 尿管　□ 引流管　□ 血管鞘　□ 其他＿＿＿＿＿		
	皮肤情况	□ 完整　□ 红斑压之褪色　□ 压疮　□ 破损　□ 其他		
	心理状态	□ 平静　□ 担心　□ 恐惧　□ 谵妄　□ 其他　□ 无法评估		
	其他特殊情况			
R	观察要点			
	注意事项			

交接时间：＿＿＿＿＿＿　　交班者：＿＿＿＿＿＿　　接班者：＿＿＿＿＿＿

病史、既往史、过敏史，手术治疗名称、麻醉方式、异常检查检验结果。③评估：患者神志、症状体征、生命体征、呼吸支持、静脉通路、用药情况、管道、皮肤情况、心理状态、其他特殊情况。④建议：观察要点及注意事项。

第五节　介入诊疗患者不良事件管理

介入诊疗患者不良事件是指在介入诊疗护理活动中，任何可能影响患者的治疗、护理结果，非疾病本身造成的患者机体直接或间接不良影响或功能损害，增加患者的痛苦和负担并可能引发医患纠纷的事件。介入诊疗患者不良事件范围：①治疗问题：包括错误治疗、治疗不及时、院内感染、错误用药、药物不良反应等；②意外事件：包括患者坠床、猝死、压疮、管路滑脱、机器故障等；③医患沟通：包括医患沟通不良、医患语言冲突、医患行为冲突等；以及④其他非上列导致不良后果或不良影响的事件。

一、不良事件防范与处置

预防为主的原则贯穿于介入诊疗护理工作的始终。首先树立"三级防控"的观点。一级预防力争不发生任何质量问题；二级预防即是将可能发生的质量问题消灭在萌芽状态；三级预防就是当发生质量问题时，将不良影响和损害降到最低，具体的做法是：

（1）建立健全安全管理制度、重点环节的应急预案和患者知情同意制度，实施监督、检查、评价和整改，体现持续质量改进。

（2）加强关键环节、薄弱环节的管理，确保患者安全。

（3）定期组织对医护人员进行安全规章制度、知识和技能的培训，增强医护人员安全意识和责任心。

（4）严格执行各项规章制度，确保介入诊疗护理工作安全有序进行。

（5）严格执行各项介入诊疗护理操作规程，认真落实查对制度，杜绝差错事故的发生；认真落实消毒隔离制度、手卫生规范等，控制医院感染的发生。

（6）严格执行交接班制度、查对制度，主动巡视患者，严密观察病情变化，杜绝差错事故。

（7）努力做好手术患者的安全管理。

（8）落实介入诊疗患者防护措施，完善防护设施。

（9）认真落实各级护理人员的岗位责任制，工作明确分工，团结协作，结合各科情况，制定切实可行的防范措施。

（10）对特殊患者，如危重、昏迷、瘫痪、小儿、精神异常等患者应加强护理，预防坠床、非难免压疮等不良事件的发生。

（11）严格执行《病房药品管理制度》，加强对特殊药物（毒麻药品、Ⅰ类精神药品、易混淆药品、贵重药品）的管理。

（12）严格执行《急救物品、药品管理制度》，班班交接，保证齐备完好。

（13）严格执行《物资设备管理制度》，确保用物及设备的安全使用。

（14）落实"五防"（防火、防盗、防事故、防汛、防医院暴力）措施，定期检查非医疗护理的不安全因素，采取防范措施。

（15）介入诊疗安全（不良）事件发生后护士应立即通知相关人员，积极采取措施。以减轻和消除可能造成的不良后果。

（16）护士做好介入诊疗安全（不良）事件登记，详细记录事件发生的原因、经过、后果及处理。

（17）科室及时组织讨论，对介入诊疗不良事件进行分析整改；对差错及有严重后果的不良事件应写出原因分析及整改措施，上报医教部及护理部。

（18）对于主动上报不良事件的责任人，根据事件的后果，经质量管理委员会讨论减轻或免于处罚；对隐瞒不报者，经质量管理委员会讨论加扣科室质量分。

二、不良事件上报与持续质量改进

（一）不良事件报告

介入诊疗不良事件发生后护士应立即通知相关人员，积极采取措施，以减轻和消除可能造成的不良后果。护士做好介入诊疗不良事件登记，详细记录事件发生的原因、经过、后果及处理。严格执行介入诊疗不良事件报告制度。介入诊疗不良事件发生后立即报告医疗组长及护士长，在 24 h 内填报护理不良事件报告单交护理部：严重不良事件立即口头报告科护士长、护理部，在 12 h 内填报护理不良事件报告单交护理部（图 4-5-1）。

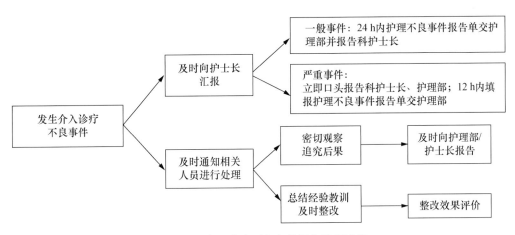

图 4-5-1 介入诊疗不良事件报告处理流程

（二）持续质量改进

质量管理的目标是使患者满意。患者的需求是不断变化的，必须持续质量改进才能满足和超越患者的需求。持续质量改进是介入治疗质量管理的灵魂。持续质量改进是指在现有水平的基础上，通过一系列活动，使产品和服务质量不断提高的循环过程。要求每位介入手术医护人员都要树立追求卓越质量的意识，对影响质量的因素要有敏锐的洞察、分析、反省和解决问题的能力，不断发现问题、解决问题，以达到持续质量改进的目的；从而进一步提高介入诊疗护理质量，不断完善质量标准、医疗护理常规、规章制度等，认真组织实施。质量控制小组应及时将检查中存在的问题进行反馈分析，讨论提出切实可行的整改措施，进行整改，追踪改进效果并及时给予评价。针对不良事件，需要运用相应管理工具进行根因分析，查找导致不良事件的真正原因，针对原因提出改进措施并有效落实，及时评价改进效果，最终形成长效机制固化成效，以达到持续的质量改进。

三、介入导管室应急预案管理

（一）介入导管室重点环节应急管理制度

（1）介入导管室设立安全管理和突发事件应急管理小组，科主任和护士长担任组长，负责完成对医院重大突发事件科室/护理单元的响应。对于科室用药、治疗、围手术期管理、护理安全及医疗护理重点环节的应急情况进行管理，实行统一领导、统一指挥。

（2）重点环节管理应遵守预防为主、常抓不懈原则，严格执行各项护理操作规程，认真落实查对和交接班制度，确保护理质量和护理安全。

（3）根据实际情况科学安排人力资源，对重点环节的工作流程、人员安排有明确要求。

（4）定期进行护理人员培训及演练，加强护士安全意识教育，强化护理人员安全风险防范意识和应急处理能力。做到人人知晓重点环节应急预案和上报流程，确保监测与预案系统的正常运行。

（5）突发事件应急管理小组接到报告后应对报告进行核实取证，采取必要措施，并决定是否启动突发事件应急预案。

（6）突发事件应急管理小组应保持 24 h 通信畅通，启动应急预案后相关人员必须及时到达规定岗位，服从统一指挥和调动。

（7）科室根据事件关键环节管理中出现的问题，应组织相关人员及时对事件进行分析和讨论，找出根本原因并进行整改，达到持续质量改进。

（8）特殊事件/重大事件应及时上报医院相关部门。

（二）介入导管室患者不良事件应急预案

1. 呼吸心搏骤停应急处理措施与流程

（1）应急处理措施

1）患者发生呼吸心搏骤停时，应立即进行心肺复苏，同时通知医生，快速建立静脉通路，遵医嘱应用抢救药物，必要时建立两条静脉通路。

2）参加抢救人员应注意密切配合，有条不紊，坚守岗位，严格执行查对制度。

3）保留各种液体、安瓿及药瓶备查。

4）密切观察病情变化，及时采取抢救措施，据实准确记录抢救过程。

5）急救物品做到"四固定"，班班清点，完好率达100%，保证应急使用。

6）护理人员熟练掌握心肺复苏流程、各种仪器使用方法和注意事项。

（2）应急处理流程：患者呼吸心搏骤停→立即心肺复苏，同时通知医生→快速建立静脉通路→遵医嘱用药→保留各种液体、安瓿及药瓶备查→准确记录→观察病情变化。

2. 急性心脏压塞应急处理措施与流程

（1）应急处理措施

1）患者发生急性心脏压塞时，立即联系床旁超声心动图检查并协助医生准备心包穿刺，备好各种抢救物品。

2）建立两条静脉通路，使用大号静脉留置针，遵医嘱予止血/中和肝素药物、新鲜血或代血浆。

3）配合医生行心包穿刺术，记录心包积液颜色、性质和量。

4）积极配合医生处理心脏压塞的原发病因，予以纠正。

5）严密观察患者生命体征变化，及时发现并报告医生，遵医嘱用药，做好用药及生命体征的记录。

6）及时准确地记录抢救过程。

7）通知科室领导，逐级进行汇报。

8）患者病情好转、生命体征逐渐平稳后，护理人员做好基础护理，同时安慰患者和家属，提供心理护理。

9）如上述处理无效，患者病情恶化，需联系外科医生手术处理，并做好病情交接。

（2）应急处理流程：发生心脏压塞→通知医生/超声医师→立即抢救→建立静脉双通路→遵医嘱用药→观察→必要时做好外科手术准备→记录抢救过程→安抚患者和家属→密切关注，动态评估及处理→分析原因持续改进。

3. 窒息应急处理措施与流程

（1）应急处理措施

1）发生窒息时，立即通知医生，置患者处于仰卧位，头偏向一侧，快速吸出鼻腔、口腔、呼吸道分泌物。

2）抢救中观察患者面色、呼吸、神志等情况。

3）快速备好抢救器材（吸引器、吸痰管、开口器、喉镜、呼吸机）。

4）神志不清、呼吸心搏停止时，应立即进行胸外心脏按压、气管插管、人工呼吸、加压给氧、心电监护等心肺复苏抢救措施，遵医嘱给予抢救用药。

5）及时采取脑复苏，予患者头戴冰帽保护脑细胞，护理人员根据医嘱予以脑细胞活性剂、脱水剂。

6）严密观察患者生命体征、神志、瞳孔变化，及时报告医师采取措施。

7）据实、准确记录抢救过程。

（2）应急处理流程：发生窒息→立即抢救→通知医生→清理分泌物→观察生命体征→告知家属→记录抢救过程。

4. 急性肺水肿应急处理措施与流程

（1）应急处理措施

1）关闭输液开关或将输液速度降至最低。

2）立即报告医生并组织紧急救治。

3）若病情允许将患者安置为端坐位，双下肢下垂，以减少回心血量，减少心脏负担。

4）加压给氧，减少肺泡内毛细血管的渗出；同时湿化瓶内加入 20% ~ 30% 酒精，改善肺部气体交换，缓解缺氧症状，必要时呼吸机辅助呼吸。

5）必要时进行四肢轮流结扎，每隔 5 ~ 10 min 轮流放松一侧肢体的止血带，可有效减少回心血量。

6）遵医嘱给予镇静、利尿、扩血管和强心药物。

7）认真记录患者的抢救过程，重点交接班。

（2）应急处理流程：关闭或减慢输液滴速→患者取正确坐位→加压给氧→四肢轮流结扎→遵医嘱给药→观察→记录抢救过程→重点交接→分析原因持续改进。

5. 用药错误应急处理措施与流程

（1）应急处理措施

1）立即停止用药。静脉用药者保留静脉通路，更换液体和输液器；口服给药者根据给药时间，必要时洗胃。

2）报告医生并遵医嘱给药。配合医生抢救，必要时请药剂科专职药师指导处理。

3）观察评估患者情况，严重者就地抢救。

4）记录患者生命体征、一般情况和抢救过程。

5）及时报告科主任、护士长、护理部、医务部或总值班。填报《医疗护理安全事件报告单》并上报相关部门。

6）做好患者及家属的安抚工作。

7）保留输液器和药物送检。

8）患者家属有异议时，立即按有关流程对药物、输液器具进行封存。

9）分析原因，持续改进。

（2）应急处理流程：停止用药→更换并保留液体和输液器→报告医生→评估并遵医嘱给药→就地抢救→观察生命体征→记录抢救过程→及时上报→做好沟通→送检→分析原因，持续改进。

6. 发生严重过敏反应应急处理措施与流程

（1）应急处理措施

1）立即停止可疑致敏药物（如系正在使用之静脉药物，撤去药物时应尽量保留原有静脉通路）。

2）患者体位：平卧位，抬高下肢，意识丧失者使头偏向一侧。

3）遵医嘱给予肾上腺素。肌内注射肾上腺素（1:1000，根据国外研究和指南推荐：肾上腺素注射推荐最佳注射部位为大腿中段外侧）；剂量：成人 0.3 ~ 0.5 ml，儿童 0.01 ml/kg 体重（最大 0.3 ml），必要时每 5 ~ 15 min 可重复使用。

4）保持气道充分开放并充分供氧（面罩给氧 5 ～ 10 L/min）；必要时行气管插管或气管切开，如暂无条件建立人工气道，紧急情况下可先行环甲膜穿刺，同时心电监护。

5）建立静脉通路（必要时两条以上通路），遵医嘱补液。晶体液补液维持血压（首剂 500 ml 于 5 ～ 10 min 内输入），如有心功能不全者适当减慢速度（酌情通过中心静脉压或彩超监测下腔静脉直径予以评估）。如注射肾上腺素和晶体补液后血压仍无好转可考虑使用多巴胺，并根据血压情况调整剂量或应用去甲肾上腺素维持血压。

6）遵医嘱予呼吸支持相关药物。支气管痉挛时可吸入 β$_2$ 受体激动剂（如沙丁胺醇等）；同时使用肾上腺素拮抗剂（如美托洛尔等 β 受体阻滞剂）。患者使用肾上腺素可能无效，可考虑使用吸入抗胆碱药物（如异丙托溴铵等）或静脉使用茶碱类药物。

7）遵医嘱给予抗组胺药物，如苯海拉明肌内注射（剂量 1 mg/kg，最大剂量不超过 50 mg）。

8）遵医嘱给予糖皮质激素类药物，如静脉使用甲泼尼龙或氢化可的松琥珀酸钠。

9）如患者短时不能苏醒或仍需呼吸机支持，可联系转入 ICU 进一步治疗观察。

10）如患者出现呼吸心搏骤停必须立即建立气道，恢复呼吸与有效循环，按心肺复苏流程处理。

（2）注意事项

1）输注升压药时，注意加强输注部位观察，严防液体外渗。

2）确保静脉通路畅通。

3）保持救治工作分工有序，及时安慰患者及家属。

（3）应急处理流程：迅速判断→停止可疑致敏药物→呼救→患者取合适体位→保持气道充分开放并供氧→建立静脉通路→遵医嘱给药→对症处理或抢救（如患者短时不能苏醒或仍需呼吸机支持者，转入 ICU 治疗观察）→观察→记录抢救过程→保留可疑致敏药物→送检→上报。

7. 碘造影剂外渗预防／应急处理措施与流程

（1）预防／应急处理措施

1）操作规范轻柔，严禁粗暴操作导丝导管。

2）发生碘造影剂外渗时，立即停止注射，拔出鞘管后给予局部按压，促进药物扩散。

3）评估渗量和渗漏严重程度：

轻度渗漏：穿刺点周围渗漏，渗漏范围小于 5 cm。

中度渗漏：肿胀范围大于 5 cm，没有超过关节。

重度渗漏：肿胀范围广，已明显超过关节。

4）局部湿敷与水疱处理：轻度渗出者一般无须特殊处理，待药物自行吸收。中重度渗出者，局部使用 50% 硫酸镁冷湿敷 1 次 /2 ～ 4 小时，每次 30 min，直至明显消退；严重者先用 0.05% 地塞米松局部湿敷 15 ～ 30 min 后，再用硫酸镁间隔湿敷、冰敷，24 h 后热敷。抬高患侧肢体，促进血液回流。减轻组织水肿渗出。水疱处理：如渗出局部有水疱，消毒后用 1 ml 注射器抽吸水疱液，再次消毒后以生理盐水无菌纱布覆盖，促进上皮细胞愈合。碘造影剂渗出严重者，必要时会诊咨询临床医师指导用药。

5）登记信息：详细登记患者基本信息和渗出相关信息，以方便交接并完成患者后续延续护理和观察。

6）报告护士长，每月统计、上报护理部，必要时填写《药物外渗 / 渗出报告单》，据因分析。

7）电话随访患者，指导患者出院观察处理。

（2）应急处理流程：碘造影剂外渗→停止注射→拔出鞘管→挤压残留药物→评估外渗程度→轻度无需处理→中、重度局部湿敷、冰敷→ 24 h 后热敷→抬高患肢→大面积水泡、骨筋膜室综合征请相应科室就诊→登记→沟通指导患者后续护理→报告护士长→必要时填写药物外渗报告单→随访。

8. 导管脱落预防 / 应急处理措施与流程

（1）预防 / 应急处理措施

1）根据病情遵医嘱正确固定导管，避免脱管移位。

2）安置导管前告知患者及家属置管目的、重要性及配合注意事项；遇烦躁、麻醉复苏患者应有专人守护，并适当约束患者，防止患者自行将导管抓脱，必要时遵医嘱应用镇静药物。

3）安置后妥善固定、正确连接，标识导管安置的日期、时间，引流瓶离地放置。

4）加强巡视，密切观察导管情况，保持通畅，严格交接班，做好护理记录。

5）指导患者及家属配合保护导管，防止导管弯曲、打折、受压，告知患者改变体位时要注意防止导管牵拉脱落，以及带管活动时的注意事项。

6）一旦发生导管脱落，立即进行处理并通知医生。

7）填报《医疗护理安全事件报告单》。

8）发生导管脱落事件，分析原因、总结经验，避免以后同类事件发生。

（2）应急处理流程：妥善安置和固定管道→健康教育和预防措施→一旦管道脱落立即采取必要的保护和补救措施→遵医嘱进一步处理→填报《医疗护理安全事件报告单》→分析原因持续改进→严密观察→做好记录。

9. 介入诊疗常见设备脱落应急处理措施与流程

（1）临时起搏电极脱落应急处理措施与流程

1）紧急处理措施：电极完全脱落时，立即用无菌纱布按压穿刺处；进行临时起搏器电极复位或重新安置电极；固定包扎临时起搏电极，严密观察患者心率；做好患者及家属健康教育，强调再次脱落的危险性。

2）应急处理流程：电极移位 / 脱落→临时电极复位或重新安置→参数调节→固定包扎→健康教育。

（2）主动脉内球囊反搏（IABP）导管脱落应急处理措施与流程

1）紧急处理措施：导管完全脱落时，立即用无菌纱布按压穿刺处；进行导管复位或重新安置；固定包扎主动脉内球囊反搏（IABP）导管，严密观察患者生命体征；做好患者及家属健康教育，强调导管脱落的危险性。

2）紧急处理流程：主动脉内球囊反搏（IABP）导管移位 / 脱落→复位或重新安置→

设置参数→固定包扎→健康教育。

10. 坠床意外事件应急处理措施与流程

（1）应急处理措施：原则为勿轻易搬动患者，初步评估后再进一步处理。

1）立即观察患者神志、瞳孔及测量脉搏、呼吸、血压，必要时测体温。

2）检查有无受伤、受伤部位，评估受伤严重程度，尤其注意有无颅脑损伤、骨折、内出血等，并做好记录。

3）立即通知医师和患者家属。

4）视情况将患者转移至病床或安置在安全处。

5）协助医师作进一步处理。

6）及时向上级领导汇报。24 h 内填写《医疗护理安全事件报告单》并交至护理部。特殊情况（如患者受伤、发生纠纷等）时立即口头报告科护士长、护理部，在 12 h 内填报《医疗护理安全事件报告单》交护理部，并报医疗综合科。

7）密切关注患者坠床相关病情的发展与转归以及患者、家属的情绪状况，并及时向上级部门报告。

8）组织相关人员讨论、分析原因，拟定整改措施，持续追踪并记录。

（2）应急处理流程：发生坠床→生命体征与伤情评估，安抚患者→通知医生并协助处理→通知并安抚家属→逐级汇报（护士长、科护士长、护理部）→记录→分析整改→持续改进。

11. 仪器设备使用故障预防 / 应急处理措施与流程

（1）预防 / 应急处理措施

1）护士应熟知介入导管室常用仪器设备使用情况及患者病情。

2）使用仪器中随时观察参数动态变化，确保参数正常。设备仪器出现故障时，医护人员应立即采取补救措施（如检查设备状况、调整设置参数、更换备用设备、通知维修人员前来维修等），以保证患者使用仪器的顺利与安全。

3）设备维修部门应定期检查仪器工作状况，确保设备运转良好，做好维修、维护登记。

4）仪器不能正常工作时，护士应立即检查电源是否正常连接，及时排除故障；如不能立即排除故障应立即停止使用，同时评估患者病情，通知医生，严密观察患者的生命体征及病情变化；做好清醒患者心理护理及解释工作，同时使用备用仪器。

5）故障仪器应悬挂"待修"牌或放于"故障、损坏专区"，由物资管理护士及时通知设备维修部门进行维修。维修过程及结果应及时登记备案。

6）规范管理科室仪器设备，定期检查，保证完好备用。

（2）应急处理流程：仪器故障→排除故障→严密观察病情→更换备用仪器→通知设备维修部门维修→规范登记。

12. 使用中的呼吸机突然断电或出现故障应急处理措施与流程

（1）应急处理措施

1）应了解本班次使用呼吸机患者病情。

2）如发生停电或呼吸机故障不能正常工作时，立即停止应用呼吸机，迅速将简易呼吸器与患者呼吸道相连，用人工呼吸方法调整患者呼吸；如果患者自主呼吸良好，应给予鼻导管吸氧；同时通知医生。

3）严密观察患者面色、呼吸、意识及呼吸机情况。

4）立即联系设备物资部、医教部、护理部、医院总值班等。迅速采取各种措施，尽快恢复通电/排除故障/更换呼吸机。

5）发生呼吸机断电或呼吸机故障时，医生、护士不得离开患者，以便随时处理紧急情况。

6）遵医嘱给予患者药物治疗。

7）恢复电源后，重新将呼吸机与患者呼吸道连接，遵医嘱根据患者情况调整呼吸机参数。

8）护理人员将患者生命体征准确记录于护理记录单中。

9）通知科室领导，逐级进行汇报，并分析发生原因进行质量改进。

10）部分呼吸机带蓄电池，平时应定期充电，保持蓄电池始终处于饱和状态，以保证突发情况时能正常运行。专人负责，定期检查呼吸机蓄电池充电情况、呼吸机能否正常工作，以保持应急使用。

（2）应急处理流程：呼吸机故障→查找原因（启用蓄电池维持或连接简易呼吸器）→严密观察病情→关闭各仪器参数→观察处理患者紧急情况→来电后重新调整参数→逐级汇报→蓄电池充电备用。

13. 中心供氧装置故障应急处理措施与流程

（1）应急处理措施

1）立即使用备用氧气枕，继续吸氧。

2）必要时使用备用氧气筒，如患者存在自主呼吸，可打开吸氧装置，给予患者吸氧。若患者无自主呼吸，可在人工通气的同时，将呼吸机连接至氧气筒上，调节参数后连接患者呼吸道。

3）严密观察患者呼吸状况和病情变化，随时处理并做好记录。

4）立即与相关部门（如基建部、设备物资部）联系维修。

5）向患者及家属做好解释及安抚工作。

6）报告科室领导并逐级汇报，分析发生原因，进行持续质量改进。

（2）应急处理流程：供氧装置故障→使用备用氧气袋/氧气筒吸氧→观察病情→处理患者紧急情况→查找原因报告维修→记录故障发生过程及患者情况→逐级汇报→分析原因，持续质量改进。

14. 中心负压、吸引器故障应急处理措施与流程

（1）应急处理措施

1）中心负压装置在使用过程中出现故障时应先分离吸痰管与中心吸引装置，紧急情况下连接备用吸痰器进行吸引，并向患者做好解释安抚工作。

2）严密观察患者的呼吸状况和病情变化，随时进行处理，并做好记录。

3）更换或暂停使用，立即与后勤部联系维修。

4）通知科室领导，逐级进行汇报，分析发生原因，进行持续质量改进。

（2）应急处理流程：中心负压装置故障→分离吸痰管→备用吸痰装置→观察病情→随时处理紧急情况→记录故障发生过程及患者情况→查找原因→逐级汇报→分析原因持续改进。

15. 主动脉内球囊反搏（IABP）仪器故障预防 / 应急处理措施与流程

（1）预防 / 应急处理措施

1）护士交接班时必须严格交接班，检查 IABP 仪器功能是否完好，及时充电，检查氦气瓶，保证 IABP 仪器处于良好备用状态，护士应熟练掌握 IABP 仪器的使用及注意事项和维护。

2）在使用 IABP 仪器时，必须检查功能是否完好，如遇 IABP 仪器出现充气不良、意外停电、反搏压报警等故障时，医护人员应快速检查以排除故障，保证患者使用 IABP 的安全。如为氦气使用完毕，应尽快更换氦气瓶；如果故障不能排除导致 IABP 不能正常使用，应立即启用备用 IABP 仪器。

3）严密观察患者的生命体征及病情变化。

4）设备维修人员应定期检查仪器工作状况，确保设备运转良好，做好维修、维护登记。

5）故障的 IABP 仪器应挂上"待修"牌或放于"故障、损坏专区"，及时通知设备维保人员维修。维修过程及维修结果应及时登记备案。

6）科室常规备用 IABP 仪器需定期检查，及时充电，更换氦气瓶，保证备用仪器完好。

（2）应急处理流程：IABP 仪器故障→快速排除故障，未排除时启用备用 IABP 仪器→查找设备故障原因→针对原因相应处理并做好持续改进。

16. 除颤仪故障预防 / 应急处理措施与流程

（1）预防 / 应急处理措施

1）严格交接班并检查除颤仪功能是否完好，及时充电，保证除颤仪处于完好备用状态，应熟练掌握除颤仪使用注意事项和维护保养。

2）使用除颤仪时必须检查除颤仪功能是否完好，如遇除颤仪出现蓄电池无电、意外停电、接触不良等设备故障时，医护人员应快速检查以排除故障，保证除颤仪使用安全。蓄电池无电时应尽快更换备用电池，或连接电源使用；如故障不能排除导致除颤仪不能正常使用时，应立即启用备用除颤仪。

3）严密观察患者生命体征及病情变化。

4）设备维修部应定期检查仪器工作状况，确保设备运转良好，做好维修和维护登记。

5）故障除颤仪应悬挂"待修"牌或放于"故障、损坏专区"，及时通知设备维保人员维修。维修过程及维修结果应及时登记备案。

6）备用的除颤仪需定期检查，及时充电，保证备用仪器处于完好备用状态。

（2）应急处理流程：除颤仪故障→快速排除故障，不能排除时立即启用备用除颤仪→使用除颤仪急救→急救结束后查找设备故障原因→针对原因相应处理并做好持续改进。

17. 临时起搏器故障预防 / 应急处理措施与流程

（1）预防 / 应急处理措施

1）必须严格交接班，检查临时起搏器功能是否完好，连接线路是否完好，备好电池，保证临时起搏器处于良好备用状态，护士应熟练掌握临时起搏器的使用及注意事项和维护。

2）使用临时起搏器前必须检查仪器是否完好，如遇临时起搏器出现起搏不良、电池电量不足等故障时，医护人员应快速检查排除故障，保证患者使用临时起搏器的安全。如电池电量不足，应尽快更换备用电池；如故障未能及时排除，应立即启用备用临时起搏器。

3）严密观察患者生命体征及病情变化，遵医嘱使用急救药品。

4）设备维修人员应定期检查仪器工作状况，确保设备运转良好，做好维修和维护登记。

5）故障的临时起搏器应悬挂"待修"牌或放于"故障、损坏专区"，及时通知设备维保人员维修。维修过程及维修结果应及时登记备案。

6）科室常规备用临时起搏器需定期检查，保证备用仪器处于完好备用状态。

（2）应急处理流程：临时起搏器故障→快速排除故障，未能排除立即启用备用临时起搏器→急救结束后查找设备故障原因→针对原因相应处理并做好持续改进。

（陈务贤　郑明霞　汪正艳　张月　辜桃）

参考文献

［1］Roizen M F. More preoperative assessment by physicians and less by laboratory tests［J］. N Engl J Med，2000，342（3）：204-205.

［2］薛丹丹，程云，张焱. 老年择期手术患者术前护理评估内容的构建［J］. 中华护理杂志，2019，54（2）：182-187.

［3］韩斌如，李秋萍. 老年患者手术风险评估工具的应用进展［J］. 护理学报，2017，24（24）：31-34.

［4］杨悦，矫艳京. 手术安全核查的实施现状［J］. 中国护理理，2013，13（S1）：113-115.

［5］侯桂华，陆芸岚. 心血管病护理及技术专业知识——心血管介入护理分册［M］. 北京：大学医学出版社，2019：245-296.

［6］侯桂华，霍勇. 心血管介入治疗护理实用技术［M］. 北京：大学医学出版社，2010：109-141.

［7］孙晓霞. 介入诊疗中 ACT 监测及护理配合策略［J］. 当代医学，2010，16（29）：605-606.

［8］赵桂芬，张然. 经皮冠状动脉介入治疗中比伐芦定与肝素钠的抗凝效果和安全性比较［J］. 中华老年多器官疾病杂志，2020，19（6）：429-432.

［9］梁振洋，刘美丽. 激活凝血酶时间对冠脉介入治疗术中血栓事件及住院期临床不良事件影响：单中心回顾性研究［J］. 临床军医杂志，2020，48（10）：1164-1167.

［10］中国医学装备协会现场快速检测（POCT）装备技术分会，《中国医学装备》杂志. 现场快速检测

（POCT）基层医疗卫生机构应用专家共识［J］. 中国医学装备，2019，16（8）：143.

［11］中国医学装备协会检验医学分会，中华医学会检验医学分会. 即时检测（POCT）临床结果报告与发布中国专家共识［J］. 中华检验医学杂志，2020，43（5）：567-569.

［12］陈宁，门学博，尹立军，等. 常用手术器械图谱（第2版）. 北京：科学出版社，2017.

［13］Wong G C，Welsford M，Ainsworth C，et al. 2019 Canadian Cardiovascular Society/Canadian Association of Interventional Cardiology guidelines on the acute management of ST-Elevation myocardial infarction：focused update on regionalization and reperfusion［J］. Can J Cardiol，2019，35（2）：107-132.

［14］Venkategowda P M，Rao S M，Mutkule D P，et al. Unexpected events occurring during the intra-hospital transport of critically ill ICU patients［J］. Indian J Crit Care Med，2014，18（6）：354-357.

［15］牛佳，徐建萍，王乐. 国内外危重症病人院内转运指南比较［J］. 护理研究，2016，30（11）：1392-1394.

［16］Warren J，Fromm R E，JR.，Orr R A，et al. Guidelines for the inter- and intrahospital transport of critically ill patients［J］. Crit Care Med，2004，32（1）：256-262.

［17］师亚，王秀华，杨琛，等. 改良早期预警评分系统的临床应用进展［J］. 护理研究，2017，31（23）：2824-2828.

［18］Subbe C P，Kruger M，Rutherford P，et al. Validation of a modified Early Warning Score in medical admissions［J］. QJM，2001，94（10）：521-526.

［19］张子贤，金瑛. 早期预警评分系统在病人转运中的应用研究进展［J］. 护理研究，2021，35（06）：1041-1045.

［20］武杰，杨金超，刘焱. 心血管介入碘对比剂使用管理护理专家共识［J］. 中国循环杂志，2021，36（07）：625-633.

［21］Ramnarayan P，Intikhab Z，Spenceley N，et al. Inter-hospital transport of the child with critical cardiac disease［J］. Cardiol Young，2017，27（S6）：S40-S46.

［22］Belway D，Henderson W，Keenan S P，et al. Do specialist transport personnel improve hospital outcome in critically ill patients transferred to higher centers？A systematic review［J］. J Crit Care，2006，21（1）：8-17，discussion -8.

［23］Catalán-Ibars R M，Martín-Delgado M C，Puigoriol-Juvanteny E，et al. Incidents related to critical patient safety during in-hospital transfer［J］. Med Intensiva（Engl Ed），2022，46（1）：14-22.

［24］Jakobsen M D，Aust B，Kines P，et al. Participatory organizational intervention for improved use of assistive devices in patient transfer：a single-blinded cluster randomized controlled trial［J］. Scand J Work Environ Health，2019，45（2）：146-157.

［25］Choi Y，Lee Y J，Shin S D，et al. The impact of recommended percutaneous coronary intervention care on hospital outcomes for interhospital-transferred STEMI patients［J］. Am J Emerg Med，2017，35（1）：7-12.

［26］Klein M L. Dementia Caregivers：An Exploration of Their Knowledge，Beliefs，and Behavior Regarding Advance Care Planning for End-of-Life Care［D］. Ann Arbor；Virginia Commonwealth University，2014.

［27］Robertson E R，Morgan L，Bird S，et al. Interventions employed to improve intrahospital handover：a systematic review［J］. BMJ Qual Saf，2014，23（7）：600-607.

［28］国家卫健委. 三级医院评审标准（2020年版）. 北京，2020.

［29］中国医院协会.中国医院质量安全管理 第4～6部分：医疗管理 医疗安全（不良）事件管理（T/CHAS10-4-6-2018）.2018-05-18.

［30］国家卫健委.心血管疾病介入诊疗技术临床应用管理规范（2019年版）等4个介入类诊疗技术临床应用管理规范.北京，2019.

［31］葛均波，徐永健.内科学.北京：人民卫生出版社，2013.

［32］海峡两岸医药卫生交流协会护理分会心血管护技专业学组.心血管介入碘对比剂使用管理护理专家共识［J］.中国循环杂志，2021，7（36）：625-633.

第五章

介入导管室质量指标管理
（Quality index management of interventional catheterization laboratory）

第一节　护理质量指标概述

随着大数据时代的到来，国民经济、国内科技的不断发展与国内医疗改革的不断深化，医疗机构的医疗护理服务水平正不断创历史新高。医疗机构肩负着国家医疗保障局寄予对其医保政策改革的重任与国民群众寄予对医疗机构诊疗服务质量提升的厚望，逐步凸显出医护质量的重要性，其中护理质量指标是衡量医护服务质量的一个重要科学依据。

一、护理质量指标定义

护理质量指标是指对护理质量的量化测评，是进行护理质量管理的重要措施。合理设计护理质量指标，基于合理、科学、有效的前提，做到将护理质量问题拆解为可量化可测量的指标，设计合理的护理质量指标结构，以护理专业理论与业务知识为基础，全方位研究指标的可评价性，根据所拆解的护理质量指标设定阶段性的质量目标任务，在实践基础上，阶段性更新已设置的护理质量指标。美国国家护理质量数据库（the National Database of Nursing Quality Indicators，NDNQI）对护理敏感质量指标解读为由临床护理人员提供，反映护理结构、过程与结局的指标，可直接进行测量并有护理特异性的指标工具。美国医疗机构联合评鉴委员会（Joint Commission of Accreditation on Healthcare Organization，JCAHO）将质量指标定义为：对患者医疗护理某一方面的定量化测评，作为对医疗护理检测、评估与改善的逻辑性依据。

二、护理质量指标分类

国际上，横向比较国际与国内护理质量指标构建的差异性、借鉴国际和国内先进的护理质量定量指标设计。护理质量指标测量追溯到 19 世纪 50 年代，Nightingale 最初将护理工作与患者住院与康复结果进行关联，率先采用统计学方法发现了患者住院与康复结果和外部环境条件的关系。NDNQI 发展出 13 项护理敏感质量指标，我国 2018 年出版《护理敏感质量指标监测基本数据集实施指南（2018 版）》对 13 项护理敏感质量指标的临床应用提供了符合临床的使用说明。

三、护理质量指标临床应用

信息化时代的到来，对护理质量指标系统的设计提出了更高层次的要求，需要在既往护理质量管理的成功经验上，根据时代要求做出符合时代发展的最新结构系统。系统的构建是团队智慧的结晶，由单个医疗机构整个护理队伍的各层级护理人员所构成，自上而下，由护理部做出战略性规划，护理部成立质控小组，成员涵盖护理部专业干事、各专科科室护士长、院内信息科统管护理事务的工程师等，由各成员做出具体战术计划。

定量化基础护理质量指标，在护理输液技术方面，规范患者静脉穿刺流程、提高患者静脉穿刺成功率、严格执行责任制护士制，合理定量评价高危药物外渗率、输血反应发生率、护士锐器伤率、PICC 置管患者非计划拔管发生率、医源性皮肤损伤发生率。在患者个人护理方面，严格执行分级护理、定时翻身清洁卧床患者皮肤、合理定量评价患者压疮发生率。在护理安全方面，合理定量评价患者跌倒发生率、患者走失发生率、患者误吸 / 误食 / 窒息发生率。在常规护理质控方面，根据医院护理流程、规范患者从入院到出院的一系列流程，对于住院患者做到根据患者手腕带 100% 准确识别；高效执行基础护理服务项目、在输液与发放口服药物过程中做好三查七对，追求准确、及时。各护理文书认真谨慎撰写，做到零差错率。在患者满意度方面，量化护理质量指标评价，以患者满意度为中心，为营造一个和谐的护患关系而努力，让患者及家属充分认可护理工作。

四、小结

护理质量指标是医疗机构护理工作有条不紊、准确高效输出的有力武器，信息化高速发展、各医疗机构智能工作流程系统的加持，使各医疗机构护理质量指标有大量国际、国内优秀质量指标管理的优秀案例可供参照，对自身质量指标的结构管理、过程管理、专科护理质量管理有着积极的参考与借鉴意义，在一定程度上加快了国内医疗机构的护理质量指标的发展与护理质量的提升。在未来，护理质量指标管理仍将不断往更科学、更高效的方向持续努力。

第二节　医院感染控制指标管理

一、医院感染管理制度

医疗机构的介入导管室应成立医院感染管理小组，全面负责介入导管室的医院感染控制指标管理工作，明确小组及其人员的职责并落实。小组由介入导管室负责人担任组长，人员应包括医师、护士和技师，应至少配备医院感染控制指标管理兼职人员一名。

介入导管室医院感染管理小组应依据医疗相关感染特点和工作实际，制定相应的感染管理制度（如介入导管室医院感染管理小组及职责、医院感染管理制度、相关感染病例报告制度、医务人员培训制度、医务人员手卫生制度、清洁和消毒制度、隔离制度、个人防护制度、医疗废物管理制度、职业暴露报告处置制度等）、计划、措施和流程，开展医院感染控制指标管理工作，并负责组织工作人员开展医院感染控制指标管理知识和技能培训。同时，介入导管室医院感染管理小组应接受医疗机构对医院感染控制指标管理工作的监督、检查与指导，遵循相关法律、法规、标准和规范的要求，对存在问题及时反馈并持续改进。

二、介入导管室感染预防与控制设备及设施

介入导管室应配备合格、充足的感染预防与控制工作相关的设施和物品，包括体温计（枪）、手卫生设施与用品、个人防护用品、卫生洁具、清洁和消毒灭菌产品和设施等。

三、培训与教育

医疗机构应制定针对各级各类人员的医院感染控制指标管理培训计划和培训内容；培训责任部门根据不同类别和层级人员设计相应知识与技能等培训内容，并完善考核。医院感染控制指标管理兼职人员应掌握相应的医院感染预防与控制知识和技能，并结合介入导管室实际情况制订年度培训计划，并依据工作人员岗位特点开展针对性培训，采用现场抽问、填写考卷、现场操作等方式进行考核评价。同时，宜对留置导管、导尿管等侵入性装置的患者和家属宣教相应的感染预防和控制措施。

四、监测与报告

（一）基本监测要求

医疗机构应制订医院感染监测计划，有全院综合性监测、目标性监测、医院感染预防与控制相关因素如消毒、灭菌和环境卫生学等的监测，监测方法规范。对监测资料进行定期（至少每季度）分析、总结与反馈，能体现持续质量改进。宜开展医院感染预防与控制措施，如手卫生、术前正确皮肤准备、预防血管导管相关血流感染最大无菌屏障等依从性的监测。具备信息系统的医院，宜采用信息技术对医院感染及其危险因素进行监测、分析，其结果对医院感染预防及控制决策将提供支持作用。

（二）目标性监测要求

介入导管室应制定重点人群与高风险因素的监测计划与控制措施，并规范落实。落实对呼吸机相关性肺炎、血管导管相关血流感染、手术部位感染等主要部位感染和多重耐药菌感染的监测。对目标性监测工作有定期（至少每季度）检查、自查，对监测资料

进行定期（至少每季度）总结、分析与反馈，能体现持续质量改进。

（三）上报监测信息

按照有关部门要求上报介入导管室医院感染监测信息，信息真实、准确。

（四）医院感染暴发的报告与处理

介入导管室应具有医院感染暴发报告流程与处置预案，相关人员知晓率达 100%。应按照《医院感染暴发报告及处置管理规范》和《医院感染暴发控制指南》WS/T524-2016 的要求及时报告医疗相关感染暴发和疑似暴发病例，并对存在问题采取改进措施和成效追踪。

五、医院感染控制指标

（一）医院感染发病（例次）率

（1）定义：医院感染新发病例是指观察期间发生的医院感染病例，即观察开始时没有发生医院感染，观察开始后直至结束时发生的医院感染病例，包括观察开始时已发生医院感染，在观察期间又发生新的医院感染的病例。医院感染发病（例次）率是指医院感染新发病例（例次）数占同期住院患者总数的比例。

（2）计算公式：

$$医院感染发病（例次）率 = \frac{医院感染新发病例（例次）数}{同期住院患者总数} \times 100\%$$

（3）意义：反映医院感染总体发病情况。一般指月发病（例次）率和年发病（例次）率。

（二）医院感染现患（例次）率

（1）定义：确定时段或时点住院患者中医院感染患者（例次）数占同期住院患者总数的比例。

（2）计算公式：

$$医院感染现患（例次）率 = \frac{确定时段或时点住院患者中医院感染患者（例次）数}{同期住院患者总数} \times 100\%$$

（3）意义：反映确定时段或时点医院感染实际发生情况，为准确掌握医院感染现状、判断变化趋势、采取针对性干预措施及干预效果评价提供基础。

（三）医院感染病例漏报率

（1）定义：应当报告而未报告的医院感染病例数占同期应报告医院感染病例总数的比例。

（2）计算公式：

$$医院感染病例漏报率=\frac{应当报告而未报告的医院感染病例数}{同期应报告医院感染病例总数}\times100\%$$

（3）意义：反映医疗机构对医院感染病例报告情况及医院感染监测、管理情况。

（四）多重耐药菌感染发现率

（1）定义：多重耐药菌主要包括耐碳青霉烯类肠杆菌科细菌、耐甲氧西林金黄色葡萄球菌、耐万古霉素肠球菌、耐碳青霉烯鲍曼不动杆菌、耐碳青霉烯铜绿假单胞菌。多重耐药菌感染发现率是指多重耐药菌感染患者数（例次数）与同期住院患者总数的比例。

（2）计算公式：

$$多重耐药菌感染发现率=\frac{多重耐药菌感染患者数（例次数）}{同期住院患者总数}\times100\%$$

（3）意义：反映医院内多重耐药菌感染的情况。

（五）多重耐药菌感染检出率

（1）定义：多重耐药菌检出菌株数与同期该病原体检出菌株总数的比例。

（2）计算公式：

$$多重耐药菌感染检出率=\frac{多重耐药菌检出菌株数}{同期该病原体检出菌株总数}\times100\%$$

（3）意义：反映医院内多重耐药菌感染的总体情况和某种特定菌种多重耐药菌感染情况。

（六）医务人员手卫生依从率

（1）定义：受调查的医务人员实际实施手卫生次数占同期调查中应实施手卫生次数的比例。

（2）计算公式：

$$医务人员手卫生依从率=\frac{受调查的医务人员实际实施手卫生次数}{同期调查中应实施手卫生次数}\times100\%$$

（3）意义：描述医务人员手卫生实际执行依从程度，反映医务人员手卫生执行情况。

（七）住院患者抗菌药物使用率

（1）定义：住院患者中使用抗菌药物（全身给药）患者数占同期住院患者总数的比例。

（2）计算公式：

$$住院患者抗菌药物使用率=\frac{住院患者中使用抗菌药物（全身给药）患者数}{同期住院患者总数}\times100\%$$

（3）意义：反映医院内住院患者抗菌药物使用及管理情况。

（八）抗菌药物治疗前病原学送检率

（1）定义：以治疗为目的的使用抗菌药物的住院患者，使用抗菌药物前病原学检验标本送检病例数占同期使用抗菌药物治疗病例总数的比例。病原学检验标本包括，各种微生物培养、降钙素原、白介素-6等感染指标的血清学检验。

（2）计算公式：

$$抗菌药物治疗前病原学送检率 = \frac{使用抗菌药物前病原学检验标本送检病例数}{同期使用抗菌药物治疗病例总数} \times 100\%$$

（3）意义：反映抗菌药物使用的规范性。

（九）Ⅰ类切口手术部位感染率

（1）定义：Ⅰ类切口手术部位感染是指发生在Ⅰ类（清洁）切口，即手术未进入炎症区，未进入呼吸、消化及泌尿生殖道，以及闭合性创伤手术符合上述条件的手术切口的感染，包括无植入物手术后30天内、有植入物手术后1年内发生的手术部位感染。Ⅰ类切口手术部位感染率，是指发生Ⅰ类切口手术部位感染病例数占同期接受Ⅰ类切口手术患者总数的比例。

（2）计算公式：

$$Ⅰ类切口手术部位感染率 = \frac{发生Ⅰ类切口手术部位感染病例数}{同期接受Ⅰ类切口手术患者总数} \times 100\%$$

（3）意义：描述Ⅰ类切口手术患者发生手术部位感染的频率，反映医院对接受Ⅰ类切口手术患者医院感染的管理和防控情况。

（十）Ⅰ类切口手术抗菌药物预防使用率

（1）定义：Ⅰ类切口手术预防使用抗菌药物的患者数占同期Ⅰ类切口手术患者总数的比例。

（2）计算公式：

$$Ⅰ类切口手术抗菌药物预防使用率 = \frac{Ⅰ类切口手术预防使用抗菌药物的患者数}{同期Ⅰ类切口手术患者总数} \times 100\%$$

（3）意义：反映Ⅰ类切口手术患者抗菌药物预防用药使用及管理情况。

（十一）血管内导管相关血流感染发病率

（1）定义：使用血管内导管住院患者中新发血管内导管相关血流感染的发病频率。单位：例/千导管日。

（2）计算公式：

$$血管内导管相关血流感染发病率 = \frac{血管内导管相关血流感染例次数}{同期患者使用血管内导管留置总天数} \times 1000\%$$

（3）意义：反映血管内导管相关血流感染情况和医院感染防控能力。

（十二）呼吸机相关肺炎发病率

（1）定义：使用呼吸机住院患者中新发呼吸机相关肺炎的发病频率。单位：例 / 千机械通气日。

（2）计算公式：

$$呼吸机相关肺炎发病率 = \frac{呼吸机相关肺炎例次数}{同期患者使用呼吸机总天数} \times 1000\%$$

（3）意义：反映呼吸机相关肺炎发病情况和医院感染防控能力。

（十三）导尿管相关泌尿系感染发病率

（1）定义：使用导尿管住院患者中新发导尿管相关泌尿系感染的发病频率。单位：例 / 千导尿管日。

（2）计算公式：

$$导尿管相关泌尿系感染发病率 = \frac{导尿管相关泌尿系感染例次数}{同期患者使用导尿管总天数} \times 1000\%$$

（3）意义：反映导尿管相关泌尿系感染情况和医院感染防控能力。

六、医院感染预防与管理措施

（一）基础性医院感染预防与控制措施

1. 手卫生　介入导管室手卫生设施、种类、数量和位置等应符合《医务人员手卫生规范》WS/T313-2019 的要求。通过定期开展手卫生知识与技能培训，使医务人员知晓手卫生知识与方法。对手卫生工作进行定期检查、总结与反馈，达到质量持续改进。

2. 清洁、消毒与灭菌　介入导管室应布局合理，分区明确，标识清楚，洁污区域分开；工作人员应知晓本岗位的清洁、消毒知识与技能，落实清洁和消毒制度，确保环境、物体表面无尘、无污渍；连台介入手术之间，应及时对导管间进行清洁、消毒处理；介入手术全部完毕后，应进行彻底清洁与消毒；最终达到《医疗机构消毒技术规范》WS/T367-2012 要求。对介入导管室清洁、消毒与灭菌工作进行定期的检查、总结分析与反馈，提出改进措施。

3. 隔离　介入导管室工作人员应知晓本岗位的隔离知识与技能，落实隔离工作制度，达到《医院隔离技术规范》WS/T311 要求。对介入导管室隔离工作有定期的检查、总结分析、反馈和持续改进。

4. 一次性使用无菌医疗用品的管理　介入导管室应具有一次性使用无菌医疗用品的管理、监测报告制度，包括采购、使用、储存、发放、使用后处理等全流程工作规范；

落实定期自查、督导、总结分析与反馈，达到持续质量改进。

（二）主要感染部位的医院感染预防与控制措施

1. 血管导管相关血流感染　介入导管室应制定血管导管相关血流感染预防与控制相关管理制度和操作流程，相关医护人员应熟练掌握正确置管、维护和血管导管相关血流感染预防的相关知识和操作规程；实施预防和控制血管导管相关血流感染的综合措施，包括落实无菌操作、手卫生、皮肤护理、保留导管必要性评估等相关措施。逐步开展血管导管相关血流感染的目标性监测，持续改进，有效降低感染率。

2. 导尿管相关尿路感染　介入导管室应制定导尿管相关尿路感染预防与控制制度和操作流程，相关医护人员应熟练掌握无菌技术、导尿操作、留置导尿管的维护以及导尿管相关尿路感染预防的相关知识和操作规程；实施预防和控制导尿管相关尿路感染的综合措施，包括落实无菌操作、手卫生、留置尿管必要性评估等相关措施。

3. 手术部位感染　介入导管室应制定手术部位感染预防与控制制度和操作流程，相关医护人员应熟练掌握无菌技术操作原则等手术部位感染预防的有关知识和操作规程；实施预防和控制手术部位感染的综合措施，包括落实无菌操作、手术部位皮肤准备、围手术期抗菌药物的使用、术中保温等相关措施。逐步开展手术部位感染的目标性监测，持续改进，有效降低手术部位感染率。

第三节　护理质量指标管理

护理质量是衡量医院服务质量的重要标志之一，它直接影响着医院的临床医疗质量、社会形象和经济效益等。在医疗市场竞争日益激烈及人们生活水平不断提高的今天，如何把握护理质量管理的重点，确保护理质量的稳步提升，提高患者的满意度，是护理管理者的中心任务，也是医院护理工作的主要目标。

护理质量指标管理，采用常用的护理工作指标进行统计、分析，来评价护理质量的优劣，它将工作效率指标纳入了护理质量评价体系，从护理质量、管理质量和工作效率三个方面全面考评护理质量指标，使护理质量评价更具有科学性。

随着护理观念的转变，护理质量评价内容及方法也更具现实性和针对性。一方面，对护理内容进行质量考评；另一方面，从工作任务、检查内容，以至评分标准上都贯穿"以患者为中心"的思想，重视患者对护理工作的效果评价。

早期护理质量评估指标和参考标准主要基于描述性文献和经验总结，通过这种方法制定的指标证据等级较低，循证支持力度不强。随着专科护理的发展，专科护理敏感质量指标的构建逐渐以循证研究为基础，并通过质性研究和量性研究相结合的方式完成，其常用的质性研究方法主要包括文献综述、专家会议、深入访谈和德尔菲方法，而量性研究方法主要为数学统计分析方法，包括对信度和效度进行定量评价和调查研究。护理质量控制指标管理可从以下几个方面开展。

一、结构维度指标

结构维度指标主要与患者、护理人员及环境结构等方面有关。患者不良结局可反映有缺陷的护理结构，改善护理结构有利于完善患者治疗过程与改善患者治疗结局。我国介入导管室专科护理质量指标中涉及的结构维度指标主要包括护理人员配置、药品设备管理、教育与培训和导管室环境与卫生监测等方面。

（一）护理人员配置

19 世纪 90 年代，美国护士协会开展了多项护理人力和患者结局关联研究，证明护理人力结构及其岗位设计与患者结局密切相关，我国国家卫生健康委员会医院管理研究所护理中心也将不同级别的护士配置作为护理敏感质量指标，由此可见护理人员配置的重要性。

（二）药品设备管理

药品管理主要涉及高危药品、毒麻药品和急救药品管理，药品合格率直接影响患者治疗和急救效率。对于介入常用设备需定期检查与保养，以保证完好率。

（三）教育与培训

随着介入治疗技术不断发展，对护理人员的要求也不断提高。介入导管室专科护理质量指标中的教育与培训指标包括技术培训覆盖率、理论考核合格率、技能操作考核合格率、晨会提问合格率等。介入新技术培训覆盖率提高有助于新技术、新项目的进一步推广和发展。

（四）导管室环境与卫生监测

介入导管室专科护理质量指标中的导管室环境与卫生监测指标包括温度及湿度设置合格率、空气菌落数合格率和护理人员手卫生合格率等。导管室是完成介入治疗的重要部门，同时也是医院感染控制的重点科室，具有手术类型多、人员流动大、相对密闭、医务人员与患者接触较为密切等特点。温湿度以及空气中的沉降菌合格率直接关系到院内感染发生率。手卫生是预防和控制医院感染最简单、最经济的方法，护理人员手卫生合格率可用于评价导管室院内感染防控质量。

（五）相关护理质量指标计算方法

（1）急救物品质量合格率＝（急救物品质量合格数量／同期抽查急救物品数量）×100%。

（2）急救仪器设备完好率＝（抽查急救仪器设备完好数量／同期抽查急救仪器设备数量）×100%。

（3）手卫生正确率＝（手卫生正确人数／同期抽查人数）×100%。

（4）护理人员锐器伤发生率＝（单位时间内护士发生锐器伤例次／同期护士总人

数）×100%。

二、过程维度指标

过程是结果的前馈控制，其描述的是在结构环境属性影响下，针对医疗服务中患者体验和医患交互作用的过程，提供的是满足既定标准和消费者期望的一系列规范化行为，其中主要是患者安全管理。2019 年，中国医院协会发布《患者安全目标》，内容包括正确识别患者身份、强化围手术期安全管理、防范与减少意外伤害等。

相关护理质量指标计算方法

（1）患者身份信息核查正确率＝（身份信息核查正确患者例数 / 同期手术患者例数）×100%。

（2）介入手术患者压力性损伤发生率＝（压力性损伤新发病例数 / 同期介入手术患者例数）×100%。

（3）介入手术患者跌倒 / 坠床发生率＝（介入手术患者跌倒 / 坠床人次 / 同期介入手术患者例数）×100%。

（4）介入手术患者身体约束率＝（介入手术患者身体约束例数 / 统计周期内介入手术患者例数）×100%。

（5）手术三方核查执行率＝（执行手术三方核查患者例数 / 同期手术患者例数）×100%。

（6）手术患者安全转运合格率＝（运用正确方式安全转运患者例数 / 同期手术患者例数）×100%。

（7）手术患者非手术部位辐射防护落实率＝（辐射防护落实患者例数 / 同期抽查手术患者例数）×100%。

三、结果维度指标（表 5-3-1）

结果是指患者接受医疗服务后健康状态的变化，包括生理、心理、社会健康状态及健康相关知识和行为的改变。美国心脏病学会认为对患者结局的衡量指标应包括风险调整后 30 日死亡率、再入院率、健康状况、患者满意度。再入院率在一定程度上反映了患者疾病结局不佳以及较低护理质量。我国尚未建立完善的随访系统，患者出院后生存状态与再入院率难以知晓，因此再入院率以及风险调整后 30 日死亡率在我国的适用性不佳。我国常用的结局维度指标包括健康教育情况、不良事件发生率以及满意度等。

（一）健康教育

健康教育是护士工作职责之一，王秋磊在心脏介入导管室专科护理敏感质量指标中将患者术后健康知识掌握率、健康教育覆盖率以及健康行为依从性作为健康教育的三级指标，权重依次为 0.017、0.014 和 0.027。已有研究证明实施健康教育能降低病死率，提升患者生活质量，提高患者满意度。相关护理质量指标计算方法如下：

介入术后健康教育掌握率＝介入术后健康知识掌握人数 / 同期介入手术患者人数 ×100%。

（二）不良事件

不良事件是护理质量指标管理中的重点。刘亚男等构建的介入导管室专科护理敏感质量结果维度指标包括药物外渗、导管滑脱、导管堵管、感染发生率、穿刺点血肿等，这些指标在介入导管室实施持续护理质量改进方面发挥重要作用。下肢深静脉血栓是介入手术后，尤其是经股动脉 / 股静脉介入术后最严重的并发症之一，我国已有多项研究将其作为护理敏感质量指标之一。相关护理质量指标计算方法如下：

不良事件发生率＝（不良事件发生患者例数 / 同期手术患者例数）×100%。

（三）满意度

患者满意度是评价护理服务质量的重要指标之一，得到了专家一致认可。近年来，护士满意度成为反映护理质量、体现护理水平的指标，值得关注。每月抽查 10 位介入手术患者对护理工作的满意度，要有满意度调查表。相关护理质量指标计算方法如下：

患者对护理工作满意度＝被抽查患者对护理工作满意度考核总分 / 被抽查患者人数 ×100%。

表 5-3-1　介入导管室护理质量控制指标管理检查表

项目	检查方法	检查内容	标准分	扣分标准
护理人力资源管理（15分）	查排班抽查护士	1. 排班按需求，坚守岗位，严格执行护士条例	3	脱岗扣3分，1项不符合要求扣1分
		2. 入室人员礼仪、仪表行为符合岗位要求。态度热情，礼貌待人，上班时间不打私人电话聊天，做到四轻：说话轻，走路轻，操作轻，开、关门轻	2	
		3. 在手术状态下，进入手术间要做好个人防护，抽吸化疗药时按个人防护要求穿戴防护用品	2	
		4. 有紧急状态下科室护士调配预案	1	
		5. 科室绩效充分征求护理人员意见，并制订护理人员绩效考核方案，有讨论记录	2	
		6. 绩效考核方案应根据护士实际工作能力，包括工作量、质量、技术难度、满意度等要素对护士进行综合考评，考核结果与护士的收入分配、职称晋升、学习进修及评优等相结合，体现多劳多得	3	
		7. 护理人员知晓优质护理服务目标和内涵	2	

项目	检查方法	检查内容	标准分	扣分标准
区域 7S 管理（20分）	现场抽查	1. 布局合理，限制区、非限制区、半限制区划分清楚，严格执行各区功能	2	1项不符合要求扣1分
		2. 各室物品定位放置，整齐有序，标识统一，环境清洁	3	
		3. 手术操作间：标签规范清晰，柜物相符。治疗台、无菌物品柜、治疗车、手术床及仪器设备清洁，工作期间操作间的门应保持关闭状态	3	
		4. DSA 控制室：办公台面、抽屉及物品柜、电脑清洁无尘，各类文具、表格、文件等分类放置，用后及时归位	3	
		5. 更衣室：入室人员必须更换本室洗手衣和专用拖鞋，工作衣定位放置	3	
		6. 污物间：清洗间台面、地面清洁无血迹，医疗垃圾分类放置	3	
		7. 办公室、处置室、各类库房、谈话间、休息室：台面、物品柜、冰箱清洁，物品分类放置	3	
专科护理（25分）	现场抽查	1. 手术交接单填写规范；术前交接流程规范	2	1项不符合要求扣1分
		2. 手腕带佩戴符合要求	3	
		3. 术前心理护理；饮食指导；必要时备皮；无义齿	2	
		4. 术中与医生默契配合，密切观察患者病情变化	3	
		5. 及时准确递送耗材	2	
		6. 术中备齐各种急救药品；术中及时遵医嘱给药	2	
		7. 及时告知患者配合要点；必要时解决患者需求	2	
		8. 术后熟悉患者病情；各种管道管理规范；有安全防护措施	3	
		9. 患者物品交接齐全；术后交接流程规范	2	
		10. 做好术后饮食、活动指导等专科知识宣教	2	
		11. 静脉血栓栓塞症（VTE）预防宣传	2	
消毒隔离（30分）	现场抽查	1. 洗手设施完善，手卫生符合规范要求	2	1项不符合要求扣1分
		2. 各种导管及一次性医疗用品做到一人一用，一次性使用的无菌医疗器械、器具、物品不得重复使用	2	
		3. 无菌、有菌物品严格区分。无菌物品按有效期排列专柜放置（离地面 20 cm，距墙 5 cm，离天花板 50 cm）柜内清洁，无积灰尘，无过期，标记明显	3	

续表

项目	检查方法	检查内容	标准分	扣分标准
消毒隔离（30分）	现场抽查	4. 棉布纺织品包装的无菌物品有效期7天，医用无纺布、纸塑包装的无菌物品有效期6个月。无菌包干燥清洁，无破损，包外有物品名称、批次、灭菌日期和失效期。化学指示胶带封在开口处	4	1项不符合要求扣1分
		5. 进入患者体内的注射液，启封后应2 h内使用；外用无菌溶液，启封后有效时间≤24 h	2	
		6. 小瓶碘伏开启后注明启用时间，使用期限为7天。快速手消毒液、500 ml醇类消毒剂开启后注明时间，有效期为2个月	3	
		7. 铺好的无菌治疗盘使用有效期为4 h，有标志。使用干无菌持物钳、镊，配套合适，加盖，注明启用时间，有效时间4 h。棉签、无菌敷料罐开启后注明日期、时间，有效期不超过24 h	4	
		8. 吸氧管每人一套，连续使用的湿化瓶盛装灭菌水，每天更换（水、瓶）1次，消毒、干燥备用，或使用一次性湿化瓶	3	
		9. 手术后器械执行规范的清洗流程，与供应室交接及时、准确，有记录。医疗废物按《医疗废物管理办法》等国家相关要求分类、交接	3	
		10. 护理人员熟练掌握消毒液的配制方法、浓度、使用注意事项	2	
		11. 每月进行各种细菌学监测，合格并有完整记录。不合格者有原因分析与整改	2	
急救物品仪器设备管理（10分）	现场检查	1. 制订各类急救仪器操作规程，做到"四定""三及时"，定期清查，保持完好状态	2	
		2. 急救仪器、物品定位放置，方便救治使用。物品放置有序整洁，标识清晰。抢救物品、药品完好率100%	3	
		3. 药品（内用药、外用药、麻醉药等）分类定点、专柜放置，专人保管，按先进先出原则使用	2	
		4. 高危药品有标识，定期清点，无过期变质	3	

第四节　急诊介入手术指标管理

一、概述

　　胸痛中心的建设目标是建立"在最短的时间内将急性胸痛患者送至具有救治能力的医院接受最佳治疗"的机制。本节以中国胸痛中心联盟制定的急性胸痛ST段抬高型心肌梗死（STEMI）患者行急诊介入手术指标为依据，探讨如何有效提升急性心肌梗死的护理救治能力和效率，以提高急性胸痛患者的整体护理救治水平。对于诊断明确的 ACS 患者，在患者到达前启动导管室及通知 PCI（直接经皮冠状动脉介入治疗）团队，必须实时准确记录全流程诊疗活动的时间节点，记录并追踪患者结局。护理团队在配合手术全程中，应及时客观地根据胸痛中心及护理质量要求严格记录各时间节点的手术过程、操作及患者情况（表 5-4-1）。

表 5-4-1　急诊介入手术指标（STEMI 患者）

序号	报告指标	考核指标	对象	指标类型
1	STEMI 患者症状到首次医疗接触时间	症状到首次医疗接触时间	所有 STEMI 患者	过程指标
2	首次医疗接触至首份心电图时间	首次医疗接触至首份心电图时间	所有急性胸痛患者	过程指标
3	直达介入导管室比例：绕行急诊或者 CCU	直达介入导管室比例：绕行急诊或者 CCU	"120" 急救或者转运的 STEMI 患者	过程指标
4	入门至导丝通过（D2W）的时间	接受 PCI 的患者入门至导丝通过的时间	行 PCI 的 STEMI 患者	过程指标
5	D2W 达标率	D2W ≤ 90 min 的比例	行 PCI 的 STEMI 患者	过程指标
6	介入导管室启动时间	介入导管室启动时间	介入导管室护士	过程指标
7	溶栓患者入门至溶栓开始（D2N）平均时间	入门至溶栓开始	行溶栓治疗患者	过程指标
8	D2N 达标率	D2N ≤ 30 min 比例	行溶栓治疗的 STEMI 患者	过程指标
9	数据库管理时效性	时间节点采集	胸痛中心	结构指标

二、介入导管室 ACS 患者 GRACE 评分危险分层评估

急性冠状动脉疾病患者存在不同的临床表现、心电图、酶或标志物特征，发生严重心血管不良预后的风险差异很大。目前主要根据心电特征和心肌损伤标志物结果进行分层治疗，然而简单的二分法（肌钙蛋白正常或升高、心电图正常或异常）准确性不够。临床需要更为合适、准确且操作便捷的危险分层工具以提供更准确的预后信息和指导治疗，危险分层有助于临床正确和规范地选择早期治疗策略。目前，GRACE 评分系统被认为是预测 ACS 死亡风险的最有效工具。GRACE 评分可计算院内以及出院 6 个月时死亡 / 心肌梗死风险（表 5-4-2 至表 5-4-4）。

表 5-4-2　GRACE 评分危险分层表——院内评分：入院 24 h 内完成

年龄（岁）	得分	心率	得分	收缩压	得分	肌酐	得分	Killip 分级	得分	危险因素	得分
< 30	0	< 50	0	< 80	58	0～0.39	1	I	0	入院时心搏骤停	39
30～39	8	50～69	3	80～99	53	0.4～0.79	4	II	20	心电图 ST 段改变	28
40～49	25	70～89	9	100～119	43	0.8～1.19	7	III	39	心肌损伤标志物升高	14
50～59	41	90～109	15	120～139	34	1.2～1.59	10	IV	59		
60～69	58	110～149	24	140～159	24	1.6～1.99	13				
70～79	75	150～199	38	160～199	10	2.0～3.99	21				
80～89	91	≥ 200	46	≥ 200	0	≥ 4	28				
得分		得分		得分		得分		得分		得分	
合计得分											

表 5-4-3　GRACE 评分危险分层表——出院评分：出院前 1 周内进行

年龄（岁）	得分	心率	得分	收缩压	得分	肌酐	得分	危险因素	得分
< 30	0	< 50	0	< 80	24	0 ～ 0.39	1	充血性心力衰竭病史	24
30 ～ 39	0	50 ～ 69	3	80 ～ 99	22	0.4 ～ 0.79	3	住院期间未行 PCI	14
40 ～ 49	18	70 ～ 89	9	100 ～ 119	18	0.8 ～ 1.19	5	心肌梗死既往史	12
50 ～ 59	36	90 ～ 109	14	120 ～ 139	14	1.2 ～ 1.59	7	ST 段压低	11
60 ～ 69	55	110 ～ 149	23	140 ～ 159	10	1.6 ～ 1.99	9	心肌损伤标志物升高	15
70 ～ 79	73	150 ～ 199	35	160 ～ 199	4	2.0 ～ 3.99	15		
80 ～ 89	91	≥ 200	43	≥ 200	0	≥ 4	20		
≥ 90	100								
得分		得分		得分		得分		得分	
合计得分									

表 5-4-4　GRACE 评分危险分层

危险级别	GRACE 评分	院内死亡风险（%）
低危	≤ 108	< 1
中危	109 ～ 140	1 ～ 3
高危	> 140	> 3
危险级别	GRACE 评分	出院后 6 个月死亡风险（%）
低危	≤ 88	< 3
中危	89 ～ 118	3 ～ 8
高危	> 118	> 8

三、急诊介入护理手术指标探讨

随着医疗技术不断发展和指南不断更新，心脏介入导管室护理专科敏感质量指标管理也在不断发展完善，建立科学、合理的心脏介入导管室护理专科敏感质量指标评价，有利于质量持续改进，提高护理管理水平。ACS 患者的黄金救治时间窗是发病开始的 120 min，强调时间就是心肌，时间就是生命，紧急开通罪犯血管挽救濒死心肌是心血管医护人员的责任。本部分内容结合急危重症患者急诊介入手术指标管理，通过大量实践及查阅文献，探讨制定介入导管室急诊介入手术护理相关质控指标管理，促进质量持续改进，不断提升急诊介入护理质量。

（一）入门-球囊扩张（D2B）时间

1. 指标定义　入门-球囊扩张（D2B）时间是指患者进入导管室到冠状动脉开通时

间，时间越短对心肌越有利，患者结局越好，一定程度反映医疗护理技术水平，时间越短说明医护操作技术娴熟、配合默契，协作水平越高。

2. 基本公式 入门-球囊扩张（D2B）时间＝同期入导管室急诊介入 D2B 时间总和 / 同期入导管室急诊介入患者人数。

3. 数据来源 胸痛中心数据提取；或者导管室护理单元护士记录统计获得真实数据。

4. 该指标可能影响因素

（1）统计期间内患者需要做其他治疗（IABP/ 临时起搏器）。

（2）患者病情危重需要除颤治疗。

（3）患者意识障碍不配合。

5. 应对 统计期内标注患者其他治疗时间。

（二）静脉双通路执行率

1. 指标名称 静脉双通路执行率。

2. 指标类型 过程指标。

3. 指标定义 静脉双通路执行率是指急诊介入患者在入导管室前就在患者左上肢建立两路静脉通路并保持通畅。执行率的高低直接影响患者术中静脉用药，影响患者结局。

4. 基本公式 静脉双通路执行率＝同期急诊介入执行双通路患者人数 / 同期急诊介入患者人数。

5. 数据来源 急诊患者交接单提取患者静脉双通路执行数据；胸痛中心提取急诊介入患者数据。

6. 该指标可能遇到问题 两通路建立在左侧其他部位。

7. 应对 两组通路中有一组通路建立在左上肢或左颈外静脉即可。

（三）双联抗血小板给药准确率

1. 指标名称 双联抗血小板给药准确率。

2. 指标类型 过程指标。

3. 指标定义 双联抗血小板给药准确率是指阿司匹林和血小板受体拮抗剂给药的时间及时、剂量准确、方法正确，双联抗血小板给药准确率能减少患者术中术后血栓并发症，决定患者疾病结局。

4. 基本公式 双联抗血小板给药准确率＝同期急诊介入患者准确执行给药次数 / 急诊介入患者人数。

5. 数据来源 医嘱单信息系统提取执行数据及胸痛中心获得急诊介入患者数据。

6. 该指标可能遇到问题 服药后患者将药物吐出；术前漏服双联抗血小板药物。

7. 应对 及时补服。

（四）皮肤电灼伤发生率

1. 指标名称 皮肤电灼伤发生率。

2. 指标类型 结果指标。

3. 指标定义 皮肤电灼伤发生率是指术中发生恶性心律失常紧急电除颤，电极板未进行任何介质处理（无导电糊、无盐水纱布），直接给予患者胸部体外电除颤，引起皮肤电灼伤。

4. 基本公式 皮肤电灼伤发生率＝同期急诊介入术中行电除颤后皮肤出现灼伤患者人数／同期急诊介入术中行电除颤患者人数。

5. 数据来源 胸痛中心提取电除颤患者数据，皮肤电灼伤术后随访数据。

6. 该指标可能遇到问题 电灼伤评估标准为术后第二天评估胸部皮肤可见局部暗红色电极板灼伤伴有水泡。

（五）窒息发生率

1. 指标名称 窒息发生率。

2. 指标类型 结果指标。

3. 指标定义 窒息发生率是指急诊介入术中患者因疾病本身或者应用血管活性药物引起胃肠道反应导致呕吐，术中清理呼吸道不及时或不彻底而发生窒息。

4. 基本公式 窒息发生率＝同期急诊介入术中发生窒息患者人数／同期急诊介入术中呕吐和（或）吸痰患者人数。

5. 数据来源 术中护理记录单提取数据。

6. 该指标可能遇到问题 窒息评估标准为术中患者呕吐和（或）有痰鸣音，经过吸痰清除呕吐物后仍出现不明原因氧饱和度下降、烦躁、呼吸停止。

（六）口头医嘱执行合格率

1. 指标名称 口头医嘱执行合格率。

2. 指标类型 过程指标。

3. 指标定义 口头医嘱执行合格率是指急诊介入术中术者口头嘱咐护士准确给药、耗材及执行的操作等。

4. 基本公式 口头医嘱执行合格率＝同期急诊介入术中正确执行口头医嘱条目数／同期急诊介入术中执行口头医嘱条目数。

5. 数据来源 医嘱单信息系统提取执行医嘱数据。

（七）住院天数

1. 指标名称 住院天数。

2. 指标类型 结果指标。

3. 指标定义 患者入院至出院总住院天数，反映患者术后快速康复。计算住院天数，能够帮助管理者了解医疗机构医疗护理技术水平及管理规范，住院天数越长医疗费用越多，患者医疗体验感越低。

4. 基本公式 住院天数＝同期急诊患者住院天数／同期急诊患者住院人数。

5. 数据来源　住院信息系统每日报表提取数据。

（八）并发症发生率

1. 指标名称　并发症发生率（心脏压塞、冠状动脉穿孔、恶性心律失常）。

2. 指标类型　结果指标。

3. 指标定义　并发症发生率是指在实施安全有效的治疗措施时，仍有一定的风险，包括术中发生各种意外，主要为心脏压塞、冠状动脉穿孔、各种恶性心律失常等。

4. 基本公式　并发症发生率＝同期急诊介入患者并发症发生数／同期急诊介入患者人数。

5. 数据来源　胸痛中心填报数据提取。

（九）院内心力衰竭发生率

1. 指标名称　院内心力衰竭发生率。

2. 指标类型　结果指标。

3. 指标定义　院内心力衰竭发生率是指急诊介入患者术中或术后发生心功能不全表现，B 型利钠肽前体（pro-BNP）＞ 400 pg/ml。

4. 基本公式　院内心力衰竭发生率＝同期急诊介入术中术后患者心力衰竭发生数／同期急诊介入患者人数。

5. 数据来源　胸痛中心填报数据提取。

（十）院内死亡率

1. 指标名称　院内死亡率。

2. 指标类型　结果指标。

3. 指标定义　院内死亡率是指急诊介入患者经过规范有效的急诊介入治疗，在出院前发生的临床死亡。包含术中和术后发生死亡的患者。

4. 指标意义　间接反映医疗技术水平，死亡率越高说明需要改善诊疗流程，提高医疗技术。

5. 基本公式　院内死亡率＝同期急诊介入后出院前死亡患者人数／同期急诊介入患者人数。

6. 数据来源　胸痛中心填报数据提取。

（朱丽　赵文利　周云英　叶祺）

参考文献

［1］Shaffer F A，Tuttas C A. Nursing Leaderships Responsibility for Patient Quality Safety and Satifaction Current Review and Analysis［J］.Nurse Leader，2009，7（3）：34-38.

［2］崔金锐．陈英．护理敏感性质量指标研究进展［J］.护理学杂志，2014，29（12）：88-91.

［3］周绣玲，谢侑伶.质量测量指标在护理品质管理中的应用［J］.中国护理管理，2016，16（9）：1165-1168.

［4］Montalvo I. The National Database of Nursing Quality Indicators（NDNQI）［J］. Online Journal of Issues in Nursing，2007，12（3）：6.

［5］NANQI Nursing-Sensitive Indicators［EB/OL］.（2018.11.19）. Https：//nursing and ndnqi. Weekly. Com/ndnqi indicatiors. Html.

［6］么莉.护理敏感质量指标监测基本数据集实施指南（2018版）［M］.北京：人民卫生出版社，2018：5.

［7］盛戎蓉，王忠民.护理质量指标日常检测系统的设计和应用［J］.中国数字医学，2015，10：47-49.

［8］医院感染预防与控制评价规范 WS/T592—2018［J］.中国感染控制杂志，2018，17（8）：746-752.

［9］医疗机构门急诊医院感染管理规范 WS/T 591-2018［J］.中国感染控制杂志，2018，17（9）：848-852.

［10］中华人民共和国卫生行业标准.医院感染监测规范 WS/T 312［J］.中华医院感染学杂志，2009，11：1313-1314.

［11］钟振铎，荣丽娟，侯铁英.《医院感染暴发控制指南》解读［J］.中国卫生标准管理，2016，Z1：42.

［12］卫生部、国家中医药管理局关于印发《医院感染暴发报告及处置管理规范》的通知［J］.中华人民共和国卫生部公报，2009，09：37-39.

［13］中华人民共和国卫生部.医务人员手卫生规范 WS/T313-2019［J］.中国感染控制杂志，2020，19（1）：93-98.

［14］姚希，巩玉秀，张宇，等.《医疗机构消毒技术规范》WS/T367-2012 实施情况调查［J］.中国感染控制杂志，2020，08：728-732.

［15］医院隔离技术规范［J］.中华医院感染学杂志，2009，13：1612-1616.

［16］高娟，李国宏.专科护理敏感质量指标的研究现状［J］.护理研究，2018，32（15）：2329-2332.

［17］汪牡丹，成守珍，李佳梅.护理质量评价指标的研究进展［J］.中国护理管理，2012，12（09）：40-43.

［18］HESLOPL，LU S.Nursing-sensitive indicators：a concept analysis［J］.Journal of Advanced Nursing，2014，70（11）：2469-2482.

［19］卿雅丽，陈务贤.心脏介入导管室专科护理敏感质量指标的研究进展［J］.护理研究，2021，35（22）：4050-4052.

［20］Kieft R A M M，Stalpers D，Jansen A P M，et al.The methodological quality of nurse-sensitive indicators in Dutch hospitals：a descriptive expioratory research study［J］.Health Policy，2018，122（7）：755-764.

［21］么莉.护理敏感质量指标实用手册［M］.北京：人民卫生出版社，2016：62-77.

［22］王秋磊，祁小红.心介入导管室专科护理质量敏感指标的初步构建［J］.中国实用护理杂志，2018，34（33）：2587-2592.

［23］马晓海，刘焱，付佳青，等.新型冠状病毒肺炎暴发期间介入导管室的管理策略与建议［J］.中国循环杂志，2020，35（04）：338-342.

［24］刘颖，赵岩.基于三维结构理论的骨科病房护理敏感性质量指标体系的构建［J］.中国实用护理杂志，2018，34（23）：1766-1771.

［25］沈志云，毛雅芬，徐建鸣，等.心脏介入护理敏感质量指标体系的构建［J］.上海护理，2020，20（03）：5-10.

［26］崔金锐，陈英.Donabedian 结构-过程-结果模式在护理敏感性质量指标构建中的应用进展［J］.

护理研究，2015，29（07）：769-772.

［27］Sun H，Liu M，Hou S.Quality indicators for acute myocardial infarction care in China［J］.
Intenational Journal for Quality in Health Care，2011，23（4）：365-374.

［28］赵荣荣，周慧芳，范景丽.健康教育指导在高龄冠心病合并肺炎患者护理中的应用［J］.中国基
层医药，2020，27（17）：2161-2164.

［29］田素霞，刘巧荣.针对性健康教育结合心理指导对冠心病心绞痛患者的影响［J］.齐鲁护理杂志，
2020，26（05）：66-68.

［30］刘亚男，喻晓黎，张洪云，等.护理质量敏感指标在介入导管室护理治疗持续改进中的作用［J］.
国际护理学杂志，2020，39（4）：575-577.

［31］吴琦.基于循证构建手术室护理质量敏感性指标［D］.杭州：浙江大学，2015.

［32］卢吉，刘莉，徐蓉，等.下肢深静脉血栓物理预防的护理质量指标在妇科的建立与运用［J］.全
科护理，2019，17（27）：3351-3354.

［33］沈辛西，陈文婷，施雁，等.基于护理质量为先导的护士满意度测评分析［J］.中华现代护理杂
志，2015，21（16）：1876-1879.

［34］霍勇，向定成，方唯一，等.《中国胸痛中心质控报告（2021）》概要［J］.中国介入心脏病学杂
志，2022，30（05）：321-327.

［35］张静，张慧芳，孙维伟，等.基于质量敏感指标的护理干预在介入导管室服务质量持续改进中的
应用［J］.护理实践与研究，2019，16（15）：124-126.

［36］郝云霞，李庆印，秦培培，等.急诊经皮冠状动脉介入治疗护理实践指南优先主题与结局指标的
确定［J］.中国护理管理，2019，19（07）：996-999.

［37］郝云霞，李庆印.急诊经皮冠状动脉介入治疗护理实践指南的构建［J］.中华护理杂志，2019，
54（01）：36-41.

［38］陈媛媛，郑雯，付丽丽，等.介入专科护理敏感质量指标的构建及在持续质量改进中的应用［J］.
全科护理，2020，18（27）：3726-3728.

［39］孔冉冉，龙锋，易绍东，等.区域协同救治体系建设改变了什么？——中国最早的胸痛中心数据
分析［J］.中国循环杂志，2022，37（01）：39-44.

［40］卿雅丽，陈务贤.心脏介入导管室专科护理敏感质量指标的研究进展［J］.护理研究，2021，35
（22）：4050-4052.

［41］国家卫生计生委医院管理研究所护理中心，护理质量指标研发小组.护理质量敏感指标实用手册
（2016版）［M］.北京：人民卫生出版社，2016：6-7.

第六章

介入导管室数字化建设与管理

（Digital construction and management of interventional catheterization laboratory）

第一节　数字化建设

随着信息技术的广泛应用医院数字化建设已经成为国内医院的建设目标之一。数字化、智能化、信息化是现代医疗发展的新趋势，数字化医院系统是医院业务软件、数字化医疗设备、网络平台所组成的三位一体综合信息系统，数字化医院工程有助于医院实现资源整合、流程优化，降低运行成本，提高服务质量、工作效率和管理水平。在医院投入人力物力推进数字化建设的同时，医院中各科室也根据自身的临床需求不断丰富和完善着医院数字化建设。

一、数字化建设发展历程

1990 年，蒂姆伯纳斯李第一次成功通过互联网实现 HTTP 代理与服务器的通信，这意味着万维网的诞生。自此，从信息化走向数字化时代。数字化时代是继工业时代和信息时代之后的一个新时代。数字化发展主要经历的概念变迁包括：数字转换（digitization）、数字化（digitalization）、数字化转型（digital transformation）等。数字转换和数字化在电子数字计算机出现后不久就相继出现，数字转换，也有人称为计算机化，是指利用数字技术将信息由模拟格式转化为数字格式的过程；数字化是指数字技术应用到业务流程中并帮助企业（组织）实现管理优化的过程，主要聚焦于数字技术对业务流程的集成优化和提升。

科学技术的飞速发展，数字化已深入人类的各个领域。20 世纪 90 年代末至今，计算机信息技术和网络技术应用使数字化医院应运而生并蓬勃发展。我国医疗信息化建设的研究和实践起步较晚，但在国家政策的大力支持和推动下，医疗数字信息化建设发展迅速。根据我国国民经济"十五"计划至"十四五"规划，国家对医疗信息化的支持政策经历了从"适当推进"到"加快发展"再到"积极全面推进"的变化。数字化医院是指运用数字化医疗设备、计算机网络平台和各类应用软件，采用最优化的工作流程，及时快捷、高效准确地将临床医疗服务和管理信息进行收集整理、分析反馈，实现医院各项业务数字化运作和智能化管理。数字化医院系统是医院业务软件、数字化医疗设备、网络平台所组成的三位一体综合信息系统，是以网络化管理为基本模式，以信息作为医院发展的基本动力，以信息技术为增强医院发展竞争实力的基本手段，以信息化建设为医院发展的新的增长点，以信息文化改变着人们教育、工作方法和思想观念的新兴群体形态。数字化医院的实现，极大地提高了医院临床的诊疗水平和决策部门的科学管理水平。数字化医院是国内三甲医院的建设目标之一，也是我国现代医疗发展的新趋势。随着物联网、5G 通信技术、人工智能等技术的飞速发展，数字医疗展现出广泛的应用潜能。在临床实践中数字医疗的应用大大提升患者依从性、治疗疗效和管理规范率，在丰富医学信息内涵和容量的基础上降低了医疗成本。

数字化介入导管室是数字化医院的缩影，是在数字化医院的基础上，将计算机网络技术、自动控制技术、图形信号处理技术、综合布线技术等信息通信技术集合，实现介入诊疗过程相关的各类影像学检查设备与医院信息管理系统（hospital information system，HIS）、影像归档和通信系统（picture archiving and communication system，PACS）、计算机化病历系统（electronic medical record，EMR）和（或）电子病历系统（computer-based patient record，CPR）、放射信息系统（radiology information system，RIS）等各种系统有机结合并统筹设计，搭建完善的信息化综合管理平台。建立数字化介入诊疗流程管理系统，实现介入导管室的工作程序规范化、诊疗流程标准化、医疗信息电子化、信息管理流程化、信息交流网络化，实现了各个环节一体化与高度连续性的统一。人、财、物由手工管理转为科学管理，使导管室的工作更加便捷高效、科学合理，流程优化，大大地提高了日常工作效率及介入诊疗安全性和成功率，降低运行成本，提高服务质量、工作效率和管理水平。数字化导管室实现了患者从诊断、治疗、追踪、随访的全程科学管理，以及医教研等融为一体的协同发展。

二、介入导管室数字化建设

介入放射学是 20 世纪 70 年代后期迅速发展起来的一门新兴的诊疗学科，成为与内科、外科治疗并驾齐驱的第三大治疗学科。数字减影血管造影机（digital subtraction angiography，DSA）的出现是介入放射学发展历程上的一个里程碑，通过较低浓度的造影剂获得清晰的血管造影图像，为介入诊疗操作指引、及时诊断、确定治疗方案及疗效判断提供了重要的依据。随着介入诊疗技术的不断提高，介入器材的改进，医疗仪器设备优化升级，信息化、数字化、智能化的应用，医疗技术的支撑、数字化智能管理系统的搭建，优化工作流程，极大地提高心血管疾病诊疗效率、工作效率，提升医疗质量，减少医疗差错，改善医患关系，从而带来良好的社会效益和经济效益。

介入导管室的发展从最初的功能化时代、信息化时代、数字化时代，最终到智能化时代。介入导管室在实现数字化之前，介入诊疗相关工作从医生预约申请单，介入导管室工作人员核实并手工进行手术治疗安排，到患者治疗完毕医生手工报告的书写、护士手工计价收费、耗材请领核对销账、工作量的统计工作等都由人工完成，工作繁琐、耗时费力。数字化导管室的建立，将计算机网络技术、自动控制技术、图形信号处理技术及综合布线技术融为一体，进一步完善信息管理系统，实现以患者为核心的海量医学影像的存储与全流程临床信息及科室管理。避免更多的人工干预，使工作人员从繁重的工作中解脱出来，提高了导管室的工作效率，减少了医疗成本，提高了科室经济效益，实现医疗服务管理人性化，日常管理程序化，手术管理流程化，信息管理数字化，设备管理安全化等科学完善的管理机制。

（一）数字化介入导管室应用实践

（1）整合医疗信息、建立数字化平台：将DSA设备与导管工作站、HIS、LIS、PACS、影像设备、血管内超声（intravenous ultrasound，IVUS）、光学相干断层扫描（optical coherence tomography，OCT）、血流储备分数（fractional flow reserve，FFR）等系统信号通过标准接口进行数据衔接，达到对病例信息、影像采集数据，自动抓取整合、集成，建立信息化数字化综合管理平台，便于临床数据一站式便捷查询，大大提高工作效率，可将更多的数据作为重要的科研资料储备，也方便对数据进行质控。同时使多类型检查设备与手术影像有效关联，实现术前综合影像诊断评估和术中辅助手术支持，提高手术成功率，减少手术时间，降低并发症发生率。

（2）建立数字化导管室系统结构（模块），实施手术流程化管理，可以将以下系统进行整合，包括介入图像网络系统模块；介入病例管理系统模块；介入导管室工作流程系统模块；导管室核算系统模块；科研辅助系统（核心实验室）模块；介入诊断系统模块；病历跟踪与随访系统模块等。实现患者预约术前访视、到检术前准备、医患沟通、手术信息发布、术中配合事件记录、术后随访管理、人员管理、药品管理、耗材管理、计费核算管理、临床路径、单病种管理等全程化无缝隙管理，自动化流程系统运行安全、有效、易掌握，避免了人为操作、记录的错误，提高工作效率，优化人力资源。

（3）医、教、研数字化多媒体系统，助力教学、远程医疗及视频学术会议：通过介入导管室视频、音频信号的采集，规范化布线，定期调试设备等，实现多术间、多场景视频教学、手术转播、会议转播及远程医疗指导等。

（4）介入导管室全部工作流程实现数字化、网络化管理，达到介入导管室内部无胶片化、无纸化信息处理（包括图像及文本的存储、传输、报告、报表等），实现介入导管室与医院信息网的整合，最终达到建设布局合理化，管理信息智能化，手术设施整体化，工作环境人性化等高效、舒适、安全便利的数字化导管室的目标。

（二）全数字化复合手术室

（1）多影像融合复合手术室与智慧导管室：在复合手术室中，比较常见的复合手术室方案包括DSA＋CT、DSA＋MRI、DSA＋CT＋MRI三种设备整合到同一手术室中，通过人工智能、大数据、云计算等新兴技术结合，提升医疗机构的智能化服务水平，医生可以在术中直接获取MRI、CT和血管造影成像，将多种影像融入外科手术和介入治疗之中，为术前精准诊断、术中实时成像复合手术治疗、术后一站式实时复查提供支持。

（2）全数字化 Hybrid-OR 复合手术室，又称杂交手术室，是将微创手术和介入治疗相结合，既是一间配备齐全的手术室和影像室的结合，也是手术室和介入导管室的结合，是配备了先进医疗成像设备的洁净手术室，将微创手术和介入治疗相结合，并通过 3D 成像技术，让手术更加直观、便捷、易行，保证了患者的安全和理想的治疗效果。全数字化 Hubrid-OR 复合手术室真正实现了检查与手术过程的无缝对接，实现血管疾病的快速精准诊断，极大地降低患者的医疗费用，减轻了患者负担。

（3）G + VR 智慧导管手术室，将 5G、VR、医疗专网、云服务等技术创新性整合后实现了 360° 实时 VR 效果手术直播演示，手术室外医生、专家学者可以通过手机、平板及 VR 头显等多种方式体验观摩，纵使相隔万里，仍如身临其境。此外，还可以实现多台手术同时演示，并利用 5G 网络进行全球直播。

（4）介入导管室基于 5G 互联网应用，如云手术实况转播、云手术远程指导、云在线视频教学、云介入问诊、云远程咨询、云介入会诊、云影像浏览、云三维影像重建、云高端影像后处理、云术后病历随访、云结构化报告、云大数据分析、云 AI 智能诊断等，为多中心、医联体的科研工作提供技术支撑。

第二节　介入导管室数字化系统使用管理

一、介入专科影像系统

目前国内介入影像的存储，大致可分为三类情况：光盘刻录、单机版影像工作站存储、网络化系统存储。其中光盘刻录的方式是较为原始的，光盘存储容量有限，需要进行大量刻录，不仅耗时耗力，且光盘还需要位置摆放，占空间，易损耗。如果光盘丢失、破损和污染，损失将无法估量与弥补。单机版影像工作站存储容量不适合进行长期医学研究，且工作站硬盘一旦损坏，图像容易丢失。鉴于以上问题，推荐建立介入专科影像网络化系统，对介入患者全生命周期影像数据进行存储、传输与处理。

心脏影像信息海量存储及传输系统（ cardiac angiography information system，CAIS ），是心脏介入治疗的影像信息管理系统（图 6-2-1）。作为现代网络信息技术和医疗影像技术高速发展的产物，PACS 把 CT、MRI、X 线、超声等各种影像设备连接在一起，使得影像信息传输方便、快捷。在此基础上开发构建的 CAIS 系统是基于 PACS 系统的医院心脏导管影像数字化整体解决方案。在中心局域网上搭建了海量数据存储服务器 NAS，将造影机产生的影像直接传送到心脏影像数据库中，构建了心脏病患者影像的网络全在线数据库。

（一）介入专科影像系统需具备的条件

（1）符合 DICOM 3.0 及 HL7 标准。

（2）兼容介入患者多模态影像（包含 DSA、CT、MRI、OTC、IVUS、超声心动图等）（图 6-2-1）。

（3）管理患者的文件夹及工作列表。

（4）图像自动接收与传输。

（5）介入影像专业后处理分析。

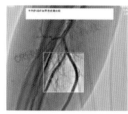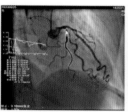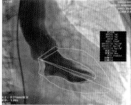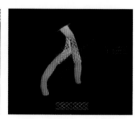

| 血管透视镜 | 血管狭窄分析 | 室壁运动分析 | 冠脉三维分析（3D-QCA） |

图 6-2-1 导管室 DSA 影像种类

（二）影像系统的优势

与传统方式比较，介入专科影像系统具有以下显著优势。

（1）它是目前影像资料最高效快捷的传输和储存模式。

（2）具备多逻辑条件查询检索，便于影像资料的快捷调取。

（3）资料不易损坏并可以任意无损复制，可以直接导出至外来存储磁盘，利于数据交流分享。

（4）可对图像进行任意缩放及对比度、明暗度的调节。

（5）整合了多个先进的影像处理分析模块，如多模处理、手术模拟导航等，其便于术中指导、临床数据挖掘以及科研工作的开展等。

（三）未来发展

随着介入医学的发展，基础 DSA 造影影像已不能满足介入医生的诊断需求。在处理 DSA 影像的同时，也应该包含患者的 CT、OCT、IVUS、超声心动图、心电监护等图像（图 6-2-2）。所以介入专科影像系统，应具备多模态影像的兼容，能存储、调阅、分析这些影像，形成介入患者信息的完整闭环。

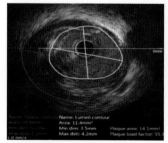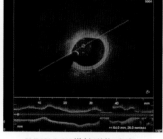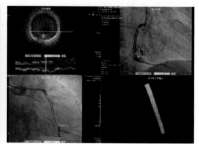

| IVUS\OCT斑块负荷计算 | IVUS\OCT纵轴影像重建 | XA影像-IVUS\OCT同步定位分析 |

图 6-2-2 IVUS、OCT 影像

二、介入诊疗手术排台系统

由于介入导管室工作的专业性、特殊性，既需要配合正常的平诊疗术，更重要的是随时完成相当多的急诊介入诊疗术，遇有抢救危重患者时，护士人力常常不足。传统由人工填写纸质手术申请单、人工手术排班流程已不能满足日益增长的医疗需求。如何优化排班机制，更加合理地利用护理资源，已成为介入导管室护理管理者面临的重要问题。病区医生通过医院信息系统（HIS）进行介入诊疗术预约申请，介入导管室利用手术排台系统进行合理快速的人员、手术间、台次安排，并同步传输至 HIS，方便相关科室浏览查阅排台信息。排台系统可自动接收 HIS 下达的手术申请，完成手术安排（包括急诊手术），能够分配、提交、清空、追踪、打印、查询、统计手术排班信息，并具有手术预约取消和变更功能。不同的状态，还支持不同的颜色标记，便于识别。

手术排台系统主要功能

（1）手术申请接收安排功能：能够批量接收 HIS 下达的手术申请信息，根据设定的规则或按照手术申请自动完成手术间及人员的安排，支持通过图形化拖放操作，批量安排 HIS 下达的手术申请信息。对手术申请进行统筹处理，分配手术资源，完成手术间分配及人员安排。

（2）急诊手术管理功能：通过录入患者 ID 或住院号从 HIS 中提取急诊手术信息，便于快速安排患者进行手术。

（3）取消手术预约功能：可对手术申请进行停台、取消等操作，并记录取消和变更的原因。

（4）手术通知功能：根据手术安排情况自动生成符合医院要求的手术通知单并允许打印，医护人员可随时通过院内任意终端浏览器查看手术排班结果。

（5）手术排班查询功能：可通过触摸屏查询一体机或 Web 浏览器指定条件实时查询手术安排情况，如查询指定的通知单、手术医生、护士、技师、科室、手术间的今日手术安排情况。

（6）手术信息发布功能：在介入导管室医护通道入口、走廊、转运通道等地搭建智慧大屏，大屏上滚动显示手术排班信息等，内容包括时间、手术状态、手术间、患者姓名、手术名称、手术等级、手术医生等信息，同时支持敏感信息隐藏，保护患者隐私。手术过程中医生可进行信息修改，并可以实时更新发布。

（7）患者家属心理抚慰：患者家属在患者进入介入导管室后，需要及时了解手术进展情况。通过在家属等候区设立信息发布大屏，实时发布手术进程信息，动态地向家属展示手术状态，能够有效缓解患者家属的焦虑紧张情绪。医生可以通过语音播报以及大屏幕提示来方便地召唤家属谈话。因此，该系统能够更便捷地为患者和家属服务，同时减轻医护人员的工作压力。

三、手术医疗护理记录系统

手术医疗护理记录系统包含介入手术交接单、手术安全核查单、护理记录单、耗材记录单等表单的管理，实现无纸化运行。耗材收费流程的闭环管理，让诊疗、收费行为有源头、有过程、有结果，可追溯。另外，还可以加强疑难病例及临床患者的诊疗管理，做好心血管学部各科室间的协调工作，从而提升科室质量的监控，提高医疗质量和服务水平，并且降低了医护人员的工作负担，提高了整个工作流程的效率和护理工作水平，方便科室管理和工作量统计。手术医疗护理记录系统的主要功能如下文所述。

1. 介入诊疗术交接及手术核对 患者到达手术室，通过扫描腕带验证患者信息进行患者核对及患者到检，还可以通过腕带扫描进行转台管理、手术状态的管理等。

2. 护理文书 按医院要求提供规范的手术护理文书。

（1）患者交接单：PDA 交接扫描腕带，将患者接到介入导管室、送回病房做到有据可查。

（2）耗材记录单：对手术中用到的所有高值耗材进行清点，并记录。

（3）护理记录单：对手术过程中的护理工作进行结构化快速记录。

3. 统计查询 提供任意配置的查询统计功能，包含如科室人员工作量、手术量、耗材使用量以及手术费用、设备使用情况等，并生成图文并茂的图表。

四、介入诊疗病例资料管理系统

很多医院介入诊疗病例资料管理还停留在半手工半信息化状态，一些资料分散在各个不同信息系统中，造成珍贵数据的流失。

介入诊疗患者的病例资料包括很多种类，即临床基线资料、诊疗过程中的资料、诊疗后的资料、出院后随访资料等。需要将零散的患者信息分术前、术中、术后三部分分类记录，提供介入学科多病种病例信息数据库，以专业性、结构化为特征，并且提供功能强大的病例检索功能，提供图文一体结构化报告形式，使任何的输入项都能成为查询项，令科室科研工作变得更高效，有强大的数据库进行支撑，大大缩短科研数据收集、筛选和挖掘的时间。介入诊疗病例资料管理系统的具体建设内容如下文所述。

1. 临床基线资料

（1）患者基本信息：包括患者的姓名、性别、年龄、住院 ID 号、患者类别（门诊、住院、急诊）、手术日期、联系电话、住址等。

（2）病史与临床表现：包括入院诊断、既往史、家族史、临床表现等。

（3）检查及检验信息：包括体格检查、血常规、血生化及特殊指标检验、心电图、B 超、CT 检查等。

2. 介入诊疗过程资料 针对不同介入诊疗类型（冠状动脉疾病、先天性心脏病、电生理以及结构性心脏病、各类心脏慢性病等）具备专业的数据收集和挖掘模块。

（1）患者进入介入导管室到出介入导管室过程中所有与手术相关的信息。

（2）造影检查，包括患者穿刺路径、术者、术中用药记录、耗材信息、造影结果、病变描述、术中并发症等。

（3）病变解释、操作过程、耗材使用、术后病变解释、并发症等。

（4）介入诊疗结果。

3. 术后及出院资料 该资料应包括患者术后出介入导管室回到病房至出院前的所有信息，包括检验检查、用药、特殊事件及不良事件，以及出院诊断、出院带药和出院结果等。

4. 随访管理 该资料非常重要，关系到患者的预后情况、远期生存率等，是结论性的内容，是临床上最为关心的内容，是对我们的治疗方法和临床用药最直接的反馈，在疾病的二级预防中起至关重要的作用。这部分内容包括术后随访、出院随访、制订随访计划、随访提醒、依从性评估等。

5. 统计分析 针对科室管理者所关心的统计内容进行实时统计展示，统计数据与国际通用医学统计学工具 SPSS、SAS 等无缝对接，保证科研工作的准确性和便利性，且支持生成直方图展示。

五、手术示教系统

介入手术技术水平作为衡量医院医疗水平的一个重要依据，一直受到关注。国内的大中型综合医院除了承担着医疗职能，还承担着教学、研究的重要任务，手术教学是其中的一项重要内容，如何更好地进行手术的教学和研究，也是摆在医院面前的重要课题。传统的介入手术教学具有局限性、封闭性、技术支持不足等难题，具体表现在：①介入导管室受无菌环境限制，不允许多名培训学员观摩；②介入手术过程中产生大量电离辐射，介入导管室内观摩教学有害健康；③手术带教老师手术过程中专注手术，不能全方位为学员进行讲解。

随着医院设备、患者量、医学数据的不断增加，如何利用现代科技来加强手术的管理，提升手术教学的精确性及互动性，同时使临床医生之间的手术观摩变得更加有效，十分重要。

数字化手术示教系统可以配备具有多术间、多设备影像（血管机、术野摄像机、IVUS、OCT、心电监护仪，甚至内窥镜设备等）、多场景的现代化先进的音视频手术教学系统，并可进行双向语音通话，实现手术直播、远程医疗、专家会议、教学观摩、介入手术远程指导、分级诊疗移动指导等应用，且支持 4G/5G 网络；让观摩者与介入导管室进行物理分离，同时又能将介入导管室正在进行的手术清楚地在会议室同步实时复现，使观摩者不必进入介入导管室就可以直接观看手术的全过程，并可以与术者进行互动，极大地解决了目前医院面临的手术教学和手术交流会议的难题。

系统对手术全程实时记录，所有音视频文件支持本地下载、回访和剪辑、存储，可用于查询、制作教学课件及视频文件等，使之用于研究、教学和病例存档，手术后对照这些影像资料进行学术探讨，使作为教学科研的病例更具实用价值。同时为实习、进修、规培人员提供了良好的学习条件，使得导管室的护理管理更加优质、高效、安全。手术示教系统有以下几个特点：

1. 全面信息整合，数据共享 全面整合手术影像信息和患者医疗信息的专业平台，达到数据的高度共享。转播画面包含实际场景、DSA、IVUS、OCT、心电、超声等导管室常用信号，也包含 CT、MRI、ES（内窥镜）等画面。

2. 多功能业务融合，手术规范　可对手术过程、治疗案例、教学素材进行整合和抓取，规范科室操作流程，包含完整的术前、术中、术后的一体化流程管理，实现手术追溯。

3. 多模态设备集成，一体化平台　产品应用成熟，与影像设备集成度高。转播影像不仅限于摄像机拍摄的场景影像，对其他关键医学影像如：DSA、心电、IVUS、OCT 等，也可实现实时转播和调阅；并对患者手术信息、耗材信息、用药信息进行一体化的连接显示。

4. 多模态影像融合，手术导航　除了常规手术教学，还具备更深层次的影像融合导航功能，基于 CT-DSA 融合影像的手术导航系统，可精准定位病灶，对于路径血管迂曲的病变，有较好的手术导航规划指导意义，极大地方便了临床医生对于各类手术入路规划的调整，以及术后评估。

5. 网络架构，图像质量　系统是基于 IP 网络的视频通信，架构灵活多变。只要网络通畅，全院皆可进行视频的观看学习；且采用全数字高清设备采集，保证画面质量稳定。

6. 便于专家会诊、示教　所有介入手术实时转播的同时进行实时录制，便于专家进行会诊、手术指导、示教展示。

7. 介入手术教学与回顾　所有手术实时转播的同时进行实时录制，录像支持本地获取，可对手术录像进行后期编辑，制作教学课件或手术样本，提高系统适用性。

8. 无菌式医患沟通　术中医生不必离开介入导管室，就可通过医患交流系统与患者家属针对病情进行语音视频沟通，同时可以展现手术影像给患者观看，以便跟患者家属确定手术治疗方案，保证沟通的有效性和直观性；且可全程采用录像录音监控，录像同步在患者名下进行归档，避免日后医患纠纷。

六、安全监控系统

随着医院信息化建设的不断完善，网络化已经成为医院视频监控发展的主流方向。科室出入人员复杂，为了保证医院及患者的安全，建立智能数字监控系统是必不可少的。

1. 监控系统　介入导管室所有洁净手术室、出入口、患者等候区、复苏室、走廊通道、污染走廊等所有区域都应设置安全视频监控系统，安装数字化摄像头，设置高清数字摄像机，对全景进行监视，系统通过网络数字硬盘录像机进行集中控制和处理，视频图像通过显示器显示，系统可实现记录图像的回放、检索等，同时监控画面可任意切换、任意分割、任意组合排列。通过网络数字硬盘录像机实现长时间（每路摄像≥3 个月）图像的存储、调用、备份并支持网络分控等功能。

2. 门禁管理系统　所有出入口实现统一门禁管理，在缓冲间、谈话间、患者等候区门口设置一套可视门禁系统。系统功能可实现人员或访客门铃叫人，工作人员认可后按开关通过电磁锁打开门；内部人员通过发配的 IC 卡或密码打开门。门禁系统由门禁主机、门禁分机、电控锁组成，门口分机带清晰摄像头，主机能够可视来人，一个主机可带几个分机。主机设置于护士站，由护士站人员负责总控。

3. 公共广播系统　手术室、洁净走廊、辅房、办公用房和麻醉室、苏醒室等设置背景音乐天花喇叭，同时设置背景音乐系统音量控制器（带无极旋钮调节控制）。手术室、辅房、麻醉室、苏醒室、办公用房内可设单独控制。系统采用有线定压传送方式，分区控制方式；该系统应包含天花喇叭、音控器、带前置广播功放、话筒等。谈话间设置独立公共广播系统，供家属等候区专用。系统可连续播放各种格式的音乐文件，通过话筒可实现分区寻呼、广播找人、发布消息等功能。

七、耗材条码管理系统

通过计算机信息系统对高值耗材的整个流程进行管理很有必要。耗材管理系统主要针对介入导管室的高值耗材进行管理（即针对二级库的管理），通过对入库业务、出库业务、仓库调拨、库存调整、库存盘点业务信息的管理，提高库房管理信息的实时性和准确性，实现即时库存管理的功能，并有效控制并跟踪库房业务的物流和成本管理全过程，实现完善的仓储信息管理。

1. 耗材条码管理流程（图 6-2-3）

目前医院介入导管室高值耗材管理业务流程主要有如下两种：

（1）在介入导管室有一个二级库，根据手术需要从二级库中请领耗材。

（2）介入导管室为零库存，根据手术需要，耗材供应室将某款一系列规格型号的产品提供给介入导管室，手术完毕后，剩余材料供应商取回。

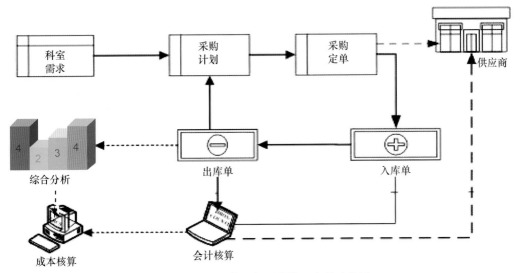

图 6-2-3 耗材条码闭环式管理流程示意图

2. 耗材条码管理系统目标

（1）耗材条码管理系统可以实现通过一个条码对入库、出库、计费整个流程进行跟踪。

（2）通过扫描条码可以自动产生出库记录，手术消耗过程中可以自动对高值耗材进行计费。

（3）根据有效期对即将到期耗材进行报警提示，通过浏览器或客户端随时查询采购信息、库存信息。

（4）可对某患者消耗的耗材进行查询。

（5）可对供应商、生产商进行维护管理，可设置耗材数量上下限，当现有耗材数量不在上下限范围内时，能自动报警。

（6）可对使用系统的用户进行权限管理。

3. 系统功能

（1）入库

扫描条码：通过前期建库，完成耗材基本信息建库后，扫描耗材原码即可完成耗材入库，方便快捷，并使其实现一物一码的目标。

（2）出库

1）科室出库：导管室根据患者手术期间的材料消耗，将条码扫入系统，确认后形成出库记录和费用信息。

2）材料退货：材料入库登记后，由于材料有效期或质量问题，退货给供应商。

3）材料损耗：由于医生操作或人为原因，材料损耗。

4）月结：对于各库房，医院会计每月都需进行材料月结，形成入出库统计表。

4. 统计查询 具有多维度自定义的查询统计功能，并支持生成图表导出。

1）材料入库信息查询：对材料的入库信息进行查询。

2）材料库存信息查询：对材料的现有库存信息进行查询。

3）材料进销存统计：对时间段内材料的进销存进行统计。

4）患者消耗查询：对时间段内材料消耗的明细信息进行查询。

八、其他系统

1. 智能条码耗材存放柜 以物联网为基础，将条码耗材、智能物流设备、信息平台进行整合，将心脏支架、起搏器等高值耗材放置于智能条码耗材存放柜内，通过基数设置、有效期管理、指纹解锁、存取记录、扫码计费进行管理，以最少库存满足最大使用。具备自动盘点功能、触摸屏系统；具备紧急情况下快速开门功能；具备访问控制，支持 ID 卡、指纹识别、虹膜识别、密码控制开门功能。监控智能柜门开启状态具备不间断电源保护功能，支持副柜自由扩展，一个主机可附加多个副柜；支持外围人员对柜体操作的实时监控。

2. 介入导管室人员行为管理系统 主要包括智能发衣回收系统、智能衣鞋储存系统。管理平台对所有智能设备进行统一管理及设置，同时集成设备监控、用户管理、日常发卡管理、远程控制、手术排班管理、加衣加鞋等功能。需要配备 APP 管理工具，实现衣物存量、异常状况的及时通知，提高衣鞋间的管理效率。

3. 智能机器人配送系统 智能机器人机身要带操作屏幕，操作屏幕为 10 寸多点触摸屏，智能充电使用，电池要能更换，为锂电池；单台机器人可同时配送多个手术间；机器人任务执行过程中支持暂停模式，恢复之后可继续执行前序任务。

4. 手术室麻醉药品智能管理系统 包含手麻药房智能管理系统、套餐箱、全自动毒麻药品发送管理机、全自动机械手手麻药品套餐存取机、智能毒麻药品辅助管理柜、毒麻药品智能复核工作台、危险化学品管理柜。

（1）手麻药房智能管理系统功能要求：按需单支发放药品，可存储数十品种5000支；多种药剂师授权方式，生物指纹、密码授权，同步药剂师复核结果，实现套餐箱基数补药，发药过程多重计数、防破损、视频录像存档；扩展冷藏、普通模块，实现药物的授权管理。

（2）全自动机械手手麻药品套餐存取机功能要求：套餐箱机械手自动存取，可存储28个套餐箱；多种麻醉师授权方式，生物指纹、密码授权；套餐箱状态记录跟踪，监控系统实时同步；动态分配套餐箱位置，动态匹配麻醉师信息；套餐箱内置空瓶回收，对药品基数实行管理。

（3）毒麻药品智能复核工作台功能要求：内嵌射频识别（RFID）读写装置，自动识别套餐箱信息；根据套餐箱信息，自动关联麻醉师；自动调取记账信息，完成实物与记账核对；内嵌空瓶回收装置，核对过程视频实时监控；打印补药清单，驱动完成套餐箱内基数补药；自动生成定制化登记报表，存档，查询溯源。

（4）危险化学品管理柜：专柜加锁管理，内嵌空瓶回收装置，核对过程以视频实时监控。

第三节　介入导管室数字化发展

近年来，随着物联网、大数据、云计算、人工智能、5G等数字技术的迅猛发展，以及各地加快推进数字化城市、数字化医院的建设，以数字化推动公共卫生、健康、教育、养老、就业、社保等基本民生保障更均衡、更精准、更充分。介入导管室将计算机网络技术、自动控制技术、图形信号处理技术及综合布线技术高度集成和融合，以多知识融合的智能决策方法和多系统兼容的知识表达方式为特色，充分应用人工智能、知识库、数据仓库与挖掘、最优化方法等先进技术和方法，实现以患者为核心的海量医学影像的存储与全流程临床信息及科室管理，实现数字化转型。数字导管室是医院 HIS、PACS、RIS 等信息系统应用的集中体现，为介入手术提供更加高效、舒适、安全、便利的环境。

未来介入导管室数字化发展可能向以下几种模式发展。

一、一体化复合杂交手术室

杂交技术是在最大限度减少创伤和并发症的同时，实现疗效最大化的一种全新治疗模式。一体化复合杂交手术室能够减少患者转运的风险，提高手术安全性，优化手术流程，是医院临床综合实力的重要标志，是外科手术未来的发展方向。以患者为中心，是复合手术室的终结追求（图6-3-1）。

整合杂交手术室内不同品牌规格的设备和系统，通过控制中心中央站触摸屏上原型化设计界面进行控制；建立与医院信息网络的连接，从 HIS、CIS、LIS、PACS 等系

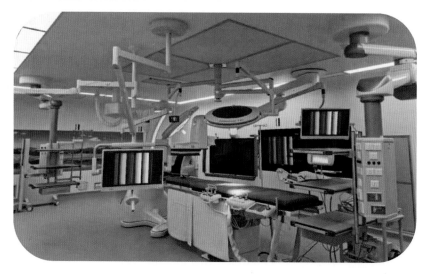

图 6-3-1　杂交手术室内场景

统获取、储存患者的电子病历（electronic patient record，EPR）、影像及文档，并上传、存储本一体化数字手术室生成的 EPR、数字影像信息；通过数字化医院视频会议实现远程医疗会诊、教学与学术交流。

将 DSA、CT、MRI、磁导航系统、手术机器人等仪器设备整合，在此基础上融入机器人技术、虚拟现实技术、全息影像技术、5G 等技术，是未来的一体化复合杂交手术室研究发展的方向。

（一）机器人技术

美国克利夫兰诊所每年评选出"未来一年，十大世界突破医疗革新技术"排行榜，2019 年机器人技术排名第八。运用机器人手术能提高精准度，减少感染的发生，缩短手术时间，减少手术创伤（图 6-3-2）。

（二）虚拟现实技术

虚拟现实技术（VR）是一种可以创建和体验虚拟世界的计算机仿真系统，利用计算机生成一种模拟环境，让体验者可以"亲眼看到"动态的三维立体逼真图像（图 6-3-3）。

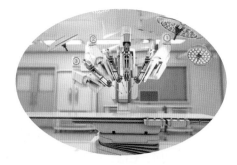

图 6-3-2　复合手术室机器人

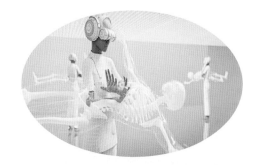

图 6-3-3　虚拟现实技术

介入医生与患者和家属沟通病情和手术结果时，可以运用虚拟现实 VR 眼镜，将人体解剖图像更加真实立体地呈现出来，让患者和家属更直观理解。

（三）全息影像技术

全息影像技术一般也被称作虚拟成像技术或是全息成像，其成像原理就是凭借光波干涉对物体光波的相位与振幅进行记录，与此同时，凭借衍射原理对物体的光波信息进行展现，从而达到成像的效果。

（四）5G

5G（第五代移动通信技术）是具有高速率、低时延和大连接特点的新一代宽带移动通信技术，是实现人机物互联的网络基础设施。

二、可移动的急危重症介入导管室

疫情下为解决心脑血管患者的救治问题，减少救治过程中的交叉感染风险，推出远征 5G 移动急危重症介入救治单元。基于常态化抗疫需求而设计的急性心脑血管疾病移动救治中心，搭载七轴落地式小机器人血管造影系统 Artis one 和 5G 远程介入大师等智能化便携设备，为疫情下的心脑血管疾病患者带来希望。

（一）突破空间和防疫限制，可配套方舱医院或院内独立隔离

采用可拓展式车厢设计，操作间与控制室均有拓展功能，操作间拓展后面积可增加 57%，总共提供 23.8 m^2 的操作空间和 8.8 m^2 的控制空间。搭载的 Artis one 落地七轴设计，使 C 臂在车厢内运动游刃有余，为医生提供足够的操作空间。随车配备的液压辅助调平系统，使其能够胜任多种复杂地形的挑战（图 6-3-4）。

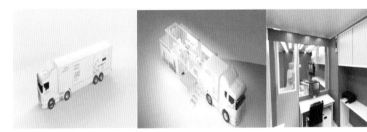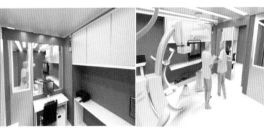

图 6-3-4 可拓展式车厢设计

（二）"ALL-in-one"血管造影系统

（1）16bit 通用型中平板探测器，可满足全介入学科的临床需求。

（2）业内独有的平板灯丝技术 MEGALIX CAT Plus 球管，不仅提供清晰稳定的图像，而且大大降低辐射剂量。

（3）与主机整合一体的后处理工作站，能够实现实时功能与后处理的衔接，以及定

性与定量分析的协同。

（三）新冠介入治疗场景设计

远征车厢可与方舱医院、发热门诊、隔离病房无缝连接，使患者可以闭环转运至导管室内，减少医院内交叉感染的风险。车厢具有消杀功能，多点位无死角的紫外线消毒器设置。

（四）远程智慧介入手术方案

为进行车载环境的复杂手术，远程方案搭载医疗 5G 远程介入大师系统和 Corindus 介入手术机器人系统，实现疫情下医患全程零接触介入手术。

（陆芸岚　史震涛　李莉）

参考文献

［1］马继锋．李淑荣．数字化医院和数字化导管室的研究与探索［J］．医学信息（上旬刊），2010，23（22）：4126-4127.

［2］李涛、蒲卫、荆晶，等．数字化导管室的设计与应用［J］．现代仪器，2012，18（2）：42-44.

［3］荆晶、陈韵岱、辜小芳，等．数字化导管室超媒体信息集成系统设计与应用［J］．中国数字医学，2012，7（4）：56-59.

［4］余巧生．浅谈医院信息系统及存储系统的问题［J］．中国医备，2010，25（10）：63-64，72.

［5］程鹏，周力．浅谈医院心内科数字化导管造影室建设［J］．智能建筑，2011，6：63-65.

［6］李刚荣．国内外数字化医院建设现状与发展趋势［J］．重庆医学，2009，38（13）：1561-1565.

［7］侯桂华，霍勇．心血管介入治疗护理实用技术［M］．北京：北京大学医学出版社，2017：387-397.

［8］宋晓东、唐晓薇、张腾，等．数字化手术室建设理念及实践方案［J］．中国医院建筑与装备，2017，18（03）：82-84.

［9］王硕、高志民．数字化正在构筑中国建造新发展图景．人民政协报，2022.5.19

［10］杨晓毓．数字化医院建设评价指标体系构建的价值与策略［J］．财经界，2021，33：170-171.

［11］杨媛媛、戴志鑫、邱景，等．公立医院数字化转型思路探讨［J］．解放军医院管理杂志，2021，28（12）：1147-1149.

第七章

介入导管室物资管理

（Material management of interventional catheterization laboratory）

第一节　介入导管室物资管理概述

当前随着科学技术的不断创新与医疗技术的快速发展，医疗卫生体制改革的不断深入，各级医院对于管理的科学化、规范化及精细化的要求也日趋强烈。提升医院运营效率与控制医疗费用的不合理增长已成为当前医改的一项重要目标。同时，医用物资不仅关乎医疗质量，也是医院物资供应链、经济效益管理中举足轻重的部分，物资管理在医院运行中的重要性已日益显著，因此医院在内部运行机制上进行改革、创新，加强对物资的管理，对提高医院服务质量、树立医院公益形象具有重要意义。

介入医学目前已经与内科、外科并列成为三大诊疗学科。随着现代医学理念和技术的不断应用，介入诊疗适应证不断打破壁垒深入拓展，已进入多领域、多层面、多系统多学科协作以及量质齐升快速发展的新阶段。然而，面临着仪器设备手术器材不断更新，介入诊疗使用各类物资广泛，周期快。为了保障介入诊疗术顺利完成、保证患者安全、提高医疗护理质量，介入导管室的物资管理面临许多新的挑战，并提出了更高的要求。

首先，介入导管室使用的介入手术器材涉及各专科，具有品种繁多、材质多样、规格型号复杂、专业性强等特点，因此，介入诊疗器材在临床应用中的规范管理具有极大的挑战性。传统的物资管理方法分类不具体，责任不明确，检查繁琐且落实不到位，使用、补充随意，容易出现物资积压过期等问题。加强和规范医疗机构对医疗器械临床使用的安全管理，防止介入器材积压过期，提高所需材料的准确性，缩短查找时间，提高费用录入的正确率并减少前期成本，这些是降低医疗器械临床使用的风险、提高医疗质量、保障医疗安全的重要措施，也是医疗机构义不容辞的责任。

其次，目前介入导管室已经成为集多学科、多专业人员于同一平面工作的复杂场所，人员管理模式复杂，进出人员难以管控，手术衣发放效率低，回收不到位，人工盘点工作量大，管理者无法实时掌控和监测数据等问题凸显，现代化的介入导管室通过智能手术室行为管理系统，利用物联网技术控制并记录人员领用归还手术衣行为，实现对手术室人员的智能化管理，节约物资成本，保障手术及时进行，提升服务质量。

此外，介入导管室作为院内多学科协作的手术平台，承接着来自各个专科的患者，因此，与各病区及部门间联系密切；同时，多学科团队协作模式促进介入技术在急危重症患者救治中的重要作用，因此，如何高效便捷地解决部门间物品流通传送，最大限度地助力患者救治安全，也越来越受到医院管理者的高度关注。同时，作为介入手术部门，手术相关仪器设备种类繁多且专业性强，因此，健全介入导管室设备管理网络，保障设备资产的管理维护，制定规范的仪器设备操作流程，从而保障手术顺利进行，降低仪器设备折损率，提高医院经济效益和社会效应也是介入导管室未来重要的管理课题。

介入导管室物资种类众多，管理流程相对复杂，针对这些物资的物流、资金流、信息流、控制流的准确掌控，一直是困扰管理者的一个课题。随着新医改的不断深入，本着规范、安全、高效的目标，利用信息化、智能化手段，对医院物资流转过程进行有效监管，对物资经费进行合理控制，减少不必要的中间环节，保证医疗活动的有序、安全、快捷，无论是从管理者的角度还是使用者的角度，均将对提高临床科室的工作效率起到良性作用，有利于保证手术的顺利安全进行并减少成本，促进介入导管室管理更加规范化和科学化。本章节将着重针对介入导管室物资管理中的医用耗材 SPD 管理模式应用、智能化手术室行为管理系统以及物流传输系统等进行介绍。

第二节　医用耗材 SPD 管理模式应用

随着世界医疗水平的快速发展，医院规模的不断扩大，以及材料科研水平的不断进步，医用耗材的更新速度越来越快，在临床医疗中的使用量也越来越大，医院医用耗材逐渐成为医疗活动中的重要组成部分。近年来，随着中国医疗改革的不断深入，伴随着费用管控、耗材两票制、三流合一等新医改政策的深入推进，医用耗材在公立医院成本构架中占有较高比例，如何实现对医用耗材采购管理全流程的高效化、精细化操作，确保临床工作质量不受影响，同时又尽可能降低医院的采购、管理成本及风险，已成为在新医改背景下各级医院管理部门迫切需要解决的问题。SPD 管理模式通过联动医用耗材内外供应链上的核心成员，对医用耗材进行统筹管理，实现管理效能的提高。SPD 管理模式综合考虑了医用耗材在医院中各管理环节的运作规律、特点以及环节间的相互联系，在供应链管理理论和信息技术的支撑下，对传统的医用耗材管理方式进行优化和改善，是适用于当前社会和医疗背景的一种科学有效的物流管理模式。

一、医用耗材 SPD 模式概况

（一）医疗 SPD 供应链管理

医疗 SPD 供应链管理是在供应链一体化思想指导下产生的一种典型的精益化管理模式，它是以保证院内医用耗材质量安全、满足临床需求为宗旨，以物流信息技术为支撑，以环节专业化管理为手段，强化医院医用耗材管理部门的全程监管，协调外部与内部需求为主导，对全院医用耗材在院内的供应、加工、配送等物流进行集中管理的模式。SPD 代表了在供应链管理上的几个重要流程。S 代表供应管理环节，涵盖了医院耗材分类、供应商管理、采购途径优化等工作；P 代表加工及库存管理环节，以定量加工方式进行单元化管理，工作人员可以较为便捷地通过条形码等了解耗材包信息，并借助库存控制模型提升管理效率；D 则代表推送环节，面向 SPD 供应链所有参与主体配送、协调及响应。

2017 年第三届中国医疗器械供应链峰会暨第二届医院内部物流会议上，国内医疗机构对 SPD 管理模式重新定义：SPD 管理模式是一种以保证院内医用物资质量安全、满足临床需求为宗旨，以物流信息技术为支撑，以环节专业化管理为手段，强化医院医用物资管理部门的全程监管，协调外部与内部需求为主导，对全院医用物资的供应、加工、配送等物流进行集中管理的方法。

（二）医用耗材 SPD 管理模式的发展历程

1. 医用耗材 SPD 管理模式的诞生

医疗 SPD 脱身于汽车行业，与其有密不可分的关系。战后，日本经济萧条，缺少资金和外汇。当时，丰田的汽车事业正处于萌芽时期，美国的汽车工业正发展得如火如荼。1950 年，日本的丰田英二考察了美国底特律的福特公司轿车厂。当时这个厂每个月能生产 9000 辆轿车，比日本丰田公司一年的产量还要多。但丰田在他的考察报告中却写道："那里的生产体制还有改进的可能"。之后的 30 多年里，丰田经过不断的探索与完善，终于形成了完整的丰田式生产方式。丰田生产方式的指导思想是，通过生产过程整体优化，改进技术，理顺物流，杜绝超量生产，消除无效劳动与浪费，有效利用资源，降低成本，改善质量，达到用最少的投入实现最大产出的目的。这就是 "Just In Time（ JIT ）" 生产，也是后来精益生产的基本思想之一。精益生产是美国麻省理工学院数位国际汽车计划组织的专家对日本丰田准时化（ JIT ）生产方式的赞誉称呼。

医用耗材 SPD 管理模式雏形出现于 20 世纪 60 年代。由 Gordon A.Friesen 针对医院经营过程中出现的危机，提出的 "物资购入、灭菌消毒产品等医院流通产品的供给管理和一体化构想计划"。至 20 世纪 90 年代，国外的相关学者受丰田汽车 JIT 生产方式启发，将其应用于医疗领域。在医疗行业，潜在浪费并不是在传统的制造业精益理论中强调的 "生产过剩"，而是 "未充分利用员工的创造力"，以及医疗机构中难以运行的管理系统。医疗行业的这种浪费使得医护人员不能集中本职工作，反而投入过多的精力管理耗材的流通。如果说丰田的 JIT 是 "只在需要的时候，按需要的量，生产所需的产品"，那么医疗 SPD 就是力求 "让专业的人做专业的事，解放医护人员"，促进医务人员把精力更多地集中到本职业务。20 世纪 90 年代，日本不少医院引入 SPD 管理模式，将耗材管理委托给专业的 SPD 公司，形成了初步的 SPD 管理模式理念，即通过借助信息化系统对医用物资的采购、使用、回收和配送等过程采用一元化的管理模式。由此可见，医疗 SPD 管理模式实质是一种精益生产方式，其核心是不断优化供应链管理，降低生产周期内的不必要损耗，加快耗材周转，释放库存资金压力等。简单地说，就是通过消除无效劳动与浪费，达到用最少的投入实现最大产出的目的。

2. 医用耗材 SPD 管理模式在我国的应用与发展

医院耗材从用途和重要性可以分为普通耗材以及高值耗材两类。传统的医院耗材物流管理模式主要依靠库管人员定期检查库存情况，凭经验制订采购与配送计划，管理中存在的问题较多：①漏订、多订或错订采购计划；②医院采购人员已发出的采购计划不能及时跟踪，特别是一些急需的医用耗材，采购计划的执行情况无法得到控制和保障；③销售医用耗材的供应商参差不齐，供应商数量庞大，更名频繁，生产企业频繁变更产品代理商，易出现由于授权级数较多或者授权频繁变更发生的纠纷；④医用耗材往往一个产品需要多个证照支撑，各证照有效期不一致，增加了医院对供应商资质管理、信誉管理、耗材保供、耗材质量等各方面量化考核难度；⑤医用高值耗材未实现条码管理，存放于使用科室的二级库中，由使用科室自行管理，由于信息共享不通畅，物流中心总部很难及时掌握这些医用耗材的使用和库存情况，而且无法实现高值耗材的全生命周期追溯；⑥医护人员耗材管理负担重，手工盘点、登记，每周进行耗材申领，时间成本高，且容易出错，临床科室在日清月盘环节耗费大量的精力；⑦医用耗材使用环节中缺乏有效的批号、有效期管理，难以实现耗材有效期监控，无智能化操作和分析功能，无智能化提醒功能；⑧收费与领用数量不一致，未实现零库存，医院的资金成本占用。

2010 年左右，SPD 管理模式开始传入我国，其服务模式最初仅有软件系统，硬件与软件系统不互通，很多环节需要医护人员手工录入。近几年来，随着国家医改的逐步深入，药品、医用耗材"零加成"及带量采购在全国推行，医疗机构的药品及医用耗材流转由过去的利润源头变成了现在的成本源头，医疗机构收入降低的同时，管理成本的支出压力逐渐增大。为此，医疗机构的降本增效需求日益明显，各大医疗机构以及各药品耗材商业企业不断进行 SPD 管理模式的探索和实践，先后在北京、上海、江苏、山东、安徽等多个地区开展了数百个 SPD 管理模式服务项目，受到了政府的重点关注和大力支持。随着我国信息技术的不断提高和供应商服务理念的不断增强，医用耗材 SPD 系统引入大数据 AI 分析，应用智能化硬件，以信息系统和智能硬件为支撑，以第三方专业化团队运营管理为手段，强化医院医用物资管理部门的全程监管，协调外部与内部需求为主导，使 SPD 管理朝着更智能化、综合运营的管理服务型 SPD 管理模式发展。SPD 管理模式的不断发展，对医疗改革以及医疗行业的发展，具有深远的意义和影响。

二、介入导管室医用耗材 SPD 管理模式运用与管理

（一）SPD 管理模式下介入导管室医用耗材智能物流配送体系

包含感知层、网络层、硬件支撑层、用户层四个层面，见图 7-2-1。感知层是系统与外界环境接触的直接媒介，借助高频远程射频识别技术（Ultra High Frequency，Radio Frequency Identification，UHF-RFID）等感知技术采集、获取耗材物流信息及完成用户的身份验证。网络层主要为系统提供网络环境，在 SPD 管理模式下，搭建供应商、院方

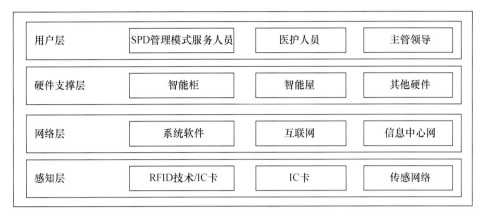

图 7-2-1 SPD 管理模式下介入导管室智能物流配送

和库房的物流 B2B 云平台，将感知层获取的信息安全可靠地传输至硬件支撑层，以便系统进行下一步的信息处理。硬件支撑层主要包括智能柜等物流配送管理中出库、信息传递、推送等环节所用到的自动化和智能化终端设施。用户层主要是指 SPD 管理模式服务人员、医护人员及主管领导等参与耗材日常管理工作的人员。

（二）介入导管室医用耗材 SPD 模式运用

介入导管室的医用耗材分为低值、高值耗材。一般低值耗材通过基数进行管理，高值耗材通过 RFDI 芯片实现智能化管理，见图 7-2-2。

1. 介入导管室低值医用耗材 SPD 管理模式运用

供应商将已与医院签订耗材采购协议的医用耗材的全部资质证件扫描上传至医院 SPD 物流云平台资质审核系统，实现医院对供应商网上集中管理，审核通过后的医用耗材可正常生成物流采购计划。SPD 物流采购系统可根据各临床使用科室的实际消耗量，以及物流中心现有库存情况综合汇总后自动生成采购计划，通过 SPD 物流云平台的采购系统及时发送给供应商，并能实时掌握耗材的配送情况。供应商在物流云平台上确认订单，并生成带有"订单条码"的明细送货单，送货单的内容包括产品的品名、规格型号、单位、数量、生产批号、产品有效期和注册证号等关键信息，供应商输入并确认这些关键信息后，系统默认耗材已进入配送状态，同时将检测报告或报关单上传至物流云平台。医用耗材到达医院后，库房管理人员将实物与送货单上的信息一一对应，并对物流云平台上的检测报告或报关单进行审核，确认无误后扫描"订单条码"便可完成入库。

SPD 物流中心引入货位化管理的库存管理模式，扫描入库后入库单上便可显示每种耗材对应的货位号，这样不仅可以使耗材分类库存管理更加精细化，而且大大提高了库管人员的工作效率。SPD 物流管理系统分布在介入导管室的智能储存柜，可实时监测科室低值耗材的领用人和使用量，以便 SPD 物流中心及时为科室补充库存。介入导管室护士长还可根据患者的临时需求在可使用的耗材菜单栏内增减、修改采购计划，真正实现自动监控、灵活配送的目的。物流中心根据实际需要，将低值耗材按一定数量装入带

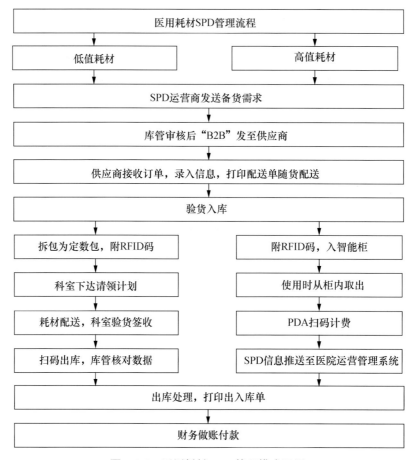

图 7-2-2 医用耗材 SPD 管理模式运用

有芯片的定数盒中，按照科室需求配送至介入导管室。科室按需使用后，可扫描每个定数盒上耗材条形码，扫描后使用完的耗材系统才会自动核算科室成本，实现医院耗材的"零库存"管理，见图 7-2-3。

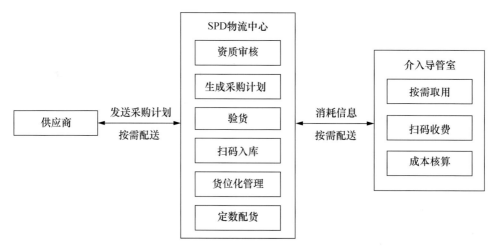

图 7-2-3 介入导管室低值医用耗材 SPD 管理模式

2. 介入导管室高值医用耗材 SPD 管理模式运用

对于介入导管室来说，高值医用耗材的使用量大，品种和规格型号繁多，单位价值高，而且大多是植入人体的耗材，需要对其安全性进行溯源管理和使用后的跟踪管理。物流中心库房在介入导管室设置高值医用耗材的二级库，将需要经过手术植入人体或单位价格在千元以上的耗材列为高值医用耗材的管理范围，运用 RFID 技术对智能柜内高值医用耗材的库存进行管理。介入导管室高值医用耗材 SPD 管理模式见图 7-2-4。

介入导管室高值医用耗材的二级库可采用智能柜方式进行管理。将智能设备与 SPD 系统集成进行一体化应用；系统自动统计入库、出库、库存，与手术单关联，自动统计消耗。介入导管室高值医用耗材 SPD 管理流程见图 7-2-5。

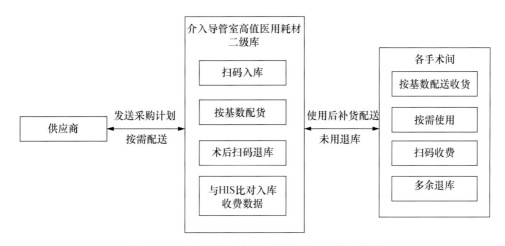

图 7-2-4 介入导管室高值医用耗材 SPD 管理模式

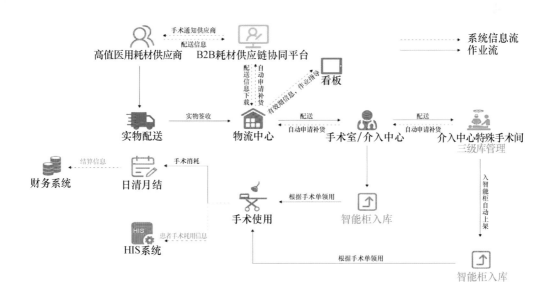

图 7-2-5 介入导管室高值医用耗材 SPD 管理流程

根据耗材基数配备相应数量的智能柜，对导管、支架、导丝等各类不同的介入耗材进行分类集中管理，同时方便医生随时取用（图7-2-6）。

SPD供应链管理系统与医院HIS系统实现互联互通，高值医用耗材基于GS1、HISC及院内SPD码，通过RFID电子芯片，利用智能硬件设施，支持高值医用耗材单件管理。智能柜相当于一个基于RFID技术的储存高值耗材的智能屋，RFID技术是一种非接触式的自动识别技术，它采用电磁反向散射耦合的方式，通过无线射频信号自动识别目标对象并获取相关数据，可识别高速运动物体并可在数秒内同时识别1000多个电子标签，操作方便快捷。RFID技术实现了高值医用耗材的条码溯源功能，高值医用耗材外包装上的电子标签可记录其产品名称、原产地、规格型号、产品注册证号以及生产批号、有效期、供应商名称等重要信息，对所有高值医用耗材做到"一物一码"，保障医用耗材临床使用安全。

所有介入高值医用耗材的入库、配货、出库和退库，以及与收费系统的比对工作，均由连接高值医用耗材智能库、医嘱系统、物流系统、收费系统所建立的SPD管理系统来完成数据传输，具体流程包括：

（1）赋码收货：物流中心将所有在用介入耗材的名称、规格、型号、生产厂家、注册证号、中标编码等基础信息都详细录入系统，根据临床需求发送介入耗材订单。供应商根据接收的订单信息备货，下载配送单随同耗材一起送达医院。物流中心耗材管理员下载B2B配送单或手工扫码，检查实物与供应商的厂家码、批号、有效期、序列号是否一致，同时进行耗材的合规性验证。SPD平台根据B2B平台中供应商维护的序列号或实物手工扫码进行验证解析，分离出厂家码与备案库中的备案号进行匹配，如果不一致，系统则提醒签收人员，拒绝后续系统操作流程；如果一致，系统自动生成该耗材的物资条码，每个物资条码都具有唯一性。耗材管理员签收后打印上架指示单进行入库上架，根据耗材的属性，在打印上架指示单时，SPD平台自动提示送货路径，如果是存储

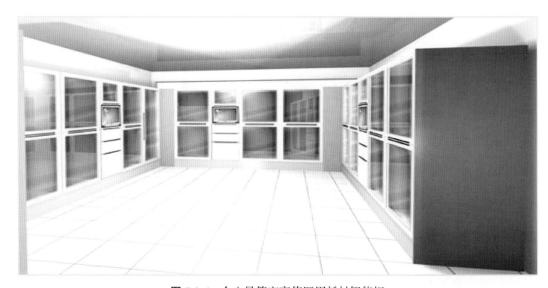

图 7-2-6 介入导管室高值医用耗材智能柜

到物流中心，则显示在物流中心进行上架，如果是存储在科室，则由介入耗材管理员带到介入导管室进行上架，由中心库房转入介入导管室二级库房，并扫条码确认验收后放入智能柜。

（2）临床应用管理：设定介入医生及介入手术室护士取用耗材权限。在手术前领用人根据患者的实际情况，扫描胸牌后打开智能柜，按需取物，智能柜自动扫描高值医用耗材条码，并将品种、规格、条码、批号、有效期、领用时间、领用人等信息传送到 SPD 平台软件。高值医用耗材使用后，护士直接在 HIS 中扫 SPD 的条码收费，由 HIS 将计费信息传给 SPD 平台，SPD 平台软件同时传给智能柜系统。系统自动记录使用医生与收费护士姓名。手术结束后，领用人及时将未被使用的高值医用耗材扫码归还智能柜，SPD 系统对归还品种信息、归还时间、归还人等信息进行自动匹配，并得出最终领用数。最后 SPD 系统根据 HIS 的收费耗用数据及实际领用数据基于条码与患者进行自动匹配，自动显示哪些完全匹配，哪些未完全匹配，对于未完全匹配的则及时查找原因。匹配完成后，在 SPD 系统中进行最终确认，形成科室消耗，扣减库存。

（3）配送管理：SPD 物流云平台实现了库存物资数据共享的功能。高值医用耗材智能库可以自动盘点库内的所有耗材，将库存数据实时上传至物流云平台，SPD 耗材管理人员可以在物流云平台中随时查找到所有高值医用耗材的库存明细，方便盘点。耗材管理人员通过监控科室高值医用耗材库存，根据库存上下限系统生成科室补货计划；供应商也可以通过物流云平台对各自经营的高值医用耗材在医院的库存量进行数据共享，当某种耗材的库存量低于安全储备量时，系统会自动向供应商发出提示，要求其及时补货，防止缺货现象的发生。耗材到货后，系统将自动提醒进行送货。耗材管理人员打印拣配单，核实实物后，打印配送单，进行配送。

（4）结算管理：每月固定日结算，耗材管理员对已确认消耗的预入库高值医用耗材按供应商进行汇总确认，并发送到 B2B 平台形成开票通知单。供应商收到通知后，查看确认开票信息，如有疑问，及时与医院沟通解决。供应商开具发票后，在 B2B 平台上将发票日期及发票号录入，完成 B2B 平台上发票信息的维护，将发票送到医院。SPD 工作人员无需手工输入，就可在 SPD 系统中将 B2B 平台上的发票自动下载，并将发票信息与实际结算信息进行自动匹配。对于特殊情况，如收货过程中有问题或供应商 B2B 不规范操作等特殊情况，SPD 提供手工匹配功能，保证业务能够正常进行。SPD 工作人员在 SPD 系统中进行发票复核，审核通过后，将数据传送至医院 HERP 系统，给财务人员复核。

（二）介入导管室医用耗材 SPD 管理模式成效

1. 档案管理 供应商上传介入耗材的医疗器械注册证、供应商营业执照、经营许可证、经营备案凭证，生产厂家营业执照、生产许可证、生产产品登记表及厂家授权等相关资质至 SPD 系统的资质证照管理模块，资质证照信息有效期到期前 1 个月系统会自动发出提醒并通知供应商更新。所有耗材的资质证照信息都可实时查阅、打印，实现了资质证照的无纸化管理。

2. 计费管理　医院录入系统的在用所有介入耗材都与收费系统一一对应，只有进行过基础信息维护的耗材医生才可以申请使用。使用科室直接扫条码消耗、扫条码收费，杜绝了传统模式错收费、漏收费、套收费现象，提高了介入导管室护士计费的准确率。

3. "零库存"管理　介入导管室高值医用耗材的管理采用"零库存"管理模式，不增加科室的采购成本，而且方便库房的定期盘点和与供应商的交接。日清月结的消耗后结算方式使日常对账更加有效和准确，使介入导管室护士从每日耗材盘点的工作中解脱出来，将更多的精力投入到患者护理工作中，提高了工作效率。

4. 警示管理　高值医用耗材智能库通过物流云平台系统对即将过期的高值医用耗材提供警示功能，及时警示库管人员和供应商进行妥善处理，大大减轻了库房管理人员的工作量，提高了介入导管室护士取用耗材的安全性。

5. 追溯管理　通过 SPD 管理系统，耗材管理科室可随时追溯介入耗材的使用人、使用时间及所使用的耗材的批号、医疗器械注册证、生产厂家、生产日期、有效期、消毒日期等相关信息，真正实现了介入耗材的全程可追溯。极少量产品虽然符合验收标准，仍有不良事件发生，SPD 管理模式下可追溯不良事件耗材的生产厂家、批号、规格型号等信息，可对随访使用同批号耗材患者及其他医院引入新品种时提供有效参考依据，同时在医疗纠纷发生时为医院准确举证提供有效的法律依据。

6. 监督管理　在 SPD 管理模式下，医务科等监管科室不仅可实时督查介入耗材的使用时间、使用数量、使用医生、收费护士、使用耗材的患者及患者病情等信息，并对上述信息进行统计分析，及时掌握各科室介入耗材的使用情况，规范医生诊疗行为。将介入高值医用耗材的使用量与各科室的管理成本挂钩，促进科室高值医用耗材合理使用的规范化管理，在提高医疗水平的同时尽量减轻患者负担。

7. 政策响应　SPD 平台与各省阳光采购平台、各市带量采购平台精准对接，在 SPD 管理模式下，所有耗材的中标编码、产品名称、规格型号、生产厂家、注册证号、配送企业等基础信息按规范填写，保持与对接平台一致，当省阳光采购平台与市带量采购平台介入耗材动态调价时，SPD 平台也随之及时调整耗材价格并通知供应商，保证了政策执行的及时性和准确性。

医院医用耗材 SPD 管理模式的运用是医疗行业供应链管理模式的一种创新，同时运用现代化的信息手段实现了精准采购、按需配送、有效期监测、实时库存、全程监管等医用耗材各个物流环节的精细化管理。SPD 管理模式的应用对提升医院经济效益、降低医院运营成本、优化医疗物流的资源配置等方面都起到了积极影响。运用 SPD 管理模式助力介入导管室完成耗材的精细化管理，缩短护理人员每日耗材盘点时间，避免手术耗材收费错误，缩短收费时间，提高工作效率，实现全程追溯闭环式管理，使得耗材管理的有效性和安全性明显提升。同时让医护人员真正回归到纯粹的医疗救护工作中，大大提高临床科室医护的使用满意度，为临床提供了优质、规范、便捷的服务。SPD 管理模式在近几年发展中逐渐被各大医院肯定和推崇，SPD 管理模式的引入推动医院转变管理理念，朝着更加精细化的方向发展。SPD 管理模式的成熟与医院发展管理新理念的融合将会极大提升医院医疗服务质量，具有巨大的社会价值。

第三节 智能化手术室行为管理系统

一、智能化手术室行为管理系统概况

随着医院的信息化和数字化建设日趋成熟，医疗机构的手术室及介入导管室等手术部门作为患者集中诊疗和救治的区域，也是集多学科、多专业人员于同一平面工作的复杂场所，手术部门的运行质量和效率，直接影响着医院的运行效率。因此，应加强手术部门智能化、信息化、数字化、科学化的管理和建设。同时，手术部门作为洁净度要求很高的相对封闭区域，对于出入人员与物品的管理尤为重要。目前国内各医院手术部门管理模式复杂多样，传统的人工管理效率低下，对于人员行为管控力度差，因此经常出现医务人员着装不规范、不按时归还洗手衣、污染洗手衣随意堆放等现象，从而导致更衣室环境凌乱、潜在污染风险、洗手衣非正常损耗严重等情况。同时传统更衣柜钥匙的发放回收流程繁琐低效，更衣柜被长期占用影响资源有效利用。近年来，在手术室及介入导管室等手术部门，智能化手术室行为管理系统应用日益广泛。智能化手术室行为管理系统结合现有的互联网和物联网技术，通过数字化建设，以达到对所有手术医务人员进行门禁权限管理分配、手术衣鞋自动收发及追踪等多方面精细管理，从而规范手术人员行为，达到更加安全高效的手术部门工作目标。

（一）物联网和手术室行为管理系统的涵义

2005 年 11 月国际电信联盟（ITU）在一篇 *ITU Internet Reports 2005-the Internet of Thing* 报告中正式提出了物联网的概念。物联网（IOT）是指通过各种信息传感器、射频识别技术、全球定位系统、红外感应器、激光扫描器等装置与技术，实时采集任何需要监控、连接、互动的物体或过程，采集其声、光、热、电、力学、化学、生物、位置等各种需要的信息，通过各类可能的网络接入，实现物与物、物与人的泛在连接，实现对物品和过程的智能化感知、识别和管理。

手术室行为管理系统是基于物联网的无线射频识别技术（radio frequency identification，RFID）和数字化管理技术及生物识别技术实现手术室人员自助式、智能化的服装发放与归还，通过各工作节点的控制和管理，使整个工作流程自动化、简约化和科学化，对于有效降低手术室的感染风险和规范医护人员的行为具有重要作用，为传统手术室管理方式的升级提供借鉴意义。

（二）RFID 基本原理

RFID 是一种无线通信技术，通过无线射频方式进行非接触双向数据通信，对电子标签或射频卡进行读写，从而完成读写器与标签之间的数据通信，实现识别目标与数据交换的目的。RFID 是物联网感知层的核心环节，与各类传感器、互联网等通信技术结合，实现检测、物品追踪、信息实时共享等可能，在物联网产业链中起着举足轻重的作用。

（三）智能化手术室行为管理系统使用特点

1. 人员管控　通过门禁系统，有效控制人员流动，同时优化人员进出手术室流程，提升医院手术室管理水平和服务水平。

2. 物品管控　优化改善手术衣鞋管理模式，管理并追溯洗手衣及手术鞋，进而规范医护人员的医疗行为。

3. 人与物连接的管控　该系统针对衣鞋进行智能化自动发放，通过 RFID 提前绑定人员衣鞋的号码信息，也可现场选择自动发放，以提高发衣发鞋效率；对所有更衣更鞋柜进行自动打开匹配，避免寻找柜子环节，提高更衣更鞋效率，可提供安全可靠的 24 h 值守服务，代替传统人工手工记录操作；因此可提高服务效率和服务能力，减少手术人员更衣等待时间，改善手术室环境，提高医务人员工作效率，节约医院人力和损耗成本，具有明显的经济效益和社会效益。

4. 促进手术室数字化建设　建立手术安全准入系统和考勤系统，确保手术室洁净管理，建立全新的医护考核体系，促进了医院手术室数字化建设。

二、智能化手术室行为管理系统运用与管理

智能化手术室行为管理系统主要由自动发衣机、发鞋机、智能更衣柜、更鞋柜、自动收衣机、收鞋机及洗鞋机等硬件及管理软件开发系统共同构成。

（一）智能化手术室行为管理软件开发系统功能要求

1. 手术室行为管理控制板系统（图 7-3-1）

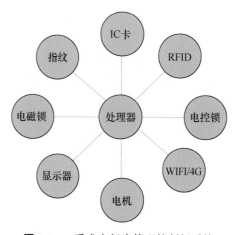

图 7-3-1　手术室行为管理控制板系统

2. 嵌入式处理系统　具有重要的计算机属性和特征，包括计算机主板、CPU、硬盘、内存、外设及接口，并有操作系统、控制网络和协议、计算能力、友好的人机界面。并根据功能要求选定相应的核心处理器，外围接口有：RS232、RS485、CAN、SPI、IO控制、I2C、以太网、4G、GPS、WIFI、液晶显示屏等。

3. LED 显示界面　LED 显示界面可实时显示系统的环境参数（温湿度、光照等）及内部参数（容量、电压、电流、温度等）及门锁信息等。①参数设置界面：通信参数、柜子控制、尺码配置、提醒设置、人体特征识别参数等。②管理界面：设备管理、存取规则、工作卡管理、临时卡管理、绑定管理等。③远程操作界面：含远程开柜和远程登录功能。④系统使用状态界面：可实时显示系统整体运行情况，包括洗手衣、鞋子、更衣柜、鞋柜使用及剩余数量。显示回收机回收计数，以提示管理员及时清理回收机。显示柜子将逾期、被锁存、将释放等数据。⑤异常数据界面：用以查询系统中使用错误的数据或者被禁用的柜子。使用错误的数据包括即将逾期的柜子、被锁存的柜子、即将释放的柜子。

4. 数据存储、上传和查询系统　该系统会存储终端参数信息并定时上传，控制端可以发送查询信息的要求。

5. 设备信息的采集系统　柜体内的传感器可以根据实际应用选择温湿度传感器、压力传感器、红外传感器等使用，用于检测柜体内的环境，并设定环境参数报警范围。同时可传输至 PC 端或手机端，也可通过 PC 端或手机端完成远程设置。

6. 远程通信系统　智能柜采用私有的通信协议，通过通信系统获取智能柜环境参数、存储状况，设置管理权限、报警参数以及位置信息等；并采用 WIFI、4G 等多种通信方式。

7. 定位系统　系统运行时将自动提供定位信息，可在手机和 LED、PC 机显示。

8. 联网功能　通过无线或有线通信向管理端、服务器传输信息，实现远端控制、数据采集等功能。系统可实现手机和 PC 机远程监控，通过通信设备可查询设备相关信息并可调整系统参数（温湿度、报警上下限及设备属性等）。此外，通过无线或有线可实现与智能终端通信并传输数据。

9. 存储记录功能　详细存储用户操作记录，包含开柜失败等记录。存储的数据可便于查询指定日期之间任意柜子每日使用的情况，查询前需要选择柜子类型等关键信息，点击可显示数据曲线图。

10. 管理员设置功能　用于修改管理员密码设置及管理员权限。

11. 应急管理功能　设备支持离线模式，保证在网络故障、停电状况下进入应急程序，启动应急方案，可启用开门按钮或者紧急机械锁开门控制物品的收发工作（图 7-3-2）。

（二）智能化手术室行为管理系统应用设计

1. 设计原则　手术室行为管理系统应本着"实用性、稳定性、安全性、易维护性和可集成性"等特点，为医疗机构提供便捷、有序、高效、安全的使用效果。方案设计中应遵循：首先，因地制宜的原则。根据科室现况，结合每日流动人数、手术室整体设计与布局、场地面积等因素，充分考量合理设计方案并配备相应资源。其次，优化动线

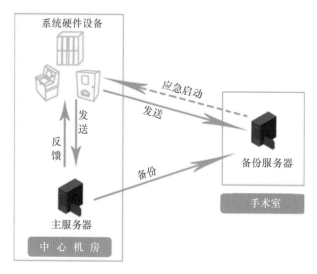

图 7-3-2 手术室行为管理应急系统

设计的原则。应结合医院感染控制要求，同时兼顾员工习惯等，优化设计手术室行为管理系统布局和流程。再次，实用与美观兼顾的原则。柜体应充分考虑实用性强、色彩美观、款式大方、尺寸适宜，同时兼顾个性化需求等因素量身定制。最后，多方共创原则。设计方案应在征求多方使用人员建议的基础上，与设计人员充分沟通商讨再确定。

2. 布局设计 根据使用人员数量、手术室数量、日均手术量及男女比例等资料确定鞋柜、衣柜、入室门禁卡、植入洗手衣和手术鞋的 RFID 芯片及芯片信号接收器等数量。同时结合场地面积及人员分类情况，合理设计单层、双层和三层更衣柜的数量。本着优化动线流程的原则，确定门禁系统、发衣（鞋）机、收衣（鞋）机、数据显示屏、工作站等位置。

3. 流程设计 流程主要划分为进和出手术室流程。整个流程可由手术排班系统控制，手术排班系统将医护人员的非接触式 IC 卡和手术信息绑定，进入手术室需要刷卡或识别人脸、指纹验证身份。系统通过自动验证人员的身份权限，以判断是否自动开门。门禁系统持续监控门的状态并对异常情况报警，对于非法开门或不符合验证条件的人员进出，系统可报警并予以语音提示。可在合适位置备用安装出门按钮，以便紧急或特殊情况下开门使用。特殊人员如参观、进修等人员使用临时卡进出。①进介入导管室：智能门禁-洗手衣领取-手术鞋领取-外来鞋寄存-外来服寄存；②出介入导管室：外来服取出-外来鞋取出-洗手衣回收-手术鞋回收-智能门禁。

4. 洗手衣（鞋）管理 根据系统匹配的要求，洗手衣（鞋）均需要植入 RFID 芯片标签，并将芯片对应的衣鞋型号等信息在系统启用前录入。将非接触式超高频 RFID 标签，提前注塑或者缝制在手术鞋、洗手衣和裤子内（统一固定位置），当物品存储和回收时，系统通过识别 RFID 标签就可以接收到物品存入和回收信息。

5. 信息库建立 所有需出入介入导管室的工作人员需要在系统上线前录入个人信息，包括姓名、性别、人员类别、员工卡号、所属科室等。人员类别可根据员工、进修生、工勤人员、实习生及其他技术人员等分类管理，可分别设置不同权限，录入内容也可随时调整。取用的洗手衣和手术鞋号码可提前设置，也可在取衣（鞋）机上随时进行调整和更改。

（三）智能化手术室行为管理系统使用管理

1.权限设置

（1）设置取用衣鞋权限：科室员工，即介入导管室所有医务人员和工勤人员不限制出入，通过刷卡（识别指纹、人脸）即可实名领取洗手衣和手术鞋；外来人员即使尾随进入导管室，领取洗手衣（鞋）时，系统不予发放。所有刷卡（识别指纹、人脸）取衣换鞋的人员，系统将自动完成衣鞋与领用人之间的对应关联。

（2）设置衣鞋柜权限：根据不同使用频率和场景，衣鞋柜可以设置为固定柜和非固定柜两种模式。本科室及固定手术组人员设置为固定柜，方便长期使用并放置私人物品。可通过指纹、人脸识别或者读取卡片信息打开固定柜。外请专家等临时人员设置为非固定柜模式，通过刷卡系统将自动分配空闲的衣鞋柜，并将 IC 卡与箱体自动关联，箱门在归还洗手衣（鞋）后才能解绑，中途可随时打开。管理员可通过数据库查询衣鞋柜使用次数、高峰时段进出人员数量等信息（图 7-3-3）。

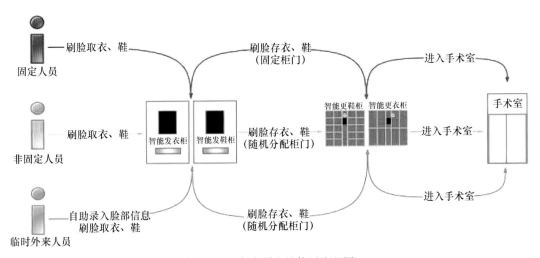

图 7-3-3 各类别人员使用流程图

（3）设置运维人员权限：运维人员是现场设备维护和服务管理人员，进行补衣补鞋、收衣收鞋、盘点、故障排查及解决问题的相关人员。发衣（鞋）机由运维人员登录后，可进行补充上架和盘点操作。补充上架主要有两种形式。扫描补充上架又称为自动补充：即通过 RFID 识别快捷补充物品。运维人员扫描 RFID 物品，根据提示灯将物品放入相应货道，再扫描下一件物品，以此类推，直至全部完成后，点击保存按钮，补货完成，本机库存更新。所有衣物库存数量及号码情况均可实时显示在系统相应位置。手动补充则作为补充上架物品错误的修正，或者作为 RFID 不能识别时，运维人员判断是否需要继续补货的备用功能。手动补充是运维人员通过调整具体的货道库存数量，完成对本机物品的库存调整工作。

手术室行为管理系统运作流程：手术鞋（洗手衣）设置基数→扫描补充上架至自动

发鞋机（发衣机）→工作人员通过刷卡或识别指纹（人脸）按需取用手术鞋（洗手衣）→用后放回手术鞋（洗手衣）回收机→清洗消毒手术鞋（洗手衣）→扫描补充上架至自动发鞋机（发衣机）。

（4）设置管理人员权限：管理人员主要负责角色配置、设备绑定、人员信息录入配置、物品录入配置、门禁开卡设置等前期人员管理权限分配和相关信息录入工作。同时承担数据查询、异常数据处理、远程开门等使用中的日常维护管理工作。管理人员主要以后台管理者、系统配置者为主，为方便系统日常管理及使用，科室可按需设置相应管理人员。

2. 衣鞋管理　系统具备 RFID 信息识别能力和查询功能，自动记录使用者、使用与归还时间等信息。若未能及时归还衣鞋（时间阈值可以由管理员设定），系统可自动识别，默认为未归还。若未能按系统流程及时归还洗手衣（鞋），使用者再次取衣（鞋）时，系统语音则提示"您有一套衣（鞋）未归还"，系统则不发放衣（鞋）。如果因系统故障出现发放或回收问题，则可通过终端 RFID 读取器进行手工操作完成洗手衣（鞋）与使用人员的信息绑定、解绑。

3. 智能警示提醒　自动发鞋机和发衣机具有预警功能。通过评估各时段洗手衣裤和手术鞋领取情况，对柜内各型号衣鞋基数进行反复调整，寻求最佳放置数量。根据本科室情况设置各型号物品的最低预警值，若系统检测到发衣（鞋）机中特定型号的衣鞋库存数量少于设定阈值时，在管理系统显示屏上将弹出需要添加衣（鞋）类别及数量的提醒信息框。自动回收机则有过量提醒功能，若回收机内污衣数量超过一定阈值，则系统通过管理电脑界面的提醒信息框和语音提示，提醒及时清理回收机。如果工作人员未能在规定时间内归还洗手衣（鞋），管理系统根据需求设置，可在门禁入口处大显示屏上显示醒目的警示提醒，该提醒需要由系统管理员进行人工操作方能解除。对于不服从管理者，系统管理员可以直接锁定该员工的识别信息，取消其进入或者取用衣鞋的资质。

4. 系统管理功能　按照手术部门管理需求，整个手术室行为管理过程中涉及的用户管理、设备管理、物品管理、库存记录、日志系统、报警系统、参数设置和统计报表等都形成相对应的数据和反馈，因此系统将会记录每个时间点的每个步骤和每个动作，同时对各终端设备的运行情况进行实时监控。使用过程中应合理储存系统内历史数据，对于丢失的数据制定抢救及恢复功能，减少系统因数据丢失导致的损失，以维持整体系统的稳定运行。

5. 系统集成机管理　系统可根据需求与院内系统进行集成，包括与 HIS、手麻系统、一卡通系统等对接，方便实现院区内的统一化电子管理。并通过针对不同院区（手术区域）的设备进行分区域管理，以满足多院区和多病区管理的需求。

（四）智能化手术室行为管理系统运用的优势

1. 手术衣物全闭环追踪　对手术衣物的洗涤、消毒、领取、应用及库存进行全程跟踪监控，为医院后勤管理提供实时数据，实现手术衣物的快速收取、发放及自动盘点的高效工作平台。

2. 人员准入管控　通过系统将出入手术室人员予以分类管理，并对手术医务人员的身份进行核查，禁止无关人员进入。需要完成身份鉴别并通过手术排班信息系统的认证才能出入。系统可实时监控管理手术室出入人数，必要时可对进出时段的人数实施管控。

3. 医护人员行为管理　系统自动记录医务人员衣鞋使用情况、是否超时归还，以及进出手术室的时间，并对违规人员信息进行公示。可为管理者提供实时数据，同时便于提醒医生及时手术开台。

4. 智能更衣柜管理　系统按照手术医务人员权限及分布情况，智能分配更衣柜，优化更衣流程。对于不采用电子更衣柜的医务人员，系统可对机械钥匙进行管理，实现电子化发放和回放。手术智能发衣（鞋）机等柜体可根据医院实际需求定制研发，柜体外观、颜色、尺寸及内部结构等均可个性化定制。更衣柜内设置为可调节置物隔板，通过调节为使用者营造更适宜的储物空间。采用触摸屏控制，方便即时操作和查看，并且可提供语音向导功能（图 7-3-4）。手术衣发放过程准确顺畅，添加手术衣方式简便，只需将手术衣简单卷起放入即可。

介入导管室是医院重要的工作平台，在大数据时代，智能化和数字化管理已成为现代手术部门建设的发展方向，同时也是智慧医院建设的重要组成部分。应用云计算平台，基于 RFID 的智能化手术室行为管理系统，可规范介入导管室医务人员行为，提高医务人员

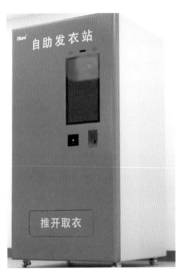
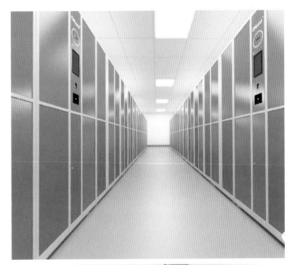
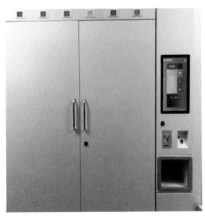
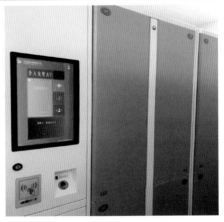

图 7-3-4　智能发衣机及更衣柜

满意度；建立手术安全准入规则，提升手术洁净管理要求；管理并追溯手术衣鞋，避免资源浪费，减少库存基数；合理规划更衣空间，优化更衣环境；节约人员和管理成本，提高手术室工作效率；最终达到提升医院手术部门信息化、自动化、精细化管理水平的目标。

第四节　物流传输系统

一、物流传输系统概况

物流传输系统，是集合了机械传动装载、光电技术和信息技术等先进技术，实现特定区域内的物品便捷传输的装置。最初诞生被应用在汽车大规模生产和电子加工企业领域，随后开始广泛应用在银行、商场、机场、图书馆和工厂等领域。伴随着信息技术的推陈出新和广泛应用，物流传输系统的自动化水平大大提升，逐步应用在医疗行业领域。物流传输系统是医院后勤保障工作中的重要组成部分，设计并建设与医院规模相匹配的物流传输系统，并通过各种管理手段使之高效运行，可以提高医院整体工作效率，降低运营成本。

医院物流传输系统作为一种小型医用物品自动传输设备，已经广泛地应用在国内诸多家医院，医院物流传输系统实现了医用物品自动化快速传递，使医院的运营管理更快捷、方便、节能和高效，深受医护人员的欢迎。

二、医院物流传输系统的应用发展

（一）医院物流传输系统的发展（表 7-4-1）

表 7-4-1　医院物流传输系统的发展与应用

时间	应用
1963 年	国外医用气动物流开始应用
1971 年	国外医院轨道式物流开始应用
1986 年	日本医院首次应用箱式中型物流
1990 年底	欧美医院已广泛应用 AGV（自动导引运输车）
1996 年	美国 99% 医院设立物流管理部门
2000 年	欧洲超过 10 000 家、日本 3000 家医院装备物流系统
2002 年	国内首次在医院使用轨道小车物流
2006 年	国内医院首次在同层科室内部应用 AGV，国内大型医院兴起新气动物流（钢管物流）
2008 年	国内医院首次使用箱式中型物流、垃圾被服传输系统（大型管道物流）
2017 年	国内医院应用轨道式物流超 150 家
2018 年底	国内医院应用各式 AGV 共 27 家

（二）医院物流传输系统的应用需求

在信息化时代，随着国家医疗事业不断改革，对医院基础设施的建设提出更高的智能化要求，传统的"人工＋手推车＋电梯"的物品传输方式不仅工作效率低下、运营成本偏高、极易出现差错，而且占用电梯资源，给医院安全高效运行带来了极大的挑战，所以建立一座现代化医院，对医院内部物流提出如下更高的要求。

1. 严格的卫生和人流量控制 采用人力物流运送检验标本、药品、单据病历等物品，运送人员需要往返运送物品，且运送时间长、占用公共电梯，造成医院通道拥堵、公共医疗资源紧张。另外医院的物品传输基本覆盖医院的各个场所，人员不断来回穿梭，增加交叉感染的风险。

2. 更高的运送效率 随着现代医院规模逐渐变大，各功能科室之间的联系紧密，但物理距离较长，使运送时间延长，时间成本消耗，降低医疗的效率。特殊情况下，一些急救药品和医疗器械无法及时到达，患者可能因此失去最佳救治时机。一个快速响应的物流传输系统可以节省医护工作者和患者等待时间，避免因药品和医疗器械运送不及时导致的医治延误。

3. 人力成本控制 80% 发达国家的医院均采用物流传输系统进行院内物资输送。随着我国经济的发展及城镇化进程的推进，社会人口红利将逐渐消失，未来社会老龄化将越发严重，人力成本也将逐步增加。医院物流形式也将顺应社会发展并随着未来趋势不断调整和发展。

三、常用的医用物流传输系统

医院区间物流传输系统主要包括医用气动物流传输系统、全自动箱式物流传输分拣系统、轨道式物流传输系统、AMR 医院物流机器人或 AGV 自动导引车传输系统、医用被服真空收集系统、医院垃圾真空收集系统、高架单轨推车传输系统、无人载货电梯等。气动物流传输系统、全自动箱式物流传输分拣系统、轨道式物流传输系统使用较为常见。

1. 医用气动物流传输系统 医用气动物流传输系统是目前最常用的医院物流传输系统，以压缩空气为动力，借助机电技术和计算机控制技术，在气流的推动下，通过专用传输管道实现药品、X 线片、标本等各种可装入传输瓶物品的站点间的智能双向点对点传输，是输送速度最快的一种物流传输系统；又可分为串联型和并联型，PVC 型和钢管型。

2. 轨道式物流传输系统 轨道式物流传输系统是指在计算机控制下，利用智能轨道载物小车在专用轨道上传输物品的系统，用来装载重量相对较重、体积较大、运输速度要求不高的物品。

3. AMR 医院物流机器人系统 AMR 医院物流机器人系统是在 AGV 自动导引车传输系统基础上进一步发展起来，在计算机和无线局域网络、5G 通信网络的控制下的无人驾驶自动导引运输车，经视觉识别、激光、红外线等导向装置引导并沿程序设定路径运行并停靠到指定地点，完成一系列物品移载、搬运等作业功能，从而实现医院物品传输，又名机器人自助式物流传输系统，用于运送输液用品、餐车、被服等物品。

4. 真空收集系统 真空收集系统是指通过预先铺设好的管道系统，利用负压技术将物品抽送至中央收集站的过程。一般用于传输垃圾及污损的被服，分为真空被服收集物流传输系统和真空垃圾收集物流传输系统。

5. 高架单轨推车传输系统 高架单轨推车传输系统是指在计算机控制下，利用智能滑动吊架悬吊推车在专用轨道上传输物品的系统。通常应用在大型医院或特大型医院，利用服务通道（如地下通道），实现推车（如餐车、被服车等）的快速、高效的长距离输送。

目前国内常用的自动化物流传输系统各有优缺点，根据医院自身业务繁忙程度估算各类物资的输送量，根据所输送的物资类型和其预计输送量，主要从输送内容、速度、容量、重量、输送区域、造价等方面综合考虑，同时考虑系统运行稳定性、后期维护成本及扩展性，以确定最适合医院的最佳物流传输方式（表7-4-2）。

表 7-4-2 常用医院物流传输系统的发展与应用

物流类别	传输模式	称重（kg）	技术成熟度	智能化程度	工程实施难度	运送物品
气动物流传输系统	管道传输瓶（外径约100 mm）	≤5	非常成熟	全过程监控	建造及改造相对容易	各类标本、药品、小型器材、单据等小型物品为主
轨道式物流传输系统	轨道架空	15	非常成熟	全过程监控、需人工叫车	对垂直井道有要求，吊装受层高限制，改造相对容易	标本、药品、中心配液等中等批量的医用物品
AMR医院物流机器人系统	无轨地面运送	可达500	不太成熟	全过程监控、自动装卸，自主乘梯开门，自动充电	需占用电梯及通道，需实现对电梯和门的控制，改造难度大	手术包、高值医用耗材、文件等，可传输较大体积、相对较大重量的物品
真空收集系统	管道传输（外径500 mm）	—	一般成熟	中央控制	老楼几乎无法实现	医疗垃圾与被服

四、医院物流传输系统设计要点

1. 功能用房的规划 医院在建筑方案设计阶段应充分考虑各个功能用房的分布，如药房、静配室、中心供应室、检验中心、病理科、护士站、介入导管室等的位置，如采用箱式物流产品，应尽可能靠近垂直井道，缩短物流的水平动线，简化物流传输流程。无论是哪种物流传输系统，均需要配套机房或流转功能用房。结合医院内目前需要传输的物资制定不同的传输和规划。

2. 物流设备通道规划 医院在建筑设计时除考虑功能用房外，还需要预留物流的垂直井道或垂直通道和水平动线的通道，避免与其他管线冲突，便于物流设备的安装和维护。此外，应根据自身业务量来估算各类物资的传输量。如根据床位数量预估药品、输液用品和标本的传输量；根据手术台数预估手术室器械传输量；根据门诊量预估门诊药品的传输量等。在这些基础之上，预估全院物资的传输需求，选择最适合自身的物流系统。

3. 物流信息系统规划　医院在规划弱电系统、信息系统和智能化系统时，还应该考虑物流自动化在医院整体规划中的定位。在进行医院物流弱电系统、信息系统和智能化系统设计时应充分考虑各个系统与物流自动化系统的接口，确保物流自动化系统与整个信息系统实现资源共享。未来的医院必然会是物流自动化与信息流双管齐下，做到物流未发，信息先行；物流抵达，信息反馈；实现物流实物传输和信息传输的闭环，同时也保证所有物流信息有数据可查，便于医院统计物流信息的同时，也提高了物资的可追溯性。

五、介入导管室物流传输系统的应用价值

1. 提高效率　一是高效可靠。与人工物品传送相比，物流传输系统具有传输速度快、准确、可靠等特点，可以做到"更卫生、更安全、更快捷"，是现代化介入导管室提高医疗服务质量的有效保障。二是永不停歇。物流传输系统可连续不间断工作，为介入导管室医疗活动 24 h 不间断工作提供了基础条件。三是加快流转。医院物品流转的速度提升，使导管室与医院各部门间协作的工作效率得到提高。

2. 赢得时间　介入导管室的工作更能体现"时间就是生命"。科技手段的运用使高效的自动化系统取代了低效率的人工劳动，节省了医护人员的时间。在节约了物品流转的时间的同时，检验标本、抢救药品、血液等物品的快速传输也为患者抢救赢得了时间。

3. 降低差错率　传统的物流模式，即由专门的工勤人员承担物流传递工作的模式，其最大的问题就是差错问题。由于工勤人员知识层次普遍较低，无法理解众多专业问题，医务人员沟通不到位，而导致一系列差错，包括送错目的地、没有及时送达、没有及时分类导致延误等。也有一些是由于医务人员自身的差错，如填写错误、填写不完整、标本留取不当等，工勤物流人员限于专业知识不能及时发现这些差错，从而延误正常诊疗工作。这些差错有时会导致严重的医疗安全问题。物流传输系统由于减少了中间环节，沟通直接，可以大大降低差错率。

4. 控制成本　实践证明，物流传输系统的使用，一是可以大大节约医院在物流方面耗费的人力资源成本，把时间还给了护士，让介入导管室护理人员有更多的时间来为患者服务；二是节约了电力资源的消耗，应用物流传输系统后可以在一定程度上减轻电梯的工作量，节省电能；三是降低了库存成本，使用各类物流传输系统后，可以降低二级库存量，从而降低库存成本。

5. 优化流程　一是优化物品递送流程，变得更直接、更快捷、更方便；二是优化绿色通道，变得更为顺畅；三是优化诊疗工作流程，可以在专科诊区内完成抽血送标本等工作，无须患者多处辗转；四是优化感染性疾病的物品转运方式，减少院内感染；五是

优化标本及无菌物品的运送方式，减少污染；六是优化垂直交通运行的内容构成，降低垂直交通的压力，避免供应室等部门某些时段对部分电梯的垄断使用。

6. 提升管理效能　物流方式的改变带来了医院运行的一系列变革，有利于提高医院整体运营管理水平和医院整体运营效益。同时医院物流传输系统也是医院后勤保障信息化、智能化的重要体现和保障，是数字化创造价值的又一重要例证，提升了介入手术室的管理效能。

六、介入导管室物流传输系统的未来发展趋势

信息化的快速发展让人类的未来值得期待。在医疗卫生服务领域，信息化的助力实现了资源的有效利用，也极大地提高了服务能力，满足人们日益增长的医疗服务需求。未来医院将通过智慧物流传输系统的构建，规划全院的物流传输和仓储管理，实现医院智慧物流传输系统的全闭环管理，覆盖临床小件物品快速传送及大件物品的定时搬运，解放人员劳动力及通道资源占用，贴合临床实际工作流程，极大程度地推动医院精细化管理，提高医院的运营效率，有效降低医院的运营成本。

在政策层面，国家对物流形式的革新给予大力支持。近年来，政府工作报告多次提出将"人工智能"作为政府重点工作内容之一，以推动互联网、大数据、人工智能和实体经济的深度融合。国家标准化管理委员会正在全面统筹规划和协调管理我国人工智能标准化工作。2018年4月，国家卫生计生委员会（现"国家卫生健康委员会"）印发的《进一步改善医疗服务行动计划（2018—2020年）》要求以患者为中心，以"互联网＋"为手段，建设智慧医院。而今，中央全面深化改革委员会第七次会议指出，继续促进人工智能和实体经济深度融合，构建数据驱动、人机协同、跨界融合、共创分享的智能经济形态。

如今，国内医院机械化、智能化物流形式种类繁多、覆盖面广。每一位医院管理者都将致力于关注物流传输系统的全生命周期管理，不断学习总结，探索新思路、新方法，以智慧物流提升后勤保障整体服务水平和质量，为医院高质量发展保驾护航。展望未来，大型医院的介入导管室物流系统将是基于互联网＋、大数据及医院内部智能化、信息化手段的智慧物流一体化系统，我们相信，信息化、智能化的物资管理系统建设将更好助力介入导管室的安全高效精细化管理。

（温红梅　陆剑嵘　梁青龙　夏建森）

参考文献

［1］中国物流与采购联合会医疗器械供应链分会.中国器械供应链发展报告2021［M］.北京：中国市场出版社，2021.

［2］余进，李力，辛学瑾，等.公立医院医用耗材SPD信息化建设路径研究［J］.江苏卫生事业管理，2020，10：1346-1350.

［3］武文成 . SPD 供应链管理模式下医用耗材收费规范与成本控制［J］. 江苏卫生事业管理，2020，09：1200-1201 ＋ 1214.

［4］唐智慧，施慧，陆辰铭，等 . 基于 SPD 模式的医用耗材物流管理流程风险控制［J］. 中国市场，2020，01：172-173.

［5］杨越，朱燕刚，王天鹰 . 医用耗材优化管理 SPD 模式探索［J］. 中国医院，2019，23（3）：73-74.

［6］兰青，余进 . 高值医用耗材采购中存在的问题及对策［J］. 江苏卫生事业管理，2019，30（3）：343-346.

［7］孙坚 . 鼓楼医院医用耗材基于 SPD 系统流程再造优化探讨［J］. 中国新通信，2019，19：141-142.

［8］武文成，秦利荣，徐海青 . 运用 SPD 管理模式对医院医用耗材精细化管理的影响［J］. 中国医疗设备，2018，09：153-157.

［9］周浩，鲍瀛，华履春，等 . 南京鼓楼医院统一对账服务平台的设计与应用［J］. 江苏卫生事业管理，2017，28（2）：76-78.

［10］孟勋 . 物联网技术综述［J］. 中国科技信息，2018（23）：47-49.

［11］王曾妍，高兴莲，梅竹 . 基于物联网平台建立的手术室医务人员行为管理系统的应用及成效分析［J］. 护士进修杂志，2019（34）：1379-1380.

［12］方启军，吕辉 . 手术室智能服装管理系统应用探讨［J］. 中国医疗器械信息，2018，7（4）：119-120.

［13］卫锦薇，黄健，黄慧勇 . 基于 RFID 与 IC 的手术智能辅助区的建立［J］. 中国数字医学，2016，11（9）：58-60.

［14］全国卫生产业企业管理协会 . 医疗机构智慧建筑数字化应用标准［S］. 2021-04-01.

［15］黄根线 . 基于 RFID 的受束缚及人员行为管理系统的设计［D］. 2017-12.

［16］杨洋，银琳，李海涛，等 . 手术室智能衣鞋行为管理系统的设计和应用实践［J］. 中国医疗器械信息，2015，21（5）：4.

［17］赵艳波，王松涛，李欣，等 . 深圳市儿童医院气动物流传输系统设计［J］. 暖通空调，2017，47（1）：59-61.

第八章

介入导管室建设实践案例

（Practical case of interventional catheterization laboratory construction）

第一节　心血管专科医院篇

一、中国医学科学院阜外医院

（一）医院概况

中国医学科学院阜外医院（以下简称阜外医院），始建于 1956 年，是国家级三级甲等心血管病专科医院，也是国家心血管病中心、心血管疾病国家重点实验室、国家心血管疾病临床医学研究中心所在地，以诊治各种复杂、疑难和重症心血管疾病而享誉国内外，已成为世界上最大的心血管疾病诊治中心和集医疗、科研、预防和人才培养于一体的国家级医学研究与教育中心。临床医疗区总用地面积 5.53 万平方米，总建筑面积 15.7 万平方米；预防研究区总用地面积 7.33 万平方米，总建筑面积目前为 3.7 万平方米，未来将达到 9.2 万平方米。

医院设有 36 个病房，26 个手术室（其中包含 5 个复合技术手术室），17 个导管室，1521 张编制床位数，实际开放床位数 1291 张。配备有血管造影机、双源 CT、核磁共振、PET-CT 等与世界接轨的医疗科研设备。

医院科学合理地调整学科配置及规模，以整合医学为视角，坚持以心血管疾病防治为主，协调规划与发展相关重点学科，现有临床中心 20 个，涵盖心血管病内科 / 外科疾病诊疗中心、实验技术平台以及心血管相关疾病诊疗中心。

（二）介入导管室建设

1. 建设概况

我院临床医疗区现建有介入导管室 17 间，其中 1 号楼建有 10 间介入导管室，分布于门诊楼 3 层，为新建导管室，与冠心病重症监护治疗病房毗邻并与外科手术室上下交通，占地面积 4482 m^2，于 2015 年 11 月投入使用；2 号楼建有 7 间介入导管室，为改建导管室，占地面积 2557 m^2，于 2018 年 12 月投入使用。

医院 17 间介入导管室根据各诊疗中心病房分布情况统筹安排设计，整体规化介入导管室的功能分区，充分发挥心血管专科医院介入导管室的特点及优势。同时将数字化、信息化、可视化技术最大程度运用到管理及工作流程中。力争打造国内领先、国际一流的介入诊疗平台。

2. 建筑规范及管理

依据《GB50333-2013 医院洁净手术部建筑技术规范》，介入导管室属于Ⅲ级洁净手术室。我院介入导管室建筑标准按照上述标准执行，其中 1 号楼介入导管室术间内洁净度 8 级，相当于 10 万级，洁净辅助用房洁净度是 8.5 级，相当于 30 万级；2 号楼介入导管室术间及洁净辅助用房的洁净度均为 8 级，相当于 10 万级。分区布局按照洁净等级分为洁净区、洁净辅助用房、其他辅助 / 办公用房，并制定区域管理规定（详见附件1），洁净区包括介入导管室术间，其他主要辅助用房分布详见表 8-1-1。

表 8-1-1　阜外医院介入导管室主要辅助用房分布

	用房名称	洁净用房等级
洁净辅助用房	手术控制间	Ⅳ
	设备间	
	无菌敷料间	
	东缓冲间	
	药品间	
	耗材库房	
	洁净区走廊或任何洁净通道	
其他辅助 / 办公用房	污物走廊	无
	餐厅	
	卫生间、淋浴间、换鞋处、更衣室	
	医护休息室	
	值班室	
	读片室	
	谈话间	
	观察室	
	核心实验室	
	办公室	
	库房	
	污物间	

3. 洁净区管理要求

（1）进入洁净区人员，需穿刷手服，更换一次性医用帽子或专用手术帽、一次性医用外科口罩（绑带型），更换清洁拖鞋，完成手卫生。

（2）洁净区内不得携带有外包装的物品进入。

（3）洁净区内不可饮食。

（4）任何情况不得穿戴无菌手术衣和无菌手套走出洁净区范围，确有需要跨手术间进行操作时，无菌手术衣及无菌手套必须全套更换。

（5）除外大抢救和极特殊情况，洁净区最多容纳人员为 10 人 / 术间，术间内不得超过 6 人（含患者）。

4. 非洁净区管理要求

（1）只有经过相关部门审核备案后的人员，在工作时间内方可由工作人员入口进入介入导管室。

（2）进入更鞋区人员需按照标识进入：更鞋或穿戴鞋套后方可进入清洁区域。

（3）进入非洁净区人员需穿隔离衣或刷手衣，戴一次性手术帽和医用口罩。

（4）暂时离开导管室人员需更换外出衣和外出鞋，严禁洁净鞋外套一次性鞋套外出。

（三）设计思路及亮点

1. 与时俱进，全面提升

我院介入导管室的历史可追溯到 1956 年，最早以开展心导管检查及心血管造影工作为主，用于先天性心脏病的诊断及心脏瓣膜疾病的血流动力学研究。20 世纪 80 年代，介入心脏病学迅速发展为一个新的亚学科，高润霖院士率先在我院开展冠心病和急性心肌梗死的介入治疗，完成了我院第一例 PCI 手术，此后我院开始相继开展各类心血管介入诊疗工作。1996 年 6 月高院士主持在第二导管室的基础上成立介入中心，目前我院介入诊疗范围已涵盖冠状动脉介入、心内电生理、结构性心脏病、外周血管介入、肺血管疾病介入诊疗，介入中心也逐渐完成由中心科室向综合平台的转变，并在医院的大力支持下，于 2018 年 12 月发展建设成为具有 17 间介入导管室规模的综合介入诊疗平台。

近年来随着介入诊疗患者的人数增长，医院规模的扩大、医疗理念的更新、患者就医需求的提升，介入导管室的建设理念和功能发挥都面临更高要求。我院于 2015 年 11 月投入使用的 1 号楼介入导管室，在软硬件设施上都充分融入了科技化、现代化元素。在国内率先开始使用智能化人员行为管理系统、智能药品柜及耗材柜等（图 8-1-1，图 8-1-2），服务于临床一线，简化工作流程，提升管理成效，节约人力成本，共同提升患者就医体验、保障患者安全。

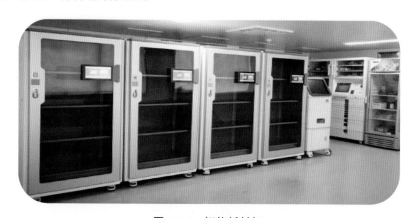

图 8-1-1 智能耗材柜

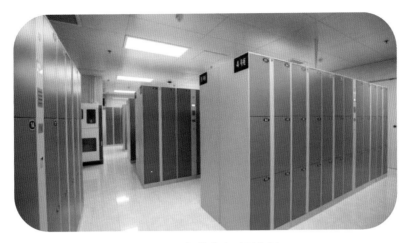

图 8-1-2　智能化电子更衣柜

2. 因地制宜，化繁为简

医院 1 号楼介入导管室为新建导管室，其空间布局、功能分区及流线在符合感控要求的基础上，都最大程度满足了临床初始需求。即便如此，在整体建筑面积的平衡上还要服从于院内的统一规化。为了保证各导管室术间及介入导管室整体建筑面积符合要求，同时满足临床使用过程中的功能要求，10 间介入导管室术间的分布采取单通道共享控制间的模式，每 5 个导管室术间共享一个控制厅，使各类资源相对集中，例如各术间至辅助用房的距离可控，同时刷手池、铅衣架的设置也可在符合规范要求的基础上更趋近于平衡而节约资源。

导管室术间内部借鉴手术室内部装修模式，根据术种不同并结合工作人员动线定制壁柜及墙壁电源位置、安装吊塔，杜绝术间内物品堆放、电源落地的情况，使整个术间环境整洁有序，操作安全。

3. 借力科技，助力学科发展

随着介入技术发展的突飞猛进，各类介入器械的不断革新、突破，以及介入精准治疗概念的提出，介入术者不再单纯依赖影像结果去指导手术策略，在术中要随时掌握腔内影像学、功能学评价指标等所需决策依据提供综合指导。在我院新院区扩建图纸落地前，院内多次组织介入导管室、项目建设办公室、医务处、信息中心、医学工程科等多科室进行圆桌会议讨论，在介入导管室的整体规化中融入大量影像、网络和信息技术及相应基建支持，力求打造可视化、信息化、智能化的平台，为精准诊疗提供保障，使介入诊疗条件更加顺应医疗理念的进步。同时将这一整理规划策略推广至我院云南、深圳、河南分院区的介入导管室建设及改建工作中，真正实现协同发展，为同质化管理、远程会诊、院际交流、国际交流、人才培养等提供有力支撑。

（四）介入导管室建设的不足之处

在新建介入导管室投入使用初期，不足之处尚未完全显现。但随着时间推移，一些既往没有预见的问题开始显现，以下主要说明几个代表性的重点问题。

（1）电生理介入导管室术间的各种线路电缆过多，没有提前做预埋处理，导致整理和清洁困难。

（2）术间墙壁电源设置时，仅考虑到个数和位置，但未再进一步考虑功率大小。随着各种新兴技术的发展，一些辅助仪器设备需要用到区别于常规功率的电源，这时就相对被动，只能启用转接电源。

（3）吊塔的安装位不够优化。导管室术间区别于手术室的一大特点就是术间内放置大型的 DSA 设备及显示屏，且 C 型臂和显示屏都需要移动空间。悬挂的显示屏甚至悬挂式 DSA 的轨道如何与吊塔的安装位和调整空间并存且不相互影响是一个较难攻克的问题，所以在 2 号楼介入导管室改建时，减少了术间吊塔的布置，并且提前与 DSA 和吊塔安装人员进行沟通，尽量优化位置，避免互相影响。

（五）介入导管室建设的未来愿景

1. 规范先行，促进管理同质化

随着医疗卫生事业不断发展，国家卫生计生委已将介入医学、内科学、外科学并列为 21 世纪三大支柱医学。近年来，介入医学的可触及领域也在不断拓宽，介入诊疗和外科手术的融合术式也在不断推陈出新。作为多学科多元化的治疗场所，现如今介入导管室仍在多方向蓬勃发展，无论是归属于放射科的导管治疗室，还是独立的介入治疗中心，抑或是建在手术室的杂交手术间，都有其存在的理由和意义。介入诊疗技术的不断普及和开展也带动了各层级医疗机构导管室的建成，但由于规模不同且没有统一的管理规范，所以建成的质量参差不齐，管理模式也不尽相同，期待在介入医学不断进步发展的同时，介入诊疗场所的相关规范也可以早日形成并在临床推广，以促进全国介入导管室质量控制工作的同质化。

2. 以人为本，注重完善"软件"设计

建筑标准的执行体现的是硬件设施完善的过程，而如何让建筑变成有温度的场所，则需要在其中融入更多的人文元素。信息化、智能化、数字化元素的融入虽然紧跟时代脚步，但关怀却是医疗照护永恒不变的理念之一。如何在导管室的建筑设计中，体现对患者的人文关怀，为工作人员提供"隐性福利"，同样也是未来介入导管室建设的重中之重。

实景展示 1

（杨金超）

二、厦门大学附属心血管病医院

（一）医院概况

厦门大学附属心血管病医院（厦门心脏中心，简称"厦心"）成立于 2001 年 9 月，是厦门市委、市政府全力打造的优质医疗品牌和厦门市重点民生保障项目，以独有的"厦门速度"实现了从中心到医院的跨越发展，成为福建省唯一三级心血管病专科医院。2019 年 6 月医院整体搬迁至五缘湾，开启医院发展新征程，2021 年入选委省共建国家心血管病区域医疗中心和国家心血管疾病临床医学研究中心分中心，成为区域内最具影响力的疑难危重复杂心血管疾病诊疗中心。

医院位于厦门市五缘湾医疗园区，建筑面积 8.6 万平方米，医院整体设计中全面汲取了国际前沿理念，对标国际一流标准，打造了一所先进性与人性化兼顾的现代化心血管病专科医院，获评 2020 年"第三届中国最美医院"、2021—2022 年度第二批中国建设工程"鲁班奖（国家优质工程）"等殊荣。

医院始终坚持以习近平新时代中国特色社会主义思想为指导，坚持以人民健康为中心，深入贯彻落实健康中国战略，推进厦门高水平健康之城建设。作为区域疑难危重复杂心血管疾病诊疗中心，厦心着力打造国际化救心团队，作为国家临床重点专科的心血管内科，年介入手术量和复杂程度多年来稳居福建省首位；亚专科建设成果显著，为福建省唯一获得国家心血管领域"五大中心"大满贯的医院，同时也是全国四家之一的"国家胸痛中心区域认证中心"，心外科为省临床重点专科，手术量位居全省前列，其中 A 型主动脉夹层年手术例数全省最多、死亡率最低。厦心在国内早期开展左心室室壁瘤降落伞技术，为国内数量最多、经验最丰富的中心；在亚太地区率先开展左心室室壁瘤微创折叠减容术，作为全球完成该项手术例数最多的医疗机构，被设为亚洲地区技术推广中心；此外，还开展了亚太地区首例微创二尖瓣环（AMEND系统）成形术，国内首例可吸收冠脉支架植入术，国内首例三支肾动脉狭窄介入治疗，福建省首例颈动脉保护伞下支架植入术、首例经导管主动脉瓣置换术、首例经导管二尖瓣缘对缘修复术、首例心房分流器植入术等十余项创新高难技术，成为国内开展技术最全面、技术创新点最多的结构性心脏病团队之一。医院始终秉承"崇德、术精、仁爱、创新"的院训，充分发挥"只争朝夕，拼搏进取"的厦心精神，勠力同心、艰苦创业，致力于心血管健康事业发展，呵护百姓心脏健康。

厦心介入诊疗中心共设计 10 间介入手术间，其中含 2 间复合手术间，配备有先进的双（单）平板数字减影血管造影机（DSA）、Carto、Ensite 三维导航标测系统、血管内超声（IVUS）仪、冠脉血流储备分数（FFR）测定仪、光学相干断层扫描（OCT）仪、冠脉血管内旋磨仪等，可进行各项冠脉影像学、功能学检查，开展各类复杂高危介入手术。作为冠心病及心律失常介入诊疗培训基地、国家首批心血管病专科医师规范化培训基地、中国心血管健康联盟心血管护理及技术培训示范基地等，介入中心全面开展心血管介入诊疗技术规范化培训及推广工作，已形成结构性心脏病介入技术、冠脉介入治疗、急性心肌梗死救治、心律失常介入治疗及大血管和外周血管介入技术等多学科特色的心血管疾病介入诊疗区域中心。

（二）介入诊疗中心建设概况

1. 选址与规划

厦心介入诊疗中心位于医院急诊医技三楼，毗邻CCU（冠心病监护治疗病房）与检验中心，总面积约2200 m^2。根据使用功能划分为四个区域及双通道：患者使用区（包括患者等候区、家属等候区、患者通道和家属会谈室）、介入治疗区（包括中控室、介入手术操作间、DSA设备机房和外科洗手区）、辅助用房区（包括无菌库房等各类库房、处置室、污物间等）、生活办公区（包括更衣室、办公室、休息室、示教室及值班室等）以及工作人员和患者通道（图8-1-3）。10间介入手术操作间包括：三楼8间（含1间复合手术间）、一楼急诊区域1间（开展急诊及日间手术为主）以及四楼外科手术区域的1间复合手术间。

2. 布局与流程

（1）**高效的急诊救治流程**：做为心血管病专科医院，为满足心血管病急危重症患者的救治需求，医院特别在胸痛中心建立急诊导管室，紧邻急诊抢救室，并设立急救绿色通道，方便STEMI患者自"120"急救车送达或急诊入院后，直达急诊导管室进行介入手术，术后护送至急诊重症监护治疗病房（EICU）监护观察。此外，医院在顶楼设置直升机停机坪，急危重症患者可翻山跨海"飞"入厦心进行急诊救治或介入手术。因此，可大大缩短STEMI患者转运和再灌注治疗时间，提升患者救治安全。

（2）**择期介入手术流程便捷**：择期介入手术患者由工友和病房护士共同护送至介入导管室等候区，完成患者交接核实后，患者在等候区观察等待。届时由工友协助经患者通道护送至相应术间完成手术。术后在等候区观察半小时后返回病区。对于危重或术中出现并发症需进入CCU监护者，为缩短术后转运流线，介入诊疗中心通道与

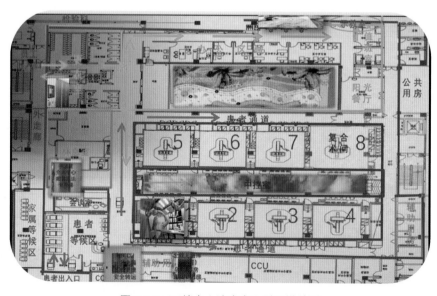

图8-1-3 三楼介入诊疗中心平面设计图

CCU 直接连通，最大限度为危重患者转运提供便利，提升安全性。同时在介入中心通往 CCU 过道中，人性化设置了患者与家属沟通见面处，以满足手术患者与家属心理需求，解除后顾之忧。

（3）**优化部门间救治协作流程**：作为心脏团队，为优化心脏内外科之间协作，专门设置介入中心与手术室间直达的专用电梯（图 8-1-4）。定制的电梯尺寸可与机场货梯相媲美，达 1.4 m×2.4 m×2.4 m，最大载重 1.6 吨。为心脏团队共同助力介入手术患者安全救治创造了最便捷的基础条件，既方便紧急并发症时科室间无缝隙

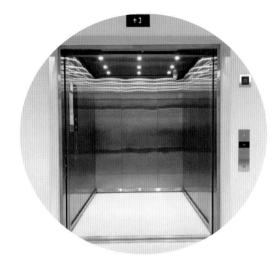

图 8-1-4 介入中心与手术室间专用电梯

协作救治，也为介入中心作为公共介入手术平台创建了重要的交通设施条件。

（4）**无菌物品专用电梯，打造高效物流通道**：为促进介入导管室高值耗材等无菌物品物流通道更加顺畅与便捷，并满足医院感染防控要求。医院设置了一部无菌物品专用电梯，自地下一层医院无菌库房途经一楼急诊、三楼介入导管室及四楼手术室的无菌库房门口，方便无菌物品一站式送达。为便于管理，无菌物品专用电梯按钮设置了相应人员门禁权限并采取门禁刷卡。

（5）**优化设置 DSA 设备机房**：因总体面积受限，为最大限度拓展介入操作间使用面积以保证介入手术安全高效进行，将紧邻介入操作间的设备机房设计为 1.2 m×4.2 m 狭长的长方形空间，机房的长边门设计为四门磨砂玻璃推拉门（图 8-1-5）。此设计旨在充分利用患者通道的地面空间，当需要维修时，将机房推拉门开启可保证有效使用面积。同时，设备机房通过线缆地沟、通风口等与术间线路联通，营造了环境"小循环"。此外区域内均采用集中控制术间温、湿度的设计，满足设备对环境的要求。

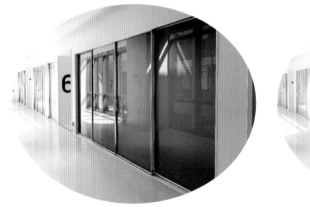 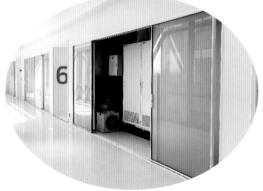

图 8-1-5 DSA 设备机房

（6）信息化智能化建设完善：在信息化建设中，通过整合医院 PACS 系统、LIS 系统、HIS 系统，实现手术患者诊断、检查信息同步传输，方便各术间及谈话间等影像提取，资源共享。术中 DSA 影像、IVUS 图像、OCT 图像等实时上传。同时，手术示教、手术转播、手术监控等系统以及手术物资管理、手术收费、手术麻醉、介入手术医疗护理记录、介入手术交接等系统有效融合。此外，智能化建设工作不断推进，智能化手术行为管理系统、智能化药品及智能化耗材管理系统等不断完善应用，促进工作更加安全、高效与便捷。

（7）同质化配置与管理：首先，根据各类介入手术配备适宜的 DSA，冠脉介入的四个术间配备双平板 DSA，促进冠脉手术更加安全与高效。其余术间配备单平板 DSA，并配备设备吊塔，复合手术间加装麻醉吊塔。其次，本着精益管理的理念，对所有术间色彩、布局、设备物品药品设置、用药配制等实行同质化、基数化管理，便于团队工作更加高效、安全和便利。

3. 设计思路与设计难点

设计思路：适逢厦心医院整体搬迁的良好契机，医院领导班子对整体建设工作高度重视。本着"以人为本"的设计理念，在设计之初，医院领导班子多次带队参访国内多家医疗机构，多方汲取设计经验的同时，由设计、院方、患者及家属、厂商人员共创，反复"头脑风暴"。同时融入新加坡、日本等先进设计理念，期望建设一个布局合理、流程便捷、设施完善、环境温馨，既满足适应性需求，又符合美学要求设计，现代化与人性化兼顾的心血管病专科医院。因此，医院整体及介入中心均以白、灰、木为主色调，呈现简约和现代的装饰风格。其中融入的原木元素，结合点缀其间的绿植，体现亲近自然，打造如居家般温馨、宁静和舒适的诊疗环境。

设计难点：第一，因介入中心整体面积受限，同时受建筑要求设置限制，区域内框架柱子较多，如何更合理地优化设计整体布局是当时困扰团队的主要问题。经过多次多部门间共同探讨和不断调整，最终呈现了合理布局的满意效果。第二，由于电生理术间线路多，虽然通过设计线缆地沟、通风口、设备吊塔等进行优化线路，但线路较多、杂乱现象依然会存在。第三，术间设置有宽大的铅玻璃，如何平衡好观察视野与保护患者隐私之间的矛盾也是设计难点之一。

4. 设计亮点及不足

（1）环境温馨，设施完善，营造了良好的疗愈环境。介入中心坐落在两个中庭之间，因此在环境设计中，充分利用大面积的玻璃，引入倾泻而下的阳光、生机盎然的窗外绿色等元素，营造温暖、通透、舒适的疗愈环境。

首先，患者等候区采用了玻璃电动门，方便患者和家属在等候区内外彼此可见，同时，播放着柔和的背景音乐。通透的玻璃门也让家属充分感受到等候区温馨舒适的环境和周到的护理服务，家属看得安心、等得省心。此外，专门为小患儿配备了一辆红色小汽车座驾，可以让小朋友们开开心心"开车"去手术，最大限度地减少了患者及家属的后顾之忧。其次，全开放式通透的家属谈话间设置在中控室旁。谈话间通过 PACS 系统，能方便即时调阅所有影像资料，满足家属与术者面对面充分沟通的要求。再次，贴心设计的医护休息区温馨舒适，闲时在沙发或吧椅小坐，沐浴在透过玻璃幕墙洒下的阳光中，眺望窗外中庭里的那一抹绿色，消磨一杯现磨咖啡的美味时光……这里是医护人员心灵的驿站、休憩的港湾。同时，椭圆机、按摩椅等设施一应俱全，使团队以强健的体魄"on call" 24小时（图8-1-6，图8-1-7）。

（2）超大融合的中控室设计安全高效。中控室面积超过200 m²，两侧分别并列8间介入手术操作间。融合的中控室设计既方便团队成员相互沟通协作，也方便介入手术操作间手术物资资源共享，因此，有效促进手术人员、物资和时间的高效与集约，提升手术安全（图8-1-8）。

（3）人性化的细节设计。将中控室地面整体抬高25 cm，介入手术操作间与中控室之间的铅玻璃设计宽度超过4 m，墙面设计成向术间倾斜15°，介入手术操作间DSA床与中控室工作站呈垂直且床尾靠近中控室等，这些细节的考量，都是为最大限度地提升中控室的观察视野更加全面和客观，助力于手术更加安全以及更优的示教观摩效果。中控室天花板的设计融入蓝天白云，柔和的背景音乐弥漫其间，结合介入手术操作间可变化调色的不同灯光，能够尽量舒缓医患人员的工作压力和紧张情绪（图8-1-9）。

（4）配套设施量身定制更便利。针对众多不同种类尺寸的心血管介入耗材，为合理摆放并有效利用空间，科室通过前期测量调研及沟通探讨，按照导管、支架、消融导管等不同尺寸定制设计适宜的储存柜，以满足耗材合理有序摆放，并最大限度节约空间

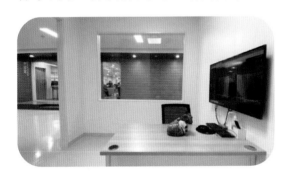

图8-1-6 家属谈话间

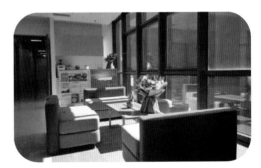

图8-1-7 休息区

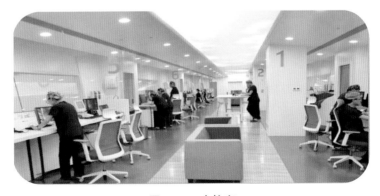

图8-1-8 中控室

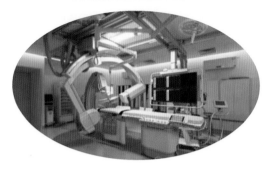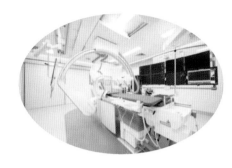

图 8-1-9　介入手术操作间

的需求。同时手术间及中控室的工作站台面和配套使用的座椅，充分结合设备仪器的尺寸、员工的工作状态及身高等合理设计，以提升使用体验。此外，术间的防护铅屏、操作台、器械台、设备层架车，以及中控室的铅衣架、外科洗手池等，均仔细测量评估、因地制宜、合理规划、量身定制，以保证实用和美观（图 8-1-10）。

不足之处：中央岛式的中控室设计模式，可以极大方便手术区域之间联动，但配套用房（无菌库房等）则距离手术区域略远。因此，耗材物资补充取用略为不便。其次，更衣区域面积略小稍受限。

5. 未来愿景

（1）介入日间手术模式可逐渐推广。日间手术对于适合的患者可在 24 h 内安排就诊、检查、恢复和出院，既可尽快恢复患者正常生活，降低治疗费用，也可节约医疗资源，可在一定程度上缓解日益增多的介入手术患者人群与医疗资源不足之间的矛盾。

（2）"智能柜＋SPD"耗材管理模式在介入导管室的应用不断成熟和推广。通过"智能柜＋SPD"耗材管理模式，不断规范提升耗材的精细化使用管理。

（3）构建以介入团队为主导的心血管介入围手术期健康宣教平台，采用网络技术构建科学性、连续性、专业性、通俗趣味性的信息化健康教育服务平台，利用文字、图

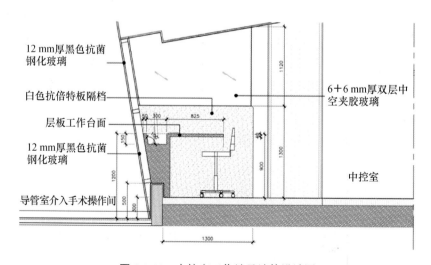

图 8-1-10　中控室工作站及墙体设计图

片、视频等多元化方式，促进患者了解掌握更多介入诊疗相关知识，提高自我照护能力，促进心血管健康维护和康复。

（4）大数据、云计算、物联网、5G等数字技术在介入导管室的应用不断拓展，促进介入手术更加安全和高效。

（5）不断发展减少辐射技术，提升介入从业人员安全性。

实景展示 2

（温红梅　夏建森）

三、武汉亚洲心脏病医院 / 武汉亚心总医院导管室建设

（一）医院概况

武汉亚洲心脏病医院是一家非公股份制三甲心血管病专科医院，成立于 1999 年 11 月 11 日，设置住院床位 750 张［其中 ICU68 张、儿童重症监护治疗病房（PICU）21 张、冠心病监护治疗病房（CCU）68 张］，外科手术室 8 间，介入导管室 6 间。

武汉亚心总医院与武汉亚洲心脏病医院同属于香港亚洲医疗集团，成立于 2018 年 11 月 11 日，是一家按三级甲等医院标准建设的综合型医院，武汉市医保定点医院。医院重点打造心血管疾病，精准肿瘤治疗，外科学科系列（骨科，普胸外科，普外科，神经外科，泌尿外科），妇产科，急危重症，血液净化等领域的精英团队；建立多学科协作的诊疗模式，是集医疗、教学、科研、预防、保健、急救（包括地 - 空急救）和康复于一体的大型临床医学中心。医院建筑面积为 24 万平方米，设置住院床位 1100 张，外科手术间 20 间，日间手术室 6 间，介入导管室 13 间（含 3 间复合手术室），ICU 床位 108 张。拥有华中地区荷载量最大的空中救援高架直升机场；空中救援直升机配备有呼吸机、除颤监护仪等专业医疗设备设施，与地面"120 急救车"组成立体急救系统。

（二）介入导管室建设

介入导管室是实施介入性诊疗的重要场所，是医务人员在 X 线引导下进行有创操作的手术室，它兼有手术室和放射科的双重特点。因时，合理设计和科学布局是导管室建设的基本要求，也是开展介入手术所必要的设施条件。《心血管病护理及技术培训基地标准》要求，导管室区域划分合理规范，环境设置符合国家标准，洁污区域分开，标识清楚，符合预防和控制医院感染要求。

1. 导管室面积

（1）武汉亚洲心脏病医院介入导管室位于医院 B 栋医技楼三层，与 CCU 位于同层，外科手术室位于楼上，面积约 980 m²，有 5 间介入导管室，另有一间日间导管室位于门诊一层，与三层介入导管室有内部楼梯相通。

（2）武汉亚心总医院介入手术部位于裙楼六楼（3720 m²），拥有 13 间介入导管室（3 间复合手术室）。

2. 位置选择

介入导管室的位置应独立成区，设在清洁和安静的位置，宜设于医疗建筑的四至七层，远离高污染源，要与外科手术室临近设置，宜与影像科、输血科、消毒供应中心、ICU、急诊科及内外科关系密切的有关科室临近，最好有直接的通道，人流、物流联系便捷，并便于危重患者的转运及手术推车上下电梯的使用，且要避免 X 线对周围环境的辐射损害，必须通过相关部门审批取得资质。

3. 布局设计 布局设计需符合功能流程与洁污分区要求（图 8-1-10 至图 8-1-18）。

（1）三区包括洁净手术区、半洁净区、非洁净区，各区域划应符合下列要求：

1）洁净手术区用房包括导管室术间、洗手间、导管室内走廊、无菌物品间、仪器间、药品室等；

2）半洁净区用房包括处置室、恢复室、标本室、导管室外走廊等；

3）非洁净区用房包括更鞋室、更衣室、办公室、会议室、资料室、医护人员休息室、手术患者家属谈话室等。

（2）洁净区与非洁净区之间的联络必须设置缓冲间等卫生安全屏障。缓冲间应有空气洁净度级别，并与高级别一侧同级，最高达到 6 级；应设定与邻室间的气流方向。缓冲间面积不应小于 3 m²，缓冲间可兼作他用。

（3）四通道包括工作人员通道、手术患者通道、物品供应通道、污物转运通道。洁净手术部内部通道应在单走道、多走道等形式中选取布局方式，并符合下列要求：

1）单走道布局时，每个导管室均为独立处置单元，具有就地消毒和密闭包装的辅助功能区域，处置后的医疗废物经有效的隔离可纳入洁净通道密闭转运。

2）多走道布局时，医护人员、洁物、病患、污物相对分离，清洁手术及污染手术相对分区，当有外走廊时，外走廊应为半洁净区。

3）具有就地消毒和包装措施的污物走道可采取单走道布局方式，术后的废物经有效的隔离处理后可纳入洁净通道。

4. 环境

现代导管室环境建设根据《GB50333-2013 医院洁净手术部建筑技术规范》进行实施。符合安全、卫生、经济、适用、节能、环保等方面要求，满足医疗服务功能需要，注重空气净化技术措施，加强导管室的保护，降低感染风险。

5. 流程

设四走廊，洁污分流。设有患者出入口和工作人员出入口。工作人员出入处最好建有风浴、气浴的通道设备，以除去带入的灰尘和细菌。患者出入口处应设有入口管理台，护士核对后更换室内推车进入，亦可在此处地上铺一消毒地毯，减少车轮带入的灰尘。

（三）介入导管室建设的亮点与不足

1. 亮点

（1）层流系统：严格的无菌环境是手术成功的重要保障。层流系统是达到空气净化、创造洁净手术空间的一种设备，是安全有效、经济方便的空气除菌手段。

（2）手术室中央控制面板：每间导管室有显示屏嵌入在一整块的控制面板内，能够显示手术时间、北京时间、麻醉时间；导管室内的湿度、温度及压差；设备带气源状态；机组工作状态；同时能进行保洁通话及照明管理。

（3）吊塔：将一体化医疗辅助吊塔设备引进在新一代导管室建设中，具有水平旋转的功能，使医护人员能够更加简易地操作各类医疗设备；可将各类医用气体、强弱电、网络输出终端等集成在控制台上。

（4）数字化建设：将净化工程与数字信息化完美融合，将关于患者的所有信息以合理方式进行系统集成，使手术医生、麻醉医生、手术护士获得全面的病患信息、更多的影像支持、精确的手术导航和通畅的外界信息，为整个手术提供准确、安全、高效的工作环境，同时也为手术观摩、示教、远程教学及会诊提供优质通道。

（5）无杂乱缆线的控制室管理。

（6）导管室无过多影响放射防护设施的物品。

（7）物品分类集中管理，各种功能房用途明确。

（8）空中救援绿色通道。

2. 不足

（1）耗材管理：为保障导管室耗材管理安全和高效，信息化建设是不可缺少的助力方式。但目前高值耗材管理设备不同厂家产品各有利弊，均在开发完善过程中，因此前期考虑到需根据业务流程定制化开发，故在建院初期未采购相关系统。基于云计算、大数据、物联网、移动互联网、人工智能等信息技术的不断发展，可通过数据链建立集成信息系统并使之融入运营管理的每一个环节，建议规划建设者根据需求，预留网线、各类接口及无线接收布点等，后期根据医院采购、供应、存放、领用、使用与收费等业务进行关联，用户根据需要调取数据，经过归纳统计分析提升完善管控水平。

（2）导管室机组设计：一期建成的导管室考虑到机房面积、空调能耗、建造成本等因素，设计了一台净化机组控制多个手术间，其弊端是不能根据手术进展实时调节温度，同时在面对突发公共卫生事件时，不能做到合理的手术间气流管控。建议导管室如采用净化空调系统宜每间设置独立机组，2～3间手术室合用一个净化空调系统时，应考虑手术间末端加装温湿度独立控制系统满足使用要求。

（3）层流洁净系统风口设计：前期心脏介入导管室层流系统采用了万级，万级的送风口规范要求位于手术床正上方，足够的送风量满足了万级手术间的压差，保证了手术操作区域的洁净度要求，但当温度调节较低时，介入手术又多为局麻患者，层流风口吹向患者身体部位易引起患者不适。建议导管室的层流系统设计可根据医院手术间定位设计不同级别，复合手术间涉及外科开放手术，多设计为百级，部分复杂治疗的介入手术间可设计为万级，而常规介入检查及治疗手术间，可设计为十万级，十万级送风口可位于手术床的两侧，避免了风口正对患者引起的不适感。

（4）特殊导管室建设：目前各级医院对院内感染管理以及应对突发公共卫生事件的硬件配置也提出了明确的要求。平疫结合定点医院对负压手术室根据床位数提出了配比要求，前期亚心总医院对于负压手术室是按内外科手术平台统一规划的，未在介入导管室单独设置负压手术间，导致疫情期间对于核酸结果未出患者，以及日常感染手术患者只能在外科手术部开展才能符合要求，而介入导管室无专用特殊通道进出。建议导管室在设计流线及功能布局时，要考虑感染风险控制，需划分清洁手术区和感染手术区。介入手术患者，特别是日间介入和急诊介入患者，因其住院时间短，或者急诊介入来不及做全面的身体检查及传染病筛查，感染控制存在着不确定性，患者及其使用过的物品和区域存在潜在的感染风险，因此在工作动线方面，导管室可充分考虑模块化的功能分区理念：将物品供应区域以及工作人员手术前控制室区域视为清洁核心区域，设为清洁通道；患者和手术后就地处置的污物同通道，设为患者通道；工作人员动线根据手术污染及感染情况可选择由洁到污单向流线；感染手术、污染手术、清洁手术须分区、分手术间安排，污染手术微负压，感染手术大负压，疫情手术独立通道独立成区，污染及感染器械预处理清洗消毒后转运至消毒供应室。

（四）介入导管室建设的未来愿景

1. 智慧型导管室建设，融入云计算、物联网技术。
2. 环境指标动态监测，便于连台手术管控。
3. 人文理念（环境、灯光、色彩、视频、音频等）增强，关注员工工作之余环境建设，提高满意度。
4. 信息化植入流程，实现跨院区之间沟通，以及市省国的沟通。

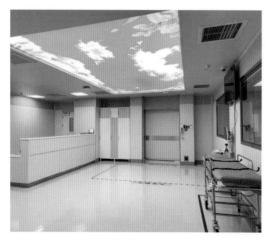 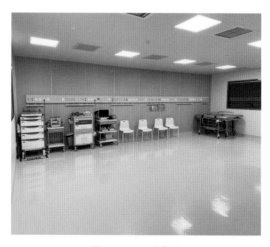

图 8-1-10　患者交接区　　　　　　　图 8-1-11　观察室

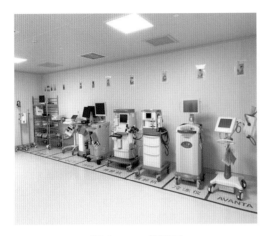

图 8-1-12　仪器间

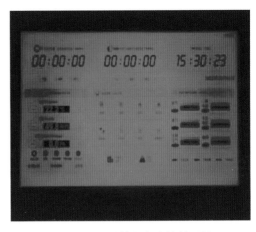

图 8-1-13　导管室中央控制面板

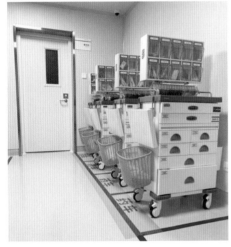

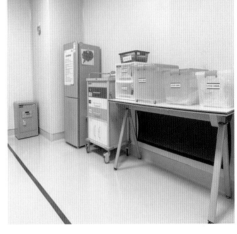

图 8-1-14　药库管理

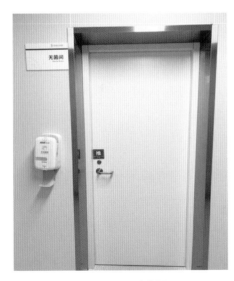

图 8-1-15　无菌间

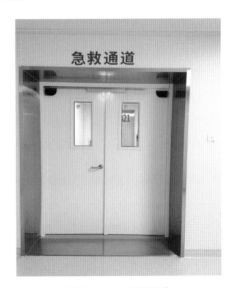

图 8-1-16　急救通道

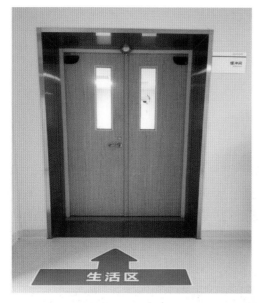

图 8-1-17　员工通道

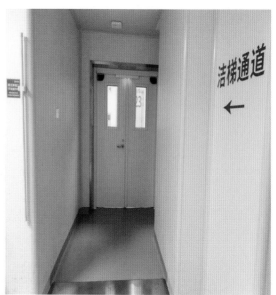

图 8-1-18　清洁物品通道

实景展示 3

（王英）

四、泰达国际心血管病医院

泰达国际心血管病医院（简称泰心医院）是天津经济技术开发区投资兴建的公立三级甲等心血管病专科医院和心血管研究所，是国家心血管疾病临床医学研究中心分中心建设单位，国家冠心病和心律失常介入诊疗培训、医院消毒供应中心实践、心血管病专科护理及技术培训示范基地，天津市心血管病临床医学研究中心，天津大学直属医院和心血管病研究所，天津医科大学心血管病临床学院。医院建立了博士后工作站和院士工作站，心脏大血管外科、心血管内科和护理通过国家临床重点专科建设评估。

医院设置病床 500 张，可开展心血管手术到心脏移植在内的各类心血管内科介入和心脏外科手术，医院两次通过美国医疗信息与管理系统协会（HIMSS EMRAM）7 级评审，是除美海外第 9 家、国内第 3 家通过评审的医院。医院检验科已通过八次 ISO15189 认证。

介入手术室坐落于我院一楼功能性的中心位置。与急诊科、CCU、放射科形成结构性医疗体系，形成急诊快速绿色通道；又与ICU、检验科毗邻，对于诊治ICU危重症急诊患者或进行台上采样检测十分便捷。

我院介入手术室按照功能分区划分为限制区、半限制区、非限制区。限制区为介入诊疗手术区域，半限制区为医务人员学习和生活的区域，非限制区为患者交接及家属等候区域。具体区域内房间设置如下：

1. 限制区

（1）手术导管室：为介入中心手术的核心区域，是供医生进行手术诊疗，护士术中配合护理的操作场所。房间内设有飞利浦及东软等国内外先进技术制造的X线机并附有可灵敏操作的控制台，以适应不同人群、不同位置的特殊病变进行诊疗，另外还设有生命体征监护仪器并对其与护士所在的控制室屏幕进行投屏，使护士能够时刻关注患者术中情况，及时采取相对应的护理措施，极大降低术中风险。此外在控制室内我们还设有与GE公司合作的PACS术中图像平台显示系统，负责储存、传送相应术间的介入手术图像，便于医生在术后进行会诊，评估手术效果以及进行下一步治疗计划的制订。控制室与手术间拥有达到隔绝导管机所发出射线量级的铅玻璃作为防护，我们还会定期由专业人员进行放射能量评估，并与厂家联系定期调整导管机剂量模式，最大程度减少术间工作人员的辐射伤害。感控卫生方面，导管手术操作间内部洁净度不低于万级。而为杂交手术设立的复合手术间其洁净度不低于百级。

（2）DSA设备间：DSA设备间是作为紧邻导管手术操作间的精密封闭房间，内部主要放置DSA成像设备主机、电源箱、变压器等。设备间禁止导管工作人员及维修工程师以外的人进入，由于其中机器对温湿度的要求较高，过高或过低的温湿度都会对设备使用产生较大影响，我们还为每一个设备间配备了一套独立的温湿度控制系统，由医院设备科与介入中心共同督查调节，部门合作保证设备正常运行。

（3）刷手池：供手术前或者手术后医护人员清洗进行手消毒使用，其距离尽可能与导管手术操作间靠近，方便医护人员使用，降低感染风险。刷手池设立于介入中心限制区走廊，每两间合用一个。

（4）污洗间：用作污物消毒处理的房间，是介入导管室不可缺少的辅助房间，此区域内主要设冲洗消毒器、洗涤池、垃圾密封车等方便消毒、垃圾分类的重要设备，此外，我们还对其进行了功能分类：开辟出一条专门用于医疗垃圾处理的快速通道直接与污物电梯相连。

（5）无菌储藏间：贮存手术所需的无菌物品与医疗器械耗材，分为低值耗材库以及高值耗材库。低值耗材库主要存放介入手术操作间内常备物品和常做类别手术的必需耗材，小到毫升级注射器、输液延长管、敷料纱布，大到造影所需使用的穿刺血管的穿刺套件、造影导丝等等。值得一提的是，我们已通过与设备科人员沟通，将常规手术使用的耗材规范化、标准化，每一台无论是造影手术或者电生理手术皆将所用耗材打包集中放置，方便手术人员取用，极大地提高了工作效率。

高值耗材库主要存放的是支架、电生理操作所使用的消融导管、房间隔穿刺针等，还备有适应各种患者的齐备的起搏器型号。

（6）药品库：介入导管室应集中设置药品库，是介入导管室常用药品集中放置的区域，该区域应设有密码药品柜、冰箱、麻精药品密码柜，药品库应设置于手术区域中心位置，便于常用药品取用。

（7）设备间：为介入手术室常规使用辅助检查仪器设备集中放置的地方，其中包括IVUS仪、OCT仪、旋磨机、气瓶和电生理消融仪和可移动操作台。

2. 半限制区

也称清洁区，是供医务人员休息、办公、就餐等场所。其主要包括介入护士站、手术患者等候区、交接区、配餐室、会议室、更衣间、卫生间。

（1）介入护士站：设在介入导管室入口患者交接处，地面设置有醒目的区界红线提示，所有进入介入中心接受手术患者都要经过介入护士站以进行介入护士与病房护士的交接，对不同患者的身体情况进行全面了解，实行个性化护理，安抚患者焦虑情绪，消除患者认知盲区，进行初步宣教；并对进出介入中心的外来人员进行严格的流行病学调查和管控管理，登记造册，负责到个人，灵活把控。针对结束手术患者与等候区患者数量调整人力，实现护理高效化。

（2）手术患者等候区：为患者等待手术的区域，患者更换清洁拖鞋后方可进入，该区域已设置等候座位、宣教材料等提高等待区患者的体感舒适度，并设置氧气带、负压吸引装置、心电监护仪等基础抢救设施以便应对突发紧急情况。等候区处另设置一个单独的可遮挡区域为特殊患者提供个体环境或为台下按压穿刺点止血、拔出鞘管等操作提供空间。

（3）配餐室：配餐室为介入中心工作人员进食进水的场所，为双侧对门设计，一侧可通往工作休息的半限制区，另一侧则为供配餐人员进入放置饭食的缓冲区。

（4）会议室（讨论室）：设置在介入手术室半限制区域内，主要为日常交接班及工作办公的枢纽区域，配备相应的可与医院内部网络连接的多媒体功能设备。必要时作为远程视频医疗会议、线下会诊和科内各类会议场所。

（5）更衣间：为工作人员卫生通道，要换鞋后进入。更衣间设置更衣柜、刷手服放置柜以及污衣桶。男女更衣间的面积同样为 15 m² 左右，可容纳数人同时进行更衣，更衣柜男女各配有 60 个，每人使用 1 个，配有多个公用柜，呈上下叠加摆放，使用程度与占用人数由手术数量及多种因素决定。

（6）卫生间：男女有别，设置不同功能性区域，除马桶与小便池外，内布置洗浴区域，并配有污衣桶，盛放介入工作人员更换下来的洗手衣，并设负压排风装置。

3. 非限制区

也称不洁区，包括患者更鞋区、医务人员更鞋区、家属等候区等。

（1）患者更鞋区：此区域应设置在介入手术室入口处，介入护士站红线外，为患者更换拖鞋的区域，该区域设置更鞋柜。

（2）医务人员更鞋区：为工作人员卫生通道，应设有更鞋柜、洁净踏板，更鞋区的面积与柜子数量应根据工作人员数量决定，更鞋后直接进入更衣间。

（3）家属等候区：供手术患者家属等候休息的区域，内设呼叫系统和手术进程显示系统，以便家属随时了解患者情况，一般设在介入导管室门外，邻近介入导管室宜设协谈室（一边为家属等候室，一边与介入手术室洁净走廊相通），便于手术过程中与家属联系。

（4）协谈室：协谈室应设置在清洁区域内，外部与家属等候区连接，内设与医院内网相连之电脑，方便医生调集手术图像与家属高效沟通。

实景展示 4

（王海江）

第二节　三甲综合医院篇

一、西安交通大学第一附属医院介入手术室

（一）医院概况

1937 年抗日战争爆发，北平大学医学院部分师生西迁，组建西安临时大学医学院，附属医院随之诞生，复经西北医学院、西北大学医学院、西安医学院等母体的发展演化，1956 年搬迁现址命名为西安医学院第一附属医院，2000 年随着西安医学院与西安交通大学合校，现定名为西安交通大学第一附属医院。经几代人接续奋斗，医院取得了长足发展，成为我国西北地区规模最大的集医疗、教学、科研、康复、预防保健为一体的国家卫生健康委员会委管大型综合性三级甲等医院。于 2018 年、2019 年全国三级公立医院绩效考核中位居全国前列、西北第一。目前，医院已入围国家医学中心首批"辅导类"创建单位。为满足人民群众就医需要，实现优质资源扩容，医院全面推进"一院多区"的发展战略，打造"三院四区"的发展格局。"三院"包括医院总院（西安市雁塔区）、国际陆港医院（西安市国际港务区，在建）和东院区（西安市阎良区）；"四区"包括兴善寺院区、南院区（在建）、行政院区和创新港 MED-X 研究院。编制床位 3765 张，现有职工 5185 人，其中在岗高级职称专业技术人员 782 名。有双聘院士 5 名，入选国家级人才项目 7 名，"杰青" 3 名，"优青" 3 名，"教育部新世纪人才" 10 名。医院学科设置齐全，有医疗医技科室 57 个，其中医疗 46 个，医技科室 11 个。

西安交通大学第一附属医院"三院四区"，共设有介入导管室 18 间，其中投入使用 10 间，在建 8 间，以下主要围绕总院区涉及的 9 间介入导管室进行介绍。

总院区介入手术室于 1987 年建科，是卫生部心血管病介入培训基地、中国房颤中心培训示范基地、首批全国心血管病护理及技术培训示范基地、陕西省心血管介入质量控制中心。现有工作人员 42 名、护士长 3 名、护士 26 名、技师 11 名、助理护士 9 名。

总院区为综合介入诊疗平台，拥有 5 台飞利浦 FD20、2 台飞利浦 FD10、1 台西门子 AXIOM 数字减影机及 1 台 DC-2000J 介入诊疗手术台，东院区有 1 台飞利浦 FD20，两院区介入治疗涉及心血管、周围血管、神经、肿瘤、非血管介入等十余个临床专业，手术病区近 30 个，年手术量约 23 000 例次，开展冠状动脉疾病、结构性心脏病、心脏瓣膜疾病、电生理疾病、颅内血管及外周血管疾病、肿瘤介入治疗及经内镜消化道介入治疗，拥有血管内超声（IVUS）影像诊断机、冠脉内血流储备分数（FFR）检测仪、光学相干断层成像（OCT）系统、血管造影注射系统（ACIST）、主动脉内球囊反搏泵（IABP）、多导生理记录仪、射频治疗仪、旋磨仪、心脏电生理三维标测系统、斑块旋切系统、准分子激光系统、血栓抽吸系统、可视喉镜、转运呼吸机等辅助治疗设备及多种生命支持设备。通过微创介入手术实现心血管、外周、消化、神经、泌尿、呼吸等系统疾病的精准医疗。

（二）介入导管室建设概况

1. 选址

介入导管室在选址方面应满足患者检查和治疗的需求，并且考虑周围环境安全。一般在设计初期，选择在单独的医技大楼，并且距离急诊科、临床介入科室距离较近，或有专用的转运通道。如我院门诊介入导管室与住院楼五层心血管内科重症监护治疗病房有专用通道，能迅速将需急诊介入诊疗的患者通过急诊专用绿色通道从急诊科直接送入手术室。

如果没有单独的医技大楼，可选址在影像楼第一层，但考虑一层常规检查应用范围广，方便门诊患者和住院患者的便捷问题，也可将 DSA 介入导管室设置在二层，同时需做好地面的防护处理，并且有利于开设对地沟管道线的设置。墙面及顶面在设计初期，应做好铅防护或混凝土屏蔽防护，减少射线损害。如我院影像楼二层介入导管室，在 2021 年改造时，开挖地槽，将 DSA 设备的线路从地槽及顶部贯通，既不影响美观，又方便后期维修。

2. 面积

门诊介入导管室 6 间手术室环形围绕天井，为洁污分流双通道洁净介入导管室，各区域划分明确。影像楼二层总面积 926 m²，其 4 间手术室呈一字型布局，为单通道洁净介入导管室。介入导管室在设计过程中尽可能有充足的辅助用房，以满足耗材、设备的存放，避免房间内存放太多设备，手术间的耗材尽量用壁柜存放，每个手术间面积最好不要小于 40 m²，复合手术室不小于 50 m²。

3. 布局设计图

如图 8-2-1 和图 8-2-2 所示。

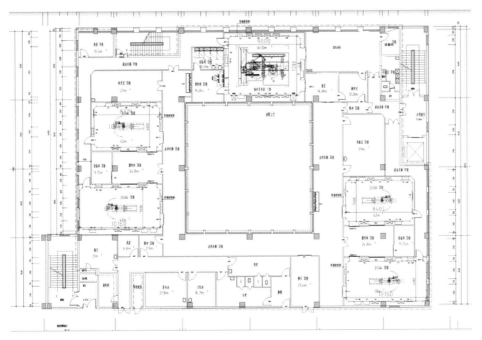

图 8-2-1 西安交通大学第一附属医院门诊五层介入导管室布局图

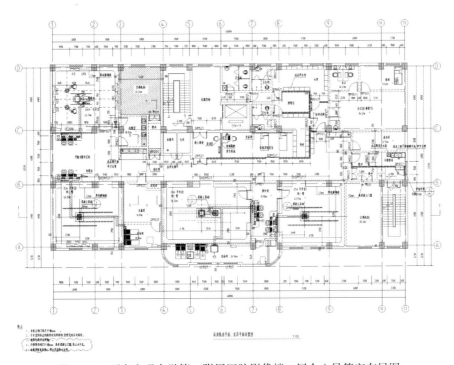

图 8-2-2 西安交通大学第一附属医院影像楼二层介入导管室布局图

4. 环境

门诊五层采用三区两通道，即限制区、半限制区、非限制区，两通道即洁净通道（病员、员工、无菌物流）和污物通道。限制区包括无菌物品储存间、手术间、洁净走廊、DSA遥控操作间、灭菌器械敷料间及洗手间、清洗室、洁净后廊，半限制区包括更衣室、库房、办公室、值班室、淋浴间、餐厅、更鞋后区；非限制区包括更鞋前区、患者等候处等。各区域划分明确，并有清晰标识。

5. 流程

门诊介入导管室设有5间三级净化手术间，1间一级净化手术间。一级净化手术间有独立新风机组，可开展复合介入手术。三级净化手术间可满足开展除内外科复合手术外的所有介入手术的需要。医患采用"相对独立"通道，诊疗采用"洁污分离"原则，从流程设计上较大程度地避免交叉污染。

影像楼因物理空间限制，采用三区单通道模式。此设计方案能有效利用面积，保证手术间有足够大的面积。但手术室洁净区域仅有一条走廊，是医护、患者、物流共用通道，为最大程度做到洁污分流，污物在手术间内封闭，采用全密闭污物转运车保证洁净走廊不被污染。

（1）人员流程：介入导管室采用行为管理系统，设置智能衣柜、鞋柜，工作人员凭指纹、工作卡等信息进入手术室，手术结束归还洗手衣裤、手术拖鞋，达到空间利用最高效。患者由专用通道进入，入室前必须更换病号服，戴手术帽，步行进入患者穿手术患者专用拖鞋。

（2）耗材流程：设有专用物流通道，所有一次性物品、灭菌物品、高值耗材均由该通道送入，由库管员检查物品效期、完整性等，高值耗材扫码入库，按照物品固定位置摆放。所有耗材按照规定时间运送，避开手术高峰期，减少人物交叉时间。

（3）污物流程

1）门诊五层设有专门污物通道，所有手术室产生污物，由室内巡回护士打包、封口，放置在污廊，保洁人员称重登记，与运送人员做好交接；

2）影像楼手术室污物由室内巡回护士打包、封口，由保洁人员称重登记，放入密闭式污物车，按照规定时间与运送人员交接。

（4）洁净手术室感染监测：按照医院要求，每季度对手术室空气、手术人员手、物品表面进行感染监测，每周对手术室内的过滤网进行清洗消毒，每月对洁净系统的运行效果（风速、洁净度、压差和照度）进行监测，每年由疾病控制中心对洁净手术室所有运行指标进行检测并发放洁净手术室洁净检测报告。手术室的中高效过滤网由专门机构按照洁净手术室建设和运行要求定期进行清洗和更换。

（5）信息化管理：门诊五层及影像楼整合医院PACS系统、LIS系统、HIS系统，实现手术患者诊断、检查信息同步传输至各手术室，多功能学习室可实现DSA图像工作站、监护仪图像、IVUS图像、OCT图像、手术室各重要站位图像显示，现场双向对讲声音等视频、音频传输，满足手术视频教学观摩，实现教学与手术分离，避免参观者影响术者操作，降低交叉感染的风险。

（6）文化建设：等候处有滚动播放的介入手术相关宣教视频，包含各类术后指导、常见疾病介入诊疗过程、常见疾病预防宣传等，满足等候处患者及家属对介入诊疗的要求；工作区域创办了文化墙，打造舒适、温馨的工作环境，提升患者及医护人员满意度。

（三）设计的思路和难点

以我院港务区分院（国际陆港医院）的介入导管室设计为例，我们和设计院反复沟通，尽可能完善功能，将生活区功能提升完善，办公、生活、学习集中一起，便捷、节能、节力，提升工作效率。同时在洁净区设计更多的辅助用房，将仪器设备、不同的耗材集中放置，便于管理和取用，迎合目前更多的全麻手术需要，设计麻醉复苏间、护士工作站，以方便患者的管理和安全。在洁净走廊设置冰箱和恒温箱，方便药品的保存与取用，总而言之，满足感染控制需求的基础上，满足便捷，以节约护士的体力和提高工作效率为原则。有条件的医院应尽可能实现医护和患者通道分离，物品流程和人员流程分离，可能的情况下从设计图纸阶段就参与，减少不适宜于临床工作流程的缺陷（图 8-2-3）。

在介入导管室的建设和设计中的难点问题是射线防护和手术间面积的保证。有时候为了在现有的面积内增加手术间而牺牲生活区域功能的完善和洁净区域辅助用房的设置，后期在使用的过程中就会造成诸多不便。射线的防护务必要按照环保的要求，做到"六面防护"，即使在顶层或一层，也要顾及到地下室和屋顶的人员伤害问题。

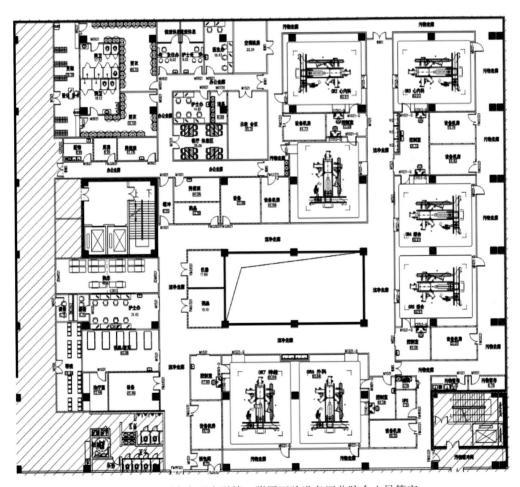

图 8-2-3 西安交通大学第一附属医院港务区分院介入导管室

（四）介入导管室建设的亮点与不足

西安交通大学第一附属医院介入导管室是国内设备齐全、业务全面、技术一流的现代化综合微创介入手术治疗平台，专家团队实力雄厚，承担我院心血管内科、结构性心脏病科、血管外科、神经内科、神经外科、肝胆外科等科室的手术需求，可承担各类（外周血管、心血管、脑血管、综合）介入诊疗手术的需求。作为西北地区规模最大的综合性三级甲等医院的综合介入导管室，可开展经皮腔内血管成形术、经导管血管化疗栓塞术、经导管血管栓塞术等多种术式，能够极大程度上满足患者介入治疗需求。

总院介入导管室的亮点一是洁净手术间设置，手术间按照医院感染要求布局设有"三区两通道"。其中设有 1 间百级杂交手术间，采取了 I 级层流洁净，其余 8 间手术室为 III 级净化，能够最大程度避免感染的发生，同时极大降低了患者术后风险、减少术后并发症。亮点二是介入导管室各区域间均已实现高值耗材信息化管理模式，有效缩短了耗材盘点时间，缩短收费时间，降低手术收费错误率，提高了整体耗材管理质量，并与护理记录单相联合、与医院 HIS 系统相结合，成为精细化管理的介入导管室。介入导管室运用与时俱进的管理方式，不断根据实际情况创新、改进，为手术争取宝贵时间。

我院介入导管室存在一些不足之处。不足一是我院是大型综合三甲医院，地处西安市繁华地段，空间有限，部分大型仪器无专用空间做到精准摆放。同时缺少现代化智能耗材柜设置，耗材存储存在短板。不足二是没有设置医护人员的休息区域，为维护医护人员身心健康，还需设置生活区，做好对于医护人员的福利补贴和身体保障工作。不足三是设计缺少前瞻性，随着介入专科涉及面越来越广，介入手术间与介入涉及专科规模的比例不匹配，比如外科手术台和外科的床位比为 1 :（20 ~ 25）（陕西省标准），按照外科手术台的比例翻倍 1 : 50，介入手术间在 16 间才可满足需求，目前远远不能满足专科手术的需要，造成医务人员日夜奋战，手术台的使用率年年攀升。随着港务区医院的建成，将大大缓解总院区手术的压力。同时港务区分院介入手术室（图 8-2-3）对上述不足之处进行全面改进并完善，努力将介入手术室打造为科学、规范的综合性介入手术室。

（五）介入导管室未来的愿景

2021 年我院顺利入围国家医学中心建设名单，在此契机的推动之下，介入导管室也将顺应医院发展需要，实现三院区介入导管室一体化管理的新局面。

1. 规划、建设智能化、精准化、数字化的综合介入导管室

现代信息技术的广泛应用下，技术发展也对数字化介入导管室建设提出了新的要求。我院将在提高数字化建设的基础上，注重对于介入导管室现有系统的整合与信息集成。通过运用新进的信息化技术，使医护人员能够快速且精准的实时获取大量与手术患者相关的重要信息，帮助医护人员更精准的实施手术，提高介入手术安全性和成功率，提高工作效率。介入导管室将以信息整合和设备集成为建设核心，解决传统介入导管室存在的局限性、封闭性、技术支持不足等缺陷。寻求将 DSA 影像信号、心导管工作站信号、血管内超声信号、光学相干断层成像信号、PACS 工作站信号、手术间实时信号、术中术者语音信号同步集成采集系统，保证信息交流的实时性和共享性。在数字化导管室建设中充分考虑整合性和集成性，完成对介入导管室的数字化建设，建立、开发以多信息为载体的超媒体集成系统。系统将与计算机网络示教终端相链接，用于科研、教学的互动示教。同时进行权限管理，保证患者私密性的前提下对手术过程进行全程实时直播和互动，实现与全国各介入导管室保持良好的联系与交流；实现手术视频教学观摩中的观众与手术室分离，避免对手术过程产生影响。同时也有利于上级医生经 PC 端实时了解和跟进介入导管室手术情况，及时给予建议和指导，优化手术过程。

2. 设立正负压切换手术室，进一步优化感染控制流程

控制感染是医院及手术室管理过程中极为重要的环节。控制感染要从医院建筑设计整体入手，从平面布局阶段考虑洁净物品、污物及人员流向。净化系统是防止病原微生物通过空气传播的重要措施，因而其设计与管理十分重要。介入导管室内设有不同级别的空气洁净度区域，靠空调通风系统来实现各个区域的不同洁净度，通过控制室内空气压力和气流流向，防止污染区域空气侵入，预防交叉感染。我院未来的新院区也将通过建设正负压切换手术室以控制传染源的散播、降低手术感染率，保护工作人员的健康，提高手术室利用率。为避免特殊感染患者手术时影响洁净走廊，可以将正负压手术室设置在靠近换车间的地方，开辟一条专用通道，专供特殊感染手术患者通过，或者将正负压切换手术室设在靠近污物电梯的位置，特殊感染手术的患者经专用通道进入手术室。正负压切换手术室在作为负压手术室使用时，为了防止传染性病毒扩散到其相邻区域，以调节空气压差来控制气流方向为主要手段，手术室对相通的相邻间要保持最小 -8 Pa 的静压差，从而实现对传染病患者的隔离。为了更好地保护洁净手术部其他区域，负压手术室与其相邻区域之间必须设缓冲室。特殊感染患者手术时，手术室切换至负压状态，手术室与前室的压差为走廊＞前室＞负压手术室，以维持由走廊向前室向手术室的气流流向。普通患者手术室切换至正压状态，手术室与前室的压差与之相反，气流流向是从手术室到前室到走廊。从而实现既能保证洁净手术室整体空气质量控制，又能使洁净手术室灵活使用。我院也将在实际的建设过程中不断探索，提倡节能，不断完善正负压切换手术室设计，提高正负压切换手术室的使用效果，以最大程度保障患者的生命安全和手术实施的安全性。

3. 确保介入诊疗技术质量前提下，优化医护人员的防护保障，保障介入诊疗工作的安全性

要做好介入导管室的合理设置，随时确认墙体和楼板防护等重要防护设施的功能是否良好完备，及时对可能出现风险的区域进行维修检测。根据放射诊疗管理规定，介入检查室面积应大于 $40 \ m^2$，并避免摆放过多物品和设备，有助于工作人员采用距离防护。医护人员在较长时间内连续或间断地受到超剂量电离辐射后，可能会出现以造血系统损伤为主，并伴有其他系统疾病的全身性疾病。因此做好对医护人员的防护保障工作尤为重要，要求做到门-机-线同步联动。X 射线有效防护必须遵守最优化的原则①脉冲透视：对于进针等不需要细致观察的过程，可选用低速帧频。②透视图像末帧保留：检查中须对病情分析时，采用末帧保留图像可大大缩短透视时间。③透视当量的显示：用于直观显示当前剂量率，可以提醒手术者注意自身安全。④路径图：用于直观显示靶血管具体位置及走向，缩短血管治疗时间。⑤选择合理的采集方式：减少 X 射线的输出量。在不影响诊断治疗的前提下，应采用小像，这样可减少 X 射线的剂量，即减少了患者的皮肤剂量和术者的受照剂量。⑥合理调整射线管、患者和增强器之间的距离。在实际工作中，应尽量减少射线管和患者的距离，患者应尽量靠近增强器。这样既能减少散射线，也能提高图像质量。

医护人员应加强自我防护。主要是在进行工作时，除熟练应用上述措施和功能外，还要做好术前的充分准备，熟悉受诊者病情，制订好手术预案，缩短受照射时间和加强屏蔽防护，于操作中减少透视时间和次数，可显著降低工作人员的辐射剂量；手术中医护人员之间的良好配合亦可缩短医护人员受照射的时间。个人防护应做到术中穿铅防护服、戴铅帽、颈围及防护眼镜等，本着固有防护为主，个人防护为辅的原则，合理降低个人受照剂量。有皮肤疾病的人员，不能长时间参加此类手术。另外应对医护人员建立个人健康档案，按规定佩戴个人剂量仪并定时监测，每年进行健康体检，并有档案记录，发现问题及时处理。改善医护人员的日常饮食，手术前 1 日及术后 3 日内注意加强饮食中蛋白质、维生素和海带的摄入。

4. 建立复合手术室，实现多学科交叉复合微创手术

我院将建立全数字一体化复合手术室，在同一手术室完成疾病诊疗的全部操作，在同一个手术中完成两种以上不同手术方式的操作；同时进行影像学检查和常规外科手术，无需在影像学科室和手术室之间多次转移患者，从而避免患者的多次麻醉和转运可能带来的风险。在此手术室内可及时对手术的治疗进行评价，从而指导手术实施。同时，该术式可在最小创伤的情况下使患者得到最佳的治疗效果。我院新手术室建设定位为国际一流手术室，除建设常规数字化手术室外，力争建设世界一流水平的全数字一体化复合手术室。结合临床实际情况，心外科、神经外科、血管外科、骨科等学科发展，规划复合手术室。满足介入手术、开放手术需求，充分发挥介入手术与外科手术各自的优点，减少手术出血、提高手术精度、保障病患安全、促进快速康复、缩短住院天数，实现精准医疗，满足临床科研教学需求。全数字一体化复合手术室建设是一个系统工程，从规划设计、招标采购到建设实施应尽量全面考虑，反复论证。我院积极推进全数字一体化复合手术室的建设，为临床及科研教学提供了更好的平台，同时在实施过程中摸索出一套全数字一体化复合手术管理方法。

5. 做好介入导管室的人文关怀工作

在患者介入手术期间给予相应的人性化护理关怀，入室时护士微笑相迎，配合患者手术顺利进行。介入手术前详细了解患者病情、治疗、药物过敏情况，向患者介绍介入手术的目的、方法和注意事项。患者等待区域建立舒适的环境，配备健康宣教视频、健康知识手册及其他书籍等，提升患者的就医体验，减少紧张和恐惧，使其真正感到关爱。术中要积极与患者进行沟通交流，重视患者主诉，向患者解释产生不适的原因，并帮助患者消除由认知缺陷引起的恐惧和焦虑等负面情绪。设置谈话室，从术前、术中、术后三个环节做好和患者家属的沟通，通过数字化管理系统向家属实施宣教，和家属沟通手术方案，采取信息化手段演示手术方式和过程，减少医患纠纷的发生，提升患者和家属手术的知晓率，真正体现人为关怀的内涵。

（肖娟）

二、哈尔滨医科大学附属第二医院

（一）医院概况

哈尔滨医科大学附属第二医院（简称哈医大二院）创建于 1954 年，是集医疗、教学、科研、预防、保健和康复于一体的大型综合性三级甲等医院。

哈医大二院心内科是由我国工程院院士、著名心血管病专家、哈尔滨医科大学内科及心内科奠基人于维汉教授于 1954 年组建的哈医大二院内科病房的基础上发展而成的，经过于维汉院士、王璞教授及关振中教授几代人的努力，特别是近十年间，在于波教授的带领下，发展成为国内一流、有国际影响力的学科，并形成以心脏病介入治疗为中心，医疗、教学、科研、康复预防齐头并进的综合性学科。回首发展历程，心内科由创科 20 余名医护人员发展到迄今 400 多人的医护队伍，床位由 25 张发展到 578 张，目前成为全国综合医院床位最多的心内科，拥有 8 个病区、全国单体最大的 5000 m^2 监护与救治中心，包括 80 张床位的 CCU 和 8 个导管间的一体化导管室。年介入手术量 20 000余例，冠脉介入手术量 10 000 余例，复杂冠脉介入比例超过 50%，急性心肌梗死急诊介入质量全国名列前茅，腔内影像学临床应用与研究国际领先，开展数量及开展质量居世界前列，带动了各种复杂冠脉病变介入诊疗新技术的顺利开展；特别是对于超过40% 的经影像学确认斑块侵蚀的心肌梗死患者采用抽栓后抗栓治疗，改变了心肌梗死"一刀切"的治疗策略，得到了国内外同行的高度评价。在电生理介入治疗领域，率先开展三维定向及冷冻球囊消融治疗房颤技术、CRT、ICD、心律失常射频消融技术及肾动脉消融治疗顽固性高血压等高新技术。在先天性心脏病（先心病）、心脏瓣膜疾病及心肌病等介入治疗领域也开启了多项国内及省内治疗新技术，哈医大二院心内科业已成为疑难杂、急危重症心血管病患者诊治的区域中心。

哈医大二院心内科依托介入培训中心、胸痛中心、房颤中心、心衰中心、康复中心及随访中心形成了极具影响力的心血管诊疗区域辐射网络。哈医大二院胸痛中心于 2014年 9 月通过中国认证，平均门球时间从 133 min 降至 50 min 左右；血管开通率、救治时间、死亡率处于国际领先地位。成立后 1 年被评为长江以北唯一的胸痛中心区域认证中心，帮扶 140 家医院通过胸痛中心认证，推动了我国胸痛中心建设。哈医大二院心内科以胸痛中心为抓手，成立了黑龙江省胸痛医联体及城市心血管专科医连体，推动了分级诊疗及区域诊疗同质化。

教育部心肌缺血重点实验室于 2008 年建立，2012 年获得验收，2017 年评比成绩良好，为我国教育部六个心血管重点实验室之一。身为实验室主任的于波教授长期坚持科研是支撑学科的重要基石，人才是学科持续发展的动力源泉。经过多年的积累，心内科已形成心肌缺血为方向，腔内影像为突破，动脉粥样硬化研究为基础的临床研究体系。

哈医大二院心内科在国家重点专科排名中居全国第九位、东北第一位；2019年荣获全国最佳专科排名第七名，连续多年进入全国前十名，现为东三省医学院校附属的最大的心血管病治疗中心，也是全国有影响的心血管病治疗中心之一。

（二）导管室建设概况

哈医大二院心导管室拥有国际一流的工作环境及先进的仪器设备。介入导管室设有8个介入手术操作间、随访中心、起搏器程控室、食道调搏室、影像分析室等，使用面积25 000 m^2。拥有训练有素的专业队伍及高、精、尖的技术。年可完成心脏介入手术2万余例。介入治疗组分为冠脉、电生理、先心病三组，2008年首批被批准为卫生部心血管介入培训基地，是东三省最早唯一一家冠脉、先心病、电生理三个基地为一体的心血管介入培训中心，14年来培养380余名介入人才，极大地推动了黑龙江及周边地区的工作开展，被誉为黑龙江介入的"黄埔军校"。导管室构建是一个复杂的过程，其中合理选址、空间规划、设备选型、购置安装等过程中均需要医学工程专家、临床医学专家、影像学专家、基建专家、设备供应商、安装施工方的密切配合，协同合作。具体构建原则有以下几个方面。

1. 合理选址

新导管室于2012年设立在综合楼四层，水平方向与急诊急救胸痛中心相邻，患者可在导管室与同层CCU之间迅速转移；设立急诊急救通道，患者在急诊抢救复苏单元状态稳定后可直接通过专用电梯被送至四层准备就绪的导管室进行手术。导管室与大楼同步规划设计，医学工程部门提前进行介入区域设计，根据心内科导管室特点提出建筑场地要求，与基建部门共同监督完成建筑施工。

2. 空间规划

导管室空间规划原则是功能流程合理、洁污流线分明，配备必要消毒灭菌设备和洗手设施，使导管室建筑布局、工作流程内部设施符合环境卫生学规定和医院感染控制基本规定，有利于减少交叉感染，有效地布局空气净化系统，满足洁净质量。严格区分无菌区、清洁区、工作区，区域内标志要明确。布局8个手术操作间，导管室区域配置设备间、器械间、洁净品库、清洗消毒间、缓冲间、谈话间、换鞋发衣室、更衣室、卫浴室、办公室、值班室等辅助用房。为了满足感控要求，导管室区域设置了污物和洁净双通道、医护和患者双通道，整个设计在符合规范的情况下方便检查设备和开展治疗，照顾医、护、患、工勤人员、设备工程师等各方面的需求（图8-2-4）。

3. 内部设置

现开设7个导管手术操作间。通过对导管室功能布局、色彩布置、视频音乐的应用，形成一个综合、立体的环境舒压系统，将导管室打造成一个功能分明、环境友好、色调清新、温暖舒适的诊疗场所。导管间建设布局合理，增设学术厅、家属谈话室、贵宾室等；并且设置人性化的环境体验，搭配轻松愉快的背景音乐等。配之以对患者的心理疏导、音乐疗法等个性化心理护理，全面提升了介入手术护理服务水平，帮助患者克

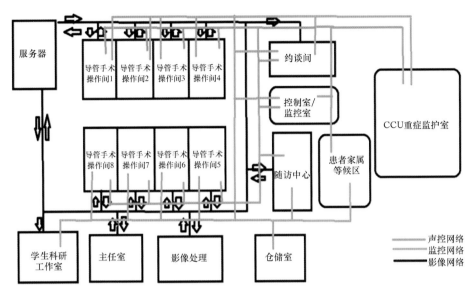

图 8-2-4 导管室平面图

服对陌生情景的恐惧和紧张情绪，有效降低患者的焦虑水平。

（1）导管手术操作间是导管室中心部位，各种手术操作均在这个中心场合内进行。导管手术操作间设智能控制面板，触摸式开关操作更为便捷，并能记录手术开始及结束时间。观片灯告别了以往对灯观片的时代；吊塔结构简单紧凑，使用方便，是医用气体、电源、仪器平台、输液泵架、网络输出终端的工作站；操作间具备足够空间，保证各种仪器、急救设备及药物摆放，以便操作和急救时使用。导管手术操作间具有良好放射防护设施，其四周及天棚需有两层铅板屏障，作为放射防护必要设施。

（2）控制室：目前是国内最大的控制室，设置洗手池、铅衣存放处以及计算机控制台等最大化设置联排观察窗，使导管手术操作间外医护人员视野开阔，便于交流、示教。安装影像传输及对讲系统，通过自动感应门与手术区相通，便于手术医师同步观看术中影像，减少术中射线辐照量，方便进出手术间。设置缓冲区配备急救车及设备，一旦出现突发应急事件，给医务人员预留足够空间更换防护用品，迅速实施救治。哈医大心内科导管室为国内首家安置（长 1214 mm、高 685 mm 四块）拼接屏的单位，通过视频线、高清摄像头、高清编码器等硬件将主机、心电等信号集成到视频转播平台，由客户端进行调取展示到手术室大屏中用于手术音视教培训与指导。

（3）应用空气洁净技术，通过建立科学的人、物流层及严格的分区管理，通路设计布局符合功能流程与洁污分区要求，设 5 条出入通道：工作人员通道、患者通道、物流通道、急诊通道、垃圾通道。

（4）员工餐厅：浅色系为底色的简洁装饰给就餐的医务人员以清爽的感受而舒缓情绪，设立人性化的会客区域。本区域距导管手术操作间及患者等候区路线短，便于医务人员快捷、高效处理紧急情况。

（5）导管室的大小会议室：为医疗人员提供学术、方案、问题讨论等空间，采光好、视野开阔；配置了多媒体投影机、实物展示台、音响、中控系统等。

4. 精细管理

根据导管室介入治疗的特性，采取精细化管理模式，建立完善的管理流程和管理制度，实施科学规范的管理，对介入导管室日常工作过程中的各项环节进行指导、监督。对其中存在的问题进行改良，并总结相应的经验，保障管理措施的合理性和高度执行性，逐渐完善、提高管理质量，是导管室高效运转的重要保证。

（1）人员管理：导管室的工作人员主要由医师、护士、技师、护工和清洁工人等组成。导管室的工作性质和环境都具有较大的特殊性，各项护理操作精细繁杂，术中患者病情变化大，紧急情况多，工作时间长而且没有规律。各岗位人员均需要具备相当的职业素质，心理及身体素质。除需明确职责、密切配合、确保手术安全顺利进行外，还需具备 24 h 紧急响应能力，确保急诊手术及时进行。导管室工作人员中配有影像技术人员并持有大型医疗设备上岗证。为了降低和杜绝工作中差错事故的发生，制订和完善了各项制度，如工作职责、查对制度，消毒隔离制度，器械敷料清点制度等。组织考试和检查落实评比，对检查存在的情况进行反馈和讲评，以激发医务人员工作的主动性和积极性，不断提升整体服务质量。

（2）设备管理：导管室内所有设备，如血管造影机、导管工作站、高压注射器、多导电生理仪、除颤仪、射频治疗仪、麻醉机、心脏彩超机、IABP 仪、ECMO 仪、吸痰器、血管内超声、光学相干断层成像仪、导管柜等物品，均统一管理，合理安排使用，专人负责，定期维护保养。所有与造影有关的耗材及物品，如造影剂、导管、导丝、一次性物品，均固定人员负责领取登记，并记录使用情况，按类排列、分类保管。

（3）影像管理：建立影像服务器，实现全部介入手术的血管造影、血管内超声、OCT 影像的快速存储和读取功能，全面取代传统光盘储存（光盘塔除外）。影像工作站覆盖 8 个手术操作间、4 层导管室示教室、会诊室、接待室、转播间、患者缓冲间、数据中心，能够快速检索、读取历史影像资料，具备视频导出、截图、光盘刻录、简单测量等功能。

（4）感控管理：介入导管室设置和布局应科学、合理，人物、洁污流向符合功效步骤，其中清洁区、污染区、无菌区划分明显，有实际隔断方法。导管手术操作间空气消毒可采取紫外线消毒和空气净化装置消毒等方法。每个月空气培养一次，其结果应为菌落数 ≤ 200 cfu/m³。介入导管室手术器具及物品必需一人一用一灭菌。使用有效期内标识齐全的无菌手术器械包、敷料包及一次性使用无菌医疗用品：一次性使用无菌医疗用品严禁反复使用。严格无菌操作规程，熟练掌握无菌技术操作，明确导管手术操作间医院感染原因与预防对策，完善学科建设机制，结合现代化导管手术操作间管理要求，使导管手术操作间布局与世界先进国家接轨。改善一些传统落后的消毒方法，使手术室感染管理具有科学性、实践性、先进性。在新冠肺炎疫情期间设置专人引导与监督医务人员在诊疗活动中的行为。穿脱防护用品步骤繁多，任何一步都有可能发生职业暴露。一对一的感控专人监督制度可保证穿脱防护用品的每一个动作标准化。医务人员手术时因防护用品破损未及时发现而发生职业暴露时，及时监督可减少职业暴露时间。此外，专人监管也可减轻医务人员在诊疗患者时的心理负担，增加安全感。

（5）防护管理：介入导管室诊疗工作人员上岗前需进行上岗前的职业健康检查，符合放射工作人员健康标准的，方可参加相应的放射工作。参加各级卫生行政部门或医院组织的对放射工作人员相关法律、法规及辐射防护知识的培训，每两年参加一次。设备专人专管，严禁未经专业培训的人员操作机器。对介入所采取的防护措施，要做到使受照剂量尽量低，个人剂量限值应该按最优化的原则将年受照剂量降至可以合理达到的最低水平。既要考虑医生的防护，也要考虑患者的防护工作（在不影响手术视野的前提下对生殖腺、甲状腺和眼部进行适度遮盖防护）。

（6）耗材管理：心导管室结合自身特点，由专人负责依托医院计算机收费管理网络平台的心血管介入耗材的购进、验收、使用、收费、出库等方面的规范管理，既避免了漏收费、重复收费、资金积压及产品积压，又减少了因库存的不足而无法满足临床需要等问题，同时对心血管介入诊疗耗材的质量跟踪起到了重要的作用，提高了工作效率，获得良好的效果。

（7）急诊管理：为了使"120"院前急救医护人员、基层医院急诊科及心内科医生与胸痛中心密切配合，建立起院前、院内、出院后一体化、无缝衔接的急性胸痛救治体系，实行先救命后补费，即开通血管后再补办入院手续的方法，患者直接从急诊送入抢救现场，从而缩短了患者的就诊时间，为抢救、治疗赢得宝贵时间，大大提高了心肌梗死患者的生存率及生存质量。第一，导管室工作人员常年 24 h 院内值班，保证急性胸痛患者到达医院后得到早期评估，正确分流与合理救治。第二，制订手术准备流程、手术配合流程，明确分工，各司其职。第三，根据导管室的特点，制订各项规章制度，加强常规管理。急救药品和造影剂数量充足，每周检查数量及有效期，合理放置、方便取用，常用品牌、型号的耗材放置合理有序、方便使用。第四，定期组织人员培训，熟练掌握各种仪器的使用方法，熟悉各种品牌介入耗材的性能特点、优势、用途及规格型号等，在手术中能够对手术的难度、进程及所需耗材进行预测，并提前做好准备，使抢救流程安全、高效、有序。

（8）教学管理：设立特色教学网站，由专人管理将平时培训内容建立课件库、多媒体资料库，学员可通过管理员发送临时二维码选择相关内容，一定程度上保证了专业学习效果和实习质量，解决在疫情期间线下授课受限的难题。在进修人员培训方面向进修人员宣读已制订的带教计划，填写个人信息表格。根据个人信息的反馈，因人制定培训计划，使其培训计划更加人性化、信息化、规范化。

（三）介入导管室设计、改造的思路和难点

（1）设计思路：2012 年构建心导管室，根据旧导管室在空间面积、高度、层流、温度、辐射防护、电器以及信息系统等方面所存在问题，进行了深入探讨，精细构思。在建筑层面，通过研究心血管就诊急救流线、平面布局等建设标准，解决心血管科室医疗流程等问题。从选址、功能、规模出发，研究心血管医疗设施的建筑策划，科学规划、优化医疗资源的配置，将先进的数字、信息化技术运用到导管室，使医生、护士和

技师能够实时获得大量与手术患者相关的重要信息，从而提高介入手术安全性和成功率，提高日常工作效率，并可扩展到科、教、研等领域。手术室内所有操作能够同医院的临床信息系统对接。其中临床信息系统主要分为：门诊医生工作站系统、病区医生工作站系统、电子病案信息系统、手术室信息系统、PACS 系统、视频示教系统以及远程医疗系统，在手术进程中，对于教学科研以及远程会诊提供了最大的便利性与安全性。在手术室内，多角度、全方位地展示设备信号，可以为医护人员提供实时的医疗信息作为手术参考，也可以方便地将医疗信号进行存档、备份，为教学、会诊提供数据支持。建设初期，预留所有的信号线缆，按照设备的摆放位置确定信号输出端的位置，所有的线缆汇集到信息化显示终端或者一体化机柜实现信号播放，作为将来设备的扩展升级使用。

（2）改造难点：随着新冠肺炎疫情常态化蔓延。避免新冠肺炎患者在手术时的交叉感染是一项重要的防护工作。导管室是医院重点部门，需在短时间内改建隔离手术间，完善相关流程，做好术前准备与评估、术中管理及术后终末处置工作，近期筹建负压手术室、家属约谈间，优化物流通道。项目实施的难点主要有两个方面：一是施工环境控制难，由于项目建设地点位于已投入使用的医疗建筑内，改造期间为不影响正常医疗活动的开展，对防尘降噪等文明施工的环境控制要求很高；二是需要尽可能压缩施工周期，预留设备调试、环境检测、净化验收和细菌培养等专项检测时间。如何在短时间内完成改造的同时，又能最大程度地提升手术室的使用功能和美观性，是改造的重点和难点。针对改造过程中的问题进行梳理，每天的作业时间越少越好，要避免影响导管室正常工作，只能工作日早晨上班前和下班后施工。施工过程中产生的焊接烟气很可能触发正常的烟感报警，而刺耳的金属裁切声是施工的常态，各种现场施工的涂料、胶水产生的有机物挥发亦可能会给日常工作人员及患者带来影响。因此要求设计、生产、实施、物流、外协等配套部门步调一致，错位并进，最大程度上减轻对其他区域正常工作的干扰。整个施工过程几乎无焊接作业、无切割作业、无烟无尘，真正做到了绿色环保。改造在设计上受到许多现有条件制约，最终在现有场地基础上最大幅度提升了空间利用率。

（四）介入导管室建设的亮点与不足

1. 布局合理

心导管室与心内重症监护治疗病房仅一墙之隔，这种设计理念，为急危重症患者的救治争取了宝贵的时间，对于胸痛患者缩短了门球时间，提高了胸痛患者的救治率，也避免术后转运的风险，减少时间的延误。对于术后携带较多仪器和辅助装置的患者（如携带 ECMO，IABP 的重症患者），转运也更加便捷。随访中心的空间位置与导管室紧密相连，与导管室实时对接，工作效率更高效。

2. 信息化管理（随访中心）

心内科随访中心成立于 2007 年，全面开展介入治疗术后、急性心肌梗死、临床研究患者的随访工作，借助数据平台信息，全面完整地记录患者的信息；从接诊开始到术后随访，实现患者信息全程化无缝隙管理。2016 年，随访门诊成立，随访工作进一步规范化、全面化。2020 年新冠肺炎疫情期间，心内科随访中心将随访门诊由第八住院部移至医院门诊部，采取微信线上一对一预约挂号的形式，并为患者提供提前 1 周预约复查就诊服务，从而保证随访患者能及时按需就诊。新冠肺炎疫情期间，随访中心为近 2 万多人次心血管疾病患者提供了这种"互联网＋"的随访门诊服务，大大提升了患者满意度和就医体验。为了实现对心血管疾病患者的精准自动化随访管理，随访中心一直致力于数据库的完善建设和功能开发。现随访中心数据库平台已实现智能化管理模式，不仅包括详细、完整的病例数据（术前、术中、术后数据）记录，而且具备多条件检索功能，使护理人员能够精准确认随访对象的随访数据。同时，护理人员还可以应用检索存储病例数据功能分析在院及随访期间患者是否发生不良事件，整体恢复情况，从而给予患者连续、全面、有针对性的健康宣教护理，使其能够充分了解心血管相关知识及治疗方案，知晓随访在康复中的作用及不依从行为的后果，从而有效提高了治疗依从性，提升了患者诊疗体验，并大幅度降低了疾病复发及并发症的发生。总体电话随访率 98.25%；另建立了心力衰竭、心房颤动、高血压、心脏康复患者数据库。1 个月随访率为 73.5%；1 年随访率为 62%，处于国内领先水平。

3. 优化日间手术流程，提升患者就医体验

采用随访中心独立的日间手术预约方式，医护管一体化的日间手术团队，开展"预约住院＋日间手术"新型管理模式。建立由随访、导管室、病房组成的日间手术群，以日间手术为核心的医疗服务模式，提供手术预约、住院、术前、术中、术后、随访全程无缝连接的信息沟通方式，确保日间手术质量和安全。日间手术群预约就诊的患者在随访门诊要经过精准初步的术前评估、术前检查，充分满足日间手术条件才可实施日间手术治疗。患者在 24 h 内便可完成入院评估、住院、手术、术后观察以及出院等一整套流程，达到用药少、费用低、时间短、康复快的目的；就医形式更加灵活，患者可根据自己实际情况选择住院时间；简化就诊流程，患者不需要多次往返于住院、门诊，在日间手术管理中心便可享受"预约住院医嘱执行、无手术禁忌证后即可办理入院"的一站式服务；防止交叉感染，日间手术的推行，可加快患者周转，减少住院时间，尤其在当前防疫形势下，避免了新冠肺炎疫情期间患者及家属的聚集，对于防止交叉感染具有积极意义。

4. 数字信息化的导管室

引进数字化管理平台，将导管室的诊断、治疗、病例追踪与随访、科室管理、科研学术等融为一体，覆盖了医生办公室、导管室、护士站、会诊室、转播示教室等多个地点，综合管理图像、波形和文字等多类型数据，建立支持影像及文字信息保存及访问的长期、大容量存储体系。数字化随访和病历信息管理系统增强随访追溯功能，科学化管理科研数据，系统支持多条件检索功能，统计筛选后的病历信息可导出 EXCEL 表格。数字信息化实现手术流程电子化，优化了就医流程，提高了治疗水平，确保医疗质量，改善了医患关系，同时也促进科研水平的提高，能够更好地应对大数据时代的需求。

（1）由病房提交患者手术预约，随访中心确认登记，患者入导管室后，由护士站分派手术操作间，各手术室读取相应的患者信息，完成各项手术管理记录。患者手术状态（等候、术中、术毕）及术者信息能够在家属待候区及导管室门口实时显示。

（2）电子护理单记录：在心导管室建立时就实行了电子护理记录的应用，进行术中患者实时变化、生命体征变化的记录，耗材的管理，以及信息的统计，科室术前排班、术中记录、术后计费，考勤、统计管理等流程管理。

（3）手术音视教培训与指导：打破空间壁垒，集成前线和后方的资源，提供更科学、更合理的治疗方案。实时视频，实时血管图像显示，实时教学展示，高清晰双向音/视频通信。

（五）介入导管室建设不足

（1）由于建筑结构原因，患者通道及物流通道进入导管手术操作间后合并为一个通道。避免和工作人员使用同一通道的相互影响，只得通过时间管理确保人流与物流分开。受时间、人员、场地使用影响，监管比较繁琐。

（2）随着新冠肺炎疫情常态化蔓延，避免新冠肺炎患者在手术时的交叉感染是一项重要的防护工作。导管室是医院重点部门，需在短时间内改建隔离手术间及急诊患者家属约谈间。

（六）介入导管室建设的未来愿景

（1）随着心血管介入发展、医疗的不断发展，介入护理也要跟随医疗的脚步，做好患者术前、术中、术后的护理，术前有一些年老体弱的患者在等候区等待，由于手术时长不同，有些等待过长，应该建立导管室观察室，提供给特殊患者可以术前等候、术后观察的区域。

（2）新冠肺炎疫情反复，需要建立一个负压导管室，通过调控导管室入风和排风量，使整个导管室始终处于负压状态，这样即使有感染新冠病毒患者进入导管室，病毒也会随排风系统进入特殊滤网被安全处理，可最大程度减少医护人员和周围环境的感染风险，保证医疗安全和医患安全，大大增强医院对大型公共卫生事件的应对处置能力。疫情期间启用导管室负压状态，能够满足各种传染病防控要求，医护人员可在负压条件下完成紧急手术，非疫情期间负压导管室又可作为正常介入手术室使用。

（3）患者及物流在进入导管手术操作间后共用一个通道。为避免和工作人员使用同一通道的相互影响，应优化物流通道，重置库房位置设立独立通道，不受时间、人员、场地使用影响，监管便捷。

（4）新冠肺炎疫情期间利用移动端 APP 及线上资源平台对介入实习学生、进修医师开展网络教学模式，呈现出许多传统课堂教学无法实现的优势，打破了传统教学方式中固有的时空限制，根据学员自身特点个性化制定教学方案，有效地丰富并延伸线下讲授内容，使实习学生、进修医师的学习过程变得更为灵活，进一步拓展了知识获取途径，并且使师生之间形成良好的互动氛围，提升了彼此的参与度与学习效率。未来有待于进一步发掘传统课堂教学与线上教学的融合模式，将两种教学方式更为有机地结合起来，互为补充，各扬其长。

（白彦越　张海红）

三、浙江大学医学院附属邵逸夫医院

（一）医院概况

1. 医院介绍

浙江大学医学院附属邵逸夫医院是由香港知名实业家邵逸夫爵士捐资、浙江省人民政府配套建设，集医疗、教学和科研为一体的公立综合性三级甲等医院。

2. 医院规模

1994 年 5 月开业运行。医院现有庆春、下沙、双菱三个院区，设有 47 个临床医疗科研部门，99 个护理单元。作为浙江大学医学院第三临床医学院，目前有 31 个博士点和 42 个硕士点，设有 29 个教研室和教研组。

3. 发展历程

医院于 2006 年 12 月顺利通过了国际医院评审联合委员会的评审，成为中国大陆首家通过国际医院评审（ JCI ）的公立医院；2017 年通过国际医疗信息化最高级别认证 HIMSS7；2017 年成为中国首家加入 MAYO CLINIC 医疗联盟的公立医院；2019 年成为亚洲首家通过磁性医院认证的公立医院。2013 年 1 月，医院荣获"全国卫生系统先进集体"荣誉称号；2014—2020 年，医院连续六年荣获"中国医疗机构最佳雇主"荣誉称号；2018 年荣获"人文爱心医院"荣誉称号；2020 年荣获浙江省人民政府质量创新奖，全国抗击新冠肺炎疫情先进集体等荣誉称号。2018 年、2019 年全国三级公立医院绩效考核国家监测考核结果排名中，邵逸夫医院在全国 2398 家三级公立医院中居全国综合性医院第 11 名，连续两年进入全国参评医院仅有 1% 的 A＋＋序列；2020 年度复旦大学医院管理研究所"中国医院综合排行榜"全国第 48 位，连续两年在全国"进步最快排行榜"位列第一。邵逸夫医院牵头建设国家呼吸区域医疗中心，共建综合类别国家区域医疗中心；牵头组建微创器械创新及应用国家工程研究中心。

（二）导管室建设概况

（1）选址：我院介入导管室与急诊室、心内科病房和 CCU 位于同一栋大楼，设有直达电梯，便于急诊患者送达介入导管室。介入导管室独立成区单独设置，心内科普通病房位于介入手术室上层，CCU 病房位于介入手术室下层。

（2）介入导管室分为 3 个功能分区：DSA 主要功能区、主要设备的设备间、辅助区域。

（3）我院急诊区域有单独的介入导管室并设有负压介入手术室，可满足新冠合并 ACS 患者的救治。

（4）面积：我院介入导管室整体面积 2021 m²，共 8 间导管室，其中 50 m² 共 2 间，51 m² 有 1 间，53 m² 共 4 间，杂交导管室 1 间，面积 67 m²。

（5）布局设计图（图 8-2-5）。

（6）我院介入导管室划分为限制区、半限制区和非限制区；限制区包括手术机房、无菌物品库房；半限制区包括控制室、洗手间、器械预处理间；非限制区包括更衣室、办公室、候诊室、污物处理间；还设置有独立的谈话间。谈话间一侧朝向家属等候区，

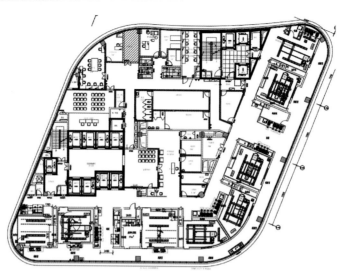

图 8-2-5　介入导管室布局图

另一侧朝向介入导管室。

（7）8间导管室分布于整层楼的一侧，连成整体。共用控制室，如发生抢救便于人员调配。

（8）我院介入导管室设置有术前等待室、术后恢复室。该区域配有单独的患者洗手间、护士操作间、储物间。

（9）根据院感的要求，分别设置患者出入口、工作人员出入口、洁物入口、污物出口。整个设计在符合院感规范的情况下，尽可能方便物资的输送和开展治疗，照顾医、护、患、工勤人员、设备工程师等各方面的需求。

（10）限制区和半限制区的导管室门均为电动感应门；导管室外部通往内部的门禁为单向门禁系统，内部通道门禁为双向门禁系统。

（11）控制室和机房之间的玻璃、导管室墙面符合对射线的防护要求。

（12）导管室内安装吊塔，并根据各导管室功能合理安排吊塔位置及吊塔的配置。

（13）DSA 设备的朝向安排合理，避免手术医生背对控制室，便于控制室内医护人员与术间的人员能有很好的交流。

（14）卫生间远离机房、控制室、计算机室，有利于保持机房的湿度在正常范围内。

（三）环境

（1）在 GB15982-2012《医院消毒卫生标准》中将介入手术室归为 2 类环境。介入手术室没有层流要求，有空气消毒机即可，依靠机械通风及空气净化装置进行室内外空气交换及温度调节。我院介入导管室配置两套回风口式电子除尘空气净化装置，有效去除循环空气中的悬浮颗粒，PM2.5 一次去除率达到 95% 以上；在 1.5 m/s 风速下，产品阻力 ≤ 10 Pa，在保证净化级别为 30 万级的前提下，起到环保节能的作用。

（2）根据 GBZ130-2013《医用 X 射线诊断放射防护要求》，介入 X 线设备机房屏蔽防护铅当量厚度应不小于 2 mm。我院介入导管室采用 3 mm 厚度的铅当量，以保证工作人员和周围公众的放射安全。

（3）导管室顶层采用 60 cm×60 cm 的无菌扣板，连接缝隙处用胶水密封，墙面采用抗倍特板，地面采用地胶板，整体以浅色为主。

（4）介入导管室前后双走廊，员工观察窗和患者通道分别位于机房的前后两侧。

（5）设有员工电梯、患者电梯、清洁用物电梯（洁梯）和污物电梯（污梯）；手术无菌包等物品从中心供应室通过洁梯直供介入导管室，术后污物处理后，器械等反复使用物品直接通过污梯运回中心供应室，其余污物通过另外一部专用污梯送至楼下污物通道，避免了洁污交叉，有效控制术后感染。

（6）库房设有双门，一侧门位于非限制区的脱包间，一次性耗材入库时先脱去外包装，再放置入库房；一侧门位于邻近手术区域的非洁净区，便于取用。

（四）流程

（1）医护人员通过员工专用电梯，在"更鞋区"换鞋，进入更衣室更衣，通过员工专用通道，进入洁净区，术后原路退出导管室。

（2）患者及家属通过专用通道进入手术等候区，患者由护士带入导管室，家属在等候区等候。等候区有显示屏，家属谈话间设于手术等候区与导管室患者通道交界处，便于医生与家属的谈话。术后原路返回 CCU 或病房。

（3）导管室设置专用洁梯与专用污梯。手术无菌包裹等物品通过洁梯直供介入导管室；术后污物处理后，器械等反复使用物品直接通过污梯运输回中心供应室清洗区，其余污物通过另外一部专用污梯送至楼下污物通道，避免了洁污交叉，有效控制术后感染。

（4）DSA 门机联动及射线门灯指示：患者通道实现射线门灯指示，医生通道门实现门机联动和射线门灯指示。

（五）设计的思路和难点

1. 思路

（1）合理选址、利用空间；科学人性化的设计流程。

（2）严格规范地安装设备。

（3）制定完善的操作、使用规定并严格执行。

（4）有预见性地做好今后新技术使用的扩展空间。

2. 难点

（1）冠脉介入导管室内气源设备塔采用何种形式更合适为设计难点，目前使用的吊塔利用率不高，对 DSA 机头活动范围影响大。

（2）考虑到导管室吊顶安装的设备和线路多，未根据Ⅱ级洁净手术室要求安装一体式集成吊顶，采用了 60 cm×60 cm 的无菌扣板，连接缝隙处尽可能地用胶水密封。

（3）无行业标准推荐的导管室护士配比，人员安排无具体参考标准。更衣柜、鞋柜等预算时会有难度。

（六）介入导管室建设的亮点与不足

1. 亮点

（1）根据手术种类，采用不同功率的 DSA 机；

（2）根据手术种类设置相对固定的介入导管手术操作间；

（3）为了保证 DSA 设备手术操作间的面积，便利设备的使用，将起搏器和电生理介入导管室的吊塔安装在床位，可用于放置电刀、多导仪、射频消融仪等设备。

（4）根据不同手术种类、耗材特殊性合理设计导管室内耗材柜，尽可能地利用空间。

（5）清扫间内设置洗衣槽、铅衣架，便于清洁工人清洗铅衣，悬挂晾干。

（6）所有导管手术操作间内预留强弱电接口，以备将来无线设备和摄像头安装使用。

（7）我院介入中心作为国际交流和国内教学培训的重要部门，建设中充分考虑了手术转播和数字化信息建设以及今后大数据的收集与应用，还设立了专门的数据中心。

2. 不足

（1）我院介入导管室整体层高小于 2.9 m，低于 DSA 机安装要求的最佳高度。

（2）部分导管室净面积未达 60 m^2，对空间布局要求高，要求壁柜设计更加合理。

（3）我院 DSA 与 CCU 和心内科病区不属于同一楼层，患者转运增加人力物力投入，并且增高术后转运风险。

（4）我院介入导管室位于 14 层，与 1 楼急诊相距楼层多，患者转运路程较远。

（七）介入导管室建设的未来愿景

（1）可以参照人体工程学（研究人在某种工作环境中的解剖学、生理学和心理学等系统的各种因素；研究人和机器及环境的相互作用；研究在工作中、家庭生活中和休假时怎样统一考虑工作效率、人的健康、安全和舒适等问题的科学）的理念，为医、护、患设计更人性化、更舒适、更安全的导管室。

（2）在未来的心脏介入中心建设过程中，可以基于 5G 互联网应用，为医院心脏介入中心发展提供更多可能，如云手术实况转播、云手术远程指导、云在线视频教学、云介入问诊、云远程咨询、云介入会诊、云影像浏览、云三维影像重建、云高端影像后处理、云术后病历随访、云结构化报告、云大数据分析、云 AI 智能诊断等。同时也可以为多中心、医联体的科研工作提供技术支撑。

实景展示 5

（吴黎莉）

四、河南省人民医院

（一）河南省人民医院介入导管室整体布局

随着医学影像诊断技术的进步，很多医院的介入治疗水平已接近或达到国际先进水平，但是从现代医院空间建筑设计角度看，对于感染控制、介入治疗的效率、整体布局的人性化考虑等诸多方面还存在着不少的问题，呈现出医疗建筑环境落后于医疗技术水平的现象。因此要求建筑设计功能布局合理，重视周边环境，外在设计和内部空间人性化。

河南省人民医院本部导管室从手术类别上来说是一个综合性介入单元，共包括三部分，第一部分是位于医院住院病房楼 2 层的中心导管室，共有 8 台 DSA 机器，在此可完成心脏介入、神经介入、外周介入、肿瘤介入，以及疼痛、血管瘤、高血压等手术。第二部分是位于 1 号病房楼一层的"一站式多模态卒中救治中心"，此处可以完成急性缺血性脑卒中患者入院到血管再通的所有救护工作。第三部分是位于门诊楼负一层的微创介入治疗中心。主要进行的是 CT 和超声引导下的非血管介入。综合性导管室由于护理技术人员的全面轮转，提高了工作人员手术配合种类的多样性，从而保证了手术分配的合理性，进而最大程度提高设备的利用率（图 8-2-6，图 8-2-7）。

介入诊疗中心的位置选择是医院建筑设计中的一个重要问题。首先需要确定介入治疗以何种形式存在，是设在影像科，还是作为独立的介入治疗中心。不同形式的介入治疗，在医院中的位置的选择会有所不同。独立设置的介入治疗中心，往往配备有多台 DSA 设备，并且拥有多名优秀的介入治疗医生和护士，如果手术人员介入技术不过硬、操作时间长，都会增大医疗人员及患者的辐射危害。由于手术中心对于空气净化要求高，因此一般布置在环境清洁、宁静、不易被干扰的区域，与住院病房、ICU、消毒供应中心联系方便。考虑到安全性和便利性，一般不宜将手术中心设置在高层建筑的顶层

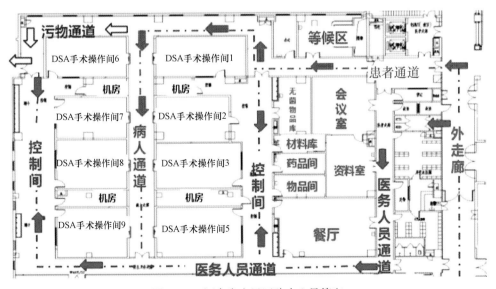

图 8-2-6　河南省人民医院中心导管室

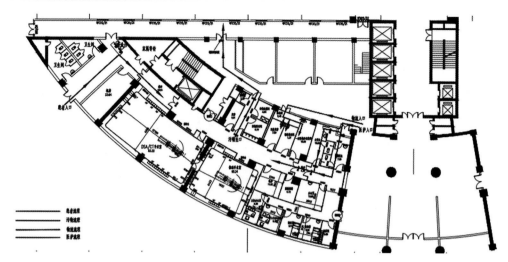

图 8-2-7　一站式多模态卒中救治中心

或者底层，因此多数医院的介入治疗中心往往设在综合楼的二层，或者是医技楼的二层等。另外，为了使空调净化系统安装得最合理、最经济、最方便，尽量将手术中心设置在设备层的下一层。我院的中心导管室就建在医院住院部的二层，一层是影像科，三层是病房手术室和麻醉科，四层是输血科、病理科、消毒供应中心，五层、六层是重症监护治疗病房中心。

我院的一站式多模态卒中救治中心就设在急诊科旁边，并且卒中中心配备了 DSA、CT、MRI、静脉溶栓室，救治中心 CT 与 DSA 机共用一个治疗床，MRI 室与 DSA 机仅一门之隔，最大程度减少患者完成影像检查到股动脉穿刺的转运距离，同时杜绝常规流程中没有手术台的可能。CT、DSA 床旁有监护装置、麻醉机、溶栓药箱、血管内治疗耗材柜，可完成 CT 检查、静脉溶栓及血管内治疗等救护工作。对于大血管闭塞患者，多数采用 MRI 检查，配备的 MRI 检查床可以移动，减少患者移床时间。可以完成患者入院到血流再通的所有救治工作，最大限度地减少患者的 DPT、DNT 时间，提高患者救治质量。

为加强我国介入诊疗技术管理，规范介入诊疗技术临床应用行为，保障医疗质量和安全，卫生部制定了介入诊疗技术管理规范，对介入诊疗技术规范以及场地设施和设备条件也有相应的要求，从而对于建筑配套设施及空间提出了要求：有与开展介入诊疗技术相关的辅助科室和设备，如重症监护治疗病房、麻醉科、MRI、CT 和医学影像图像管理系统，这些配套设施是介入治疗中心设计的前提。

由于介入治疗所使用的 DSA 设备属于大型医疗设备，在综合医院设计中，为单列项目的房屋建筑面积指标，不属于按比例分配的医院建筑面积。综合医院建设标准单列项目房屋建筑面积的指标中，DSA 用房的面积为 310 m²，包含辅助用房。在实际医院的介入治疗中心设计中，如果介入导管室设置在影像科和放射科，每台 DSA 所需的建筑面积需满足手术操作间、控制室和设备间的面积要求。但如果成立介入治疗中心，通常会设置更多台 DSA，因此介入治疗中心的面积会随着 DSA 设备数量而变化，在设计时应首先保证 DSA 手术操作间、控制室和设备间的面积达到要求，其他辅助用房可根据需要适当调整。本介入中心本部在拥有 8 台 DSA 机器的情况下，算上其他配套设施，总体建筑面积在 1500 m^2。

（二）导管室内部布局

现代医疗建筑在设计过程中，应该以功能为基础，以流程为前提，为医疗人员和患者提供高效安全的使用空间，满足建筑功能和医疗功能之间的关系。介入导管室作为现代综合医院的功能单元，建筑空间设计应该合理、高效，为更好地开展介入治疗工作提供物质保证。介入导管室合理的辅助用房及功能分区是医疗建筑设计过程中在确定了介入导管室的规模和位置之后需要首先考虑的问题。合理的功能分区是所有设计工作继续深入的前提，是减少介入治疗过程中患者感染、提高医疗质量和保证医疗安全的必备条件。介入导管室功能分区的依据是由它的功能关系决定的。介入导管室是围绕手术室展开，以医护人员、患者为主的人员活动路线，以清洁物品、污染物品等物体运营路线作为主要内容进行的一个综合体系。在介入导管室的设计过程中，为了更好地控制治疗过程中的无菌化和无菌范围，同时为了减少各区域间的相互干扰，需要根据介入治疗的整体流程进行功能分区，将不同的功能空间，按照不同的洁净度要求和医疗流程进行合理的运营，以提高介入治疗质量和医疗安全。介入导管室可以按照各个房间的使用性质和联系紧密度划分为患者区（包括术前准备区和术后恢复区）、介入治疗区、医护办公室、生活区以及后勤辅助用房等。

卫生部制定的介入诊疗技术管理规范中，对于介入治疗的场所要求并没有具体的规范，但是由于介入治疗所使用的影像诊断设备有其特殊性，因此介入治疗对于诊所和设备的配置有一定的要求。首先，介入导管室在建筑布局上应成为独立的单元系统。其次，在平面布局上，无菌区在内侧，清洁区在中间，污染区在外侧。介入手术操作间分血管性介入手术操作间与非血管性介入手术操作间，有条件者应设隔离手术间。区内应严格区分三区，即一般工作区、清洁区、无菌区，或称为非限制区、半限制区、限制区。三区应以门隔开。一般工作区包括患者休息室、换鞋更衣室、淋浴室、办公室、值班室、储藏室。清洁区包括器械室、敷料室、器械洗涤室、消毒灭菌室、麻醉复苏室。无菌区包括介入手术操作间、DSA 机房、DSA 控制室、洗手间和无菌器械、敷料间。具备存放导管、导丝、造影剂、栓塞剂以及其他物品、药品的存放柜，由专人负责登记保管。由于本中心建成于 2012 年，综合考虑后并没有建设隔离手术间。

进入手术室的 DSA 设备主要包括：诊断床 C 形臂、悬吊监视器、床旁控制台、显示器、吊架及显示器、控制室设备、高压发生器及控制柜、射线防护屏、X 线警告灯、空调主控制柜、辅助控制柜、冷却装置、高压注射器、麻醉机、射频消融机、心电监护仪、无菌移动台等等。除了介入导管室的设备之外，介入治疗中心还有其他一些设备要求，如用来存放导管、导丝等无菌物品的导管柜（无菌物品柜），其他一些常用的设备还包括治疗柜、治疗台、辅料柜等。无菌物品柜应装有紫外线或其他消毒实施，可以定期消毒。

介入导管室分区及空间用房组成①患者使用区包括家属候诊区、换床厅、谈话间、麻醉准备间、麻醉器械室、治疗室及术后恢复室。②介入治疗区包括 DSA 手术操作间、控制室、DSA 机房、洗手准备间。③医护办公生活区，有卫生通过间，包括换鞋处、男女更衣室、厕所、淋浴间，以及医护办公室、医生值班室、护士站、铅衣室、光盘库、用餐室等。④后勤辅助用房，包括无菌物品储存库（辅料间、器械间）、药品库、一次性物品库、污染收集分类间、污染物品回收间等。

患者使用区，是介入导管室患者能够接触的主要部分，患者可通过换床厅进入。这部分主要功能用房包括家属候诊区、换床厅、谈话间、麻醉准备间、麻醉器械室、术后恢复室、治疗室等。如果治疗过程中需要麻醉，还需要进行麻醉处理，等患者完成手术之后完成复苏。有些介入导管室根据需要会设置治疗室。由于场地有限，本中心的患者等候区实际设在了患者通道中，既提高了空间利用率，又方便患者的管理，减少了术前准备时间。换床厅，其功能是将手术患者从非洁净区移送到手术部的洁净走廊，是手术患者的卫生通过系统，有以下一些方式，车轮消毒法、床板移送法、床轨对接法、穿越法等，我院采用的是在换床厅的换床法。

现代综合医院介入治疗中心为了减少感染，通常采取类似手术中心的管理措施，不允许家属进入内部，因此需要设置谈话间，作为手术过程中发生状况时通知家属、让家属签字的专用谈话间，患者使用区通常选择布置在接近入口处，可以缩短路线，方便患者的使用。谈话间通常设置在入口靠近护士站和家属等候区处，一般设置两个入口，一个位于介入导管室的内部，一个位于家属等候区，通过玻璃隔断以防止交叉感染。等候区设于导管室入口处，装设一定数量的椅子和服务设施，供手术患者家属使用。此区域可以在墙上张贴一些介入治疗相关的知识，使家属对于介入治疗有所了解，提高他们对这种介入治疗方法的信心，同时供患者家属在介入治疗过程中等候和休息。在等候区设置电视系统，使家属可以看到患者的手术过程。有些医院出于人性化的考虑，将家属等候区设置于术后恢复室旁边，患者家属可以通过观察窗来了解患者的状态。我院介入导管室部分患者（患儿）可以允许在患者麻醉复苏过程中或等待麻醉室有家属的陪伴。

麻醉室有三种功能，其一为麻醉器械和麻醉药品的处理、储存场所，其二为麻醉器械的维护场所，其三是麻醉人员办公场所。将恢复室与麻醉室相邻布置，是较好的选择，这样只在麻醉室设置观察窗就可以照顾到恢复室的情况，恢复室可不必再设护士站。麻醉准备间的墙上要有设备带和医疗气体的接口。我院介入导管室的术后恢复室不完全同于手术中心，手术中心的恢复室主要是对全麻的患者进行术后观察，而介入导管室的术后恢复室除了对全麻患者进行复苏外，还可以对某些高危患者进行观察，以便患者度过危险期。恢复室也设医疗设备带，麻醉室和恢复室可以利用其特殊性共室设置，以提高房间利用率。

介入治疗区包括 DSA 手术操作间、控制室、设备室和准备间，是介入导管室最重要的组成部分，相当于手术中心的洁净手术室。同时，由于介入导管室所使用的大型医疗设备 DSA 的存在，对于这一区域的空间提出了很多复杂的要求，因此，这个区域又是介入导管室设计的重点和难点。部分医院的导管室四面墙有三面嵌入，做了嵌入式壁柜，包括导管柜、药品柜、操作台、物品柜，将手术所需的器械、药品和有关耗材存放在导管柜里。这种做法相对于将这些洁净物品存储在无菌区的空间里有自己的优势，主要表现在以下几个方面。①手术过程中能够及时迅速地找到所需的器械和药品，使用更加方便；②可以把洁净物品柜、导管柜、器械室和辅助间的面积节省下来，在总的建筑面积受限的条件下优势尤为明显。我院的中心导管室由于建成时间长，主要的导管柜还是外放式，新建的一站式多模态卒中救治中心的导管柜已改为嵌入式的。

介入导管室除满足与设备关系密切的 DSA 手术操作间、控制室和设备间的要求之外，还应该注意与治疗有关的洗手准备间。洗手准备间又叫洗手间，是所有与介入治疗相关的医护人员在手术前将手臂进行清洁，通过药物浸泡灭菌的场所，因此准备间应该毗邻检查室设置。现在大多做法是直接通往检查室，成为介入导管室的一个组成部分。其中的洗手设备应该是避免用手直接触摸的，如开关应该是肘式、脚踏式，近年来多采用光电感式水龙头，各个水龙头应该单独控制，灵活使用。每个导管手术操作间大约需要 2 ~ 4 个水龙头，洗手准备间的水龙头采用超级过滤膜处理。可以比较方便地流出温水，同时防逆流污染。我院采用感控式消毒装置，能最大限度地保证消毒效果。

卫生通过间是医生和护士等工作人员进入导管室进行强制性卫生通过的通道，医护人员通过该通道进行卫生处置，经过换鞋、更衣、刷手后进入介入导管室的医护办公区，再进入洁净走廊，这一通道与患者通道严格区分，卫生通过必须有换鞋、更衣、浴厕处。有些医院的介入导管室的卫生通过间并不是这种形式，而是经过换鞋进入中心内部之后，再到更衣室更衣，将入口通道、换鞋、更衣、浴厕分开设置。如果能够很好地控制不同洁净区域的空气流动这种做法也可以接受，但是如果面积允许，最好还是卫生通过间的做法更可取，因为这种做法经从中心外部到中心内部的四道门控制，充分保证了内部空气的洁净程度。我院采用的就是换鞋、更衣、如厕或沐浴的卫生处置流程。

医护办公生活区是中心内部医护人员办公和休息的地方。除了医护人员进出中心的卫生通过间，还要有医护办公室、医生值班室、护士站、光盘库、用餐室，如有需求，还可在适当的位置设置示教室。办公室是医疗建筑中各个科室都应设置的工作人员日常办公的场所，根据使用者的不同又分为医生办公室、护士办公室、主任办公室等。办公室的设计基本相同，可在大空间内用矮墙隔断，划分空间，做景观办公室处理；一般应设置会议室，一方面满足医生研讨之用，同时还可以供实习医生在此办公学习。根据医生数量和办公空间的大小预留电话、信息等端口。

铅衣室，医护人员在手术前要先穿铅衣，再进行手卫生，最后穿无菌手术衣戴手套。铅衣室的位置应方便医护人员使用，可不单独设置房间。我院由于本院及进修手术医护人员较多，需要的铅衣较多，既配有专门的铅衣室，还在每个导管手术操作间门口设有铅衣架，方便医护人员使用。医护人员使用的所有铅衣每年有专业人员定期检验，质检不合格或使用年限超标时直接淘汰。

光盘库主要是用来存放介入治疗过程中的血管造影光盘以及患者详细资料的房间。有些医院没有单独设置光盘库，而是将光盘和资料放在办公室或其他房间的专用柜里。我院也是将患者的光盘、手术报告、手术登记本放在一个屋内进行保存，同时设专人管理，同时配有刻盘机，方便医护人员借阅及患者的复刻。

用餐室也是医院中很多部门需要设置的功能房间，如手术部，ICU等。介入治疗中心的医护人员的用餐室，通常设置在一侧的外走廊处，通过传递窗将食物传递进去，同时可兼作休息室。我院配有专门的用餐室，可同时满足近100人同时就餐。

介入导管室如承担教学任务，需根据需要设置示教室。示教室是科室的教学活动、学术活动和实习医生学习、休息的场所。要求设计音响系统，预置电话端口，设足够的电源以及接口。我院的示教室同样可同时满足超过50人进行学术交流。

后勤辅助用房是介入导管室介入治疗工作顺利开展提供后勤保障的区域。包括无菌物品储存库、药品库、污染收集分类间和污染物品回收间等，无菌物品储存库为主要用来储存手术所需低值耗材、器材、辅料的辅料间或器械间。对于高值耗材的存放管理，由专门的二级库房工作人员进行管理。药品库主要存储造影剂、消毒液、术中常用药等，污染物品回收间又叫污洗间，是专门处理手术过程中所使用的污染物品的收集分类间。因为洁净度要求不同，因此通常不设在一个功能分区之内。无菌物品储存库（器械间、辅料间）、一次性物品库等，用来存放手术中所使用的无菌物品和无菌器械的场所应设置在洁净区。而污染收集分类间和污洗间设置于介入导管室末端，直通污物梯。

介入导管室开展的介入治疗属于手术的一种，因此其流程也与手术中心的流程相同，主要包括四条路线——患者路线、医护人员路线、洁净物品路线、污染物品路线。这四条路线是确保介入治疗中心医患分流、洁污分流的有效保证，是中心内部各功能空间有机构成的纽带，是各功能空间合理安排的根据，同时也是介入导管室与外部相连的路径安排。由于我院的中心导管室是综合性的，为了增大空间的利用率，每个导管手术操作间的控制间未设置分割墙，这样的设计既增大了空间利用率，又促进了各个导管手术操作间的沟通，利于交流和突发情况的抢救工作。

患者路线是指进入介入导管室进行介入治疗的患者进入与退出的路线。患者在进入导管室前首先要进行换床，这是患者的卫生通过系统，因此，在介入导管室的患者入口处要设置换床的缓存空间，包括换床厅，患者进入换床厅换床后进入患者等候区，我中心在此处专门设有患者等候管理人员，既保证患者的安全，又能合理地安排患者的手术顺序及术前准备，提高了手术前的患者管理效率。对于需要麻醉的患者，可直接进入麻醉准备间，进行术前麻醉准备，然后进入导管室接受介入治疗。介入治疗完毕后，如有需要可在恢复室进行术后观察恢复。等整个手术做完之后，患者可离开导管室，进入病房或者ICU观察恢复。在患者进入中心的通道上要设置缓冲间，最好采用电动门。我中心在此处设有专人管理，可作为患者和家属沟通的桥梁，方便双方在整个术前、术中、术后的沟通，缓解患者和家属的焦急、紧张情绪。导管室患者路线除考虑进行手术的患者路线外，还应考虑患者家属的路线。患者家属通常不进入中心内部，但是手术进行中，如果有特殊情况或者预料之外的状况发生时，可能需要与患者家属进行沟通，以决定下一步的治疗方案。因此，需要在介入导管室入口附近设置家属等候区和谈话间，最好是相邻布置。我中心在患者家属等候区设有专门的谈话窗口，中间有玻璃窗隔开，减少了由术中谈话带来的院内感染。

医护人员路线是指介入导管室的医护人员，包括实习参观人员进入与退出导管室的路线。医护人员进入介入导管室必须进行强制性卫生通过，完成换鞋、浴厕、更衣、二次换鞋，进入医护人员办公生活区的医护走廊，进入相应的办公室。如果医护人员要进入导管手术操作间开展介入治疗手术，那么为减少 X 射线对其伤害，首先应该穿上铅衣，然后在准备间进行洗手刷手擦干，再进入导管手术操作间开展手术，医护人员进入的导管室通道要与患者通道严格区分开来，做到医患分流，降低交叉感染概率。医护人员完成介入诊疗，退出导管室要按照进入的程序原路返回。

洁净物品路线指手术使用之前，物品送达中心内部的路线，供应室物品送达导管室须经缓冲空间进行拆包。经过专用传送窗传入中心内部，物品的存储间应该设置于洁净区，包括一次性物品通道和可重复使用物品通道。介入治疗过程中使用到的器械物品较多，最基本的器材由穿刺针、导管、导丝、导管鞘、支架、球囊、弹簧圈、电极、射频导管、起搏器、封堵器等高值耗材和低值的一次性物品组成；还包括其他一些由消毒供应中心提供的辅料，如球缸、钳缸、起搏器包等，这些物品都需要经过严格的程序进入导管室内部存放，并最终在手术过程中供医护人员使用。使用过后，有些物品可以经过消毒处理，重复利用，有些物品则会作为废弃物外送处理。根据相关要求污染物品路线是指介入治疗所用的物品经过清洁走廊送至污染收集分类区进行分类整理，有专用污物梯送走，不能回收利用的部分作为医疗垃圾处理，可以重复使用的部分经过污洗间清洗，送至消毒供应中心进行消毒灭菌处理。消毒灭菌完成后由清洁物品路线送回导管室使用。

介入导管室功能化人性设计主要从患者和医护工作人员人性化两方面考虑。进行介入治疗的患者都有家属陪同，在空间布局上应该考虑家属等候区的设置及等候区的人性化考虑，因为家属陪同其家人来进行手术，往往承担着很大的心理压力，他们等待的时间越长，心理压力就会越大。因此，应该通过对等候区的设计来分散他们的注意力，缓解其压力。目前很多医院越来越重视等候空间的设计，尽量做到宽敞明亮，面积也适当加大。同时，很多等候区都有电视播放一些与科室疾病相关的宣传资料，增加患者家属对于疾病的正确认识，使他们不会因为无所事事而更加焦虑紧张。除了上述这些考虑之外，还应该在距离家属等候区不远的地方设置卫生间，为了保护患者的隐私，进入治疗中心还应该设置谈话间。

医护工作人员人性化考虑主要包括以下几方面。①卫生通过间。卫生通过间是工作人员进入中心必须经过的通道，包括换鞋、更衣室、卫生间和淋浴室、更衣室是相对私密的空间，同时也更能体现医护人员的生活气息，面积应当适当宽裕一些。卫生间和更衣间最好结合，男女分开。餐厅、餐厅多兼做休息间，是工作人员就餐和休息的场所，一般设在医护走廊内，与患者没有交叉。医护人员在中心内部工作，每天面对不同状况的患者往往也会感到压力，因此，为他们创造一个能缓解压力的空间很重要。餐厅除了用餐时间用餐之外，可以在平时存放一些咖啡、茶饮等，医护人员如没有工作任务，可以在餐厅内短暂享受轻松的氛围。②满足 0.5 毫米铅当量的铅衣用于屏蔽躯干红骨髓及性腺，可使辐射量减少 70% ～ 90%，由此可知铅衣对于常年在介入治疗中心工作的医护人员的重要性。因此，铅衣的存储位置，是否便于医护人员的使用就显得十分重要。通常铅衣可以悬挂在医护走廊内部，也可单独设置铅衣室。除了铅衣之外，介入治疗中心工作人员，通常还需要穿戴铅围脖、佩戴铅眼镜等。

（三）导管室建设中的亮点与不足

1. 亮点

（1）设置保护患者隐私的窗帘，在患者上下台或等待患者消毒的过程中拉下窗帘。

（2）导管室集中管理，提高了 DSA 机器的使用率。

（3）每天配有专职的麻醉师，保证全麻手术的顺利进行，同时保证了急诊患者的及时救治。

（4）综合性导管室可以最大程度使用全院的资源，提高整体的使用率。在遇到患者需要救护时多学科共同会诊，快速参与救护工作。

（5）对于平诊手术可以做到心、脑血管同时造影手术，以及心血管和外周血管，脑血管和外周血管等同时治疗。

（6）护士在具备多学科介入手术配合、多种专科、多种仪器设备操作能力的同时可更加明确个人职业发展规划，进一步选择亚专业，进行专科护士培养。

2. 不足

导管柜在导管间内，不是嵌入式的，不利于导管柜的卫生消毒。虽然仪器的整体使用率较高，但是随着手术种类及手术量的变化，某些仪器的使用率还是偏低。另外，没有设置专用的隔离手术间。

实景展示 6

（赵文利）

五、江西省人民医院

（二）医院概况

江西省人民医院（南昌医学院第一附属医院）是集预防、医疗、保健、科研、教学和紧急医学救援于一体的三级甲等综合医院，直属于省卫健委，内设江西省心血管病医院、江西省老年医院、国家中西医协同旗舰医院、江西省互联网医院，江西省医疗质量控制与技术推广中心挂靠我院，是全省最大的干部保健基地。

医院的前身是美国卫理公会于 1897 年创办的临时诊所，是南昌地区第一所西医医院。近年来，医院积极推进高质量跨越式发展，目前已形成"一江两岸，一院两区"的新发展格局。其中，爱国路院区医疗用房建筑面积 12.02 万平方米，开放床位 1500 张；红谷滩院区一期工程建筑总面积约 17 万平方米，开放床位 1500 张。两院区隔江相望，有转运车接送。

医院有国家临床重点专科 2 个（神经内科、心血管内科），全省医学领先学科 8 个，省级临床重点专科 5 个，全省医疗质量控制中心 8 个，省级创新团队 2 个。有在职员工 2869 人，副高以上专家 500 余人，是国家卫健委脑卒中筛查与防治基地、国家高级卒中中心、中国胸痛中心、中国房颤中心示范基地、中国血友病诊疗中心、江西省危重孕产妇救治中心、江西省心血管疾病介入诊疗中心、江西省老年医学医疗中心、江西省"三高"综合防控示范区建设牵头单位。

江西省心血管病医院（以下简称我院）起源于 1954 年，历经近 70 年的发展，已然成为省内心血管病学科领域的领头羊；成为了省内规模最大、水平最高、对外交流及国内外具有较高影响力的品牌学科，是国家临床重点专科建设单位，是江西省卫健委批复的省内唯一一家心血管病专科医院；是省医学领先学科（心血管介入）、省质量控制中心（冠心病介入治疗）、江西省介入心脏学会主委单位、省医师协会心血管内科医师分会主委单位、江西省护理学会介入护理专业委员主委单位、江西省介入心脏学会护理专业委员会主委单位、省心血管疾病介入诊疗中心和省心血管疾病研究所挂靠单位；同时还是国家级胸痛中心、中国房颤中心、中国高血压中心、心脏康复中心、首批国家卫健委及医师协会心血管介入培训基地；是江西省及中国心血管健康联盟护理培训基地，荣获全国及江西省"青年文明号"称号、"江西省五一巾帼标兵"、"岗位技能标兵"、中华护理学会"杰出护理工作者"、中国红十字会总会"2017 年红十字志愿服务工作中成绩突出特予嘉奖"、全省护理杰出工作者、百佳优秀抗疫护理工作者等多项国家及省级荣誉。我院有 30 多人分别在国家级一级学会担任主任委员、副主任委员、常委、委员等职务。近年来共完成课题 100 余项，其中国家级课题 6 项，发表论文 500 余篇，其中 SCI 论文 150 余篇，核心期刊 180 余篇，专利 28 项。主编及参编书籍 14 部，获省科技进步二等奖一项、三等奖二项。

与此同时，我院开展的 VR ＋ MR 手术操作系统已获科技厅重点项目支持并将运用于临床带教。我院承担着心血管专科医护人员培训、进修医生、研究生、本科生的教学任务，近几年培养了硕士研究生 68 名，年培养住培学员、进修生两百余人，源源不断地为省内外心血管领域输送骨干人才。

此外，江西省心血管病医院还配备有国内先进的成套硬件设备，拥有全省规模最大、学科建设最全面的数字化导管中心，已通过互联网现场转播介入手术达 100 余场，影响至多个国家，在国内辐射多达 180 个城市，线上观摩人数达 80 万余人次，完成高危复杂介入治疗近 500 人次，保持着复杂介入治疗成功率达 98% 以上的好成绩。

我院在洪浪院长的带领下，通过全体心血管人不懈努力，引进和开展了包括冠心病、心律失常、先天性心脏病、外周血管疾病等几十种心血管疾病介入诊疗新技术、新项目，年心脏介入手术量已突破 2 万台，36 年来均位居全省首位。在心血管介入领域，特别是高危复杂病变的介入治疗及复杂心律失常的介入治疗等领域手术难度处于国内乃至国际领先水平。

（二）介入导管室建设的亮点

医生和患者的流线分开设计，介入导管室、CCU区域分区明确。介入导管室分为卫生通过区、办公区和手术区，所有分区内功能用房配置齐全，布置合理。

介入导管室采用多通道形式，内部通道洁污分流，便于使用；又与CCU属于同一楼层，直接连通，术后直接进入监护治疗病房，更方便快捷，保证高效运行的同时最大化合理利用建筑面积。

在医护入口设置行为管理系统，全智能更衣柜、取鞋柜，医护人员通过专用通道，使用指纹选择合适的手术衣、手术鞋进入介入导管室，完成当日手术后及时归还。

辅助用房配置上，介入导管室附近需要配备相应数量的铅衣房、导管库、无菌敷料库、药库、普通库房等，器械耗材等均对应相应的亚专业机房就近放置，方便工作人员取用。介入导管室结合医院工作效率，各个机房均设置有足够数量的阅片电脑，以供术者记录患者手术情况。

介入导管室使用数字化导管室平台系统，将手术预约、信息录入、术中记录、耗材管理、报告生成、病例整理等多功能集于一体，优化手术流程，提高工作效率。

同时，介入导管室作为国际学术交流和国内教学培训的重要部门，建设中充分考虑手术导播的需求，每间介入机房均提前设计并布置转播线路，可进行多机房、多学科同步手术转播。

（三）介入导管室建设的未来愿景

随着介入医疗技术的迅猛发展和疾病谱的不断变化，介入护理工作分科越来越细。没有科学研究的专业是没有生命力的专业，介入护理也如此，专业护理需要大量的研究来促进发展，完善自身理论体系，建立严密逻辑结构的独立学说和理论，最终指导护理实践。护理学是具有很强专业性的学科，需要在充分的理论知识指导下进行工作。

介入导管室逐步向"专、精、细"的专科发展方向，导管室建设配合学科发展，逐渐专业化、个体化。未来心导管室最终的目标是实现多种成像方式、人工智能、在线临床决策支持系统、语音虚拟助理、增强现实平台的集成和半自动/自动的机器人系统。

实景展示 7

（周云英）

六、中国科学技术大学附属第一医院（安徽省立医院）

（一）医院及学科介绍

中国科学技术大学附属第一医院（安徽省立医院，简称中科大附一院）始建于1898年，历经百年风雨洗礼，已发展为一所设备先进、专科齐全、技术力量雄厚，集医疗、教学、科研、预防、保健、康复、急救为一体的大型三级甲等综合性医院。医院由总院（院本部）、南区（安徽省心脑血管医院）、西区（安徽省肿瘤医院）、感染病院（合肥市传染病医院）组成，正在建设老年康复中心和国家创伤区域医疗中心北城医院。总占地面积（含规划面积）785亩（52.3万平方米），总建成面积61.7万平方米，总面积（不含规划建筑面积）54.9万平方米。目前共开放床位5750张，设有47个临床医技科室。

心血管内科作为安徽省该学科唯一的临床重点专科，在安徽省内率先取得了中国胸痛中心、心衰中心、房颤中心、高血压达标中心和心脏康复中心的授牌，目前也是安徽省内唯一的中国胸痛中心、房颤中心、心脏康复中心示范单位，国家卫健委首批冠心病介入培训基地，国家放射与治疗临床医学研究中心分中心，安徽省心血管疾病医疗质量控制中心，安徽省首批临床研究中心，安徽省心血管病研究所。在中国科学院院士葛均波院长的大力支持和学科带头人马礼坤教授的组织带领下，科室重点发展"冠心病介入诊疗""心脏起搏与电生理""心力衰竭诊疗"3个临床亚专科方向的同时，在医教研方面取得跨越式发展，先后承担了国家自然科学基金面上项目、国家科技部重大研发计划、安徽省自然科学基金等各种科研项目数十项，牵头和参与多中心临床研究30余项，获安徽省科技进步一等奖、二等奖和三等奖近十项。入选安徽省"115"产业创新团队。

（二）心导管室的发展

1998年，中科大附一院心血管内科开展第一台冠状动脉介入手术，受资源环境限制，最初是借用放射科C臂开展心脏介入手术，经过几代人的不懈努力，克服了诸多困难，将起搏电生理、冠脉介入、结构性心脏病介入等技术相继开展起来。二十余年的发展，从无到有，导管间从0到8，介入手术数量逐年增加，心内科导管室发展经历了一次次质的飞跃。

老龄化社会的推进带来诸多社会问题，心血管疾病患者数量逐年增加，虽然心血管介入技术突发猛进地发展，但看病难、看病贵依然是老百姓反映最强烈的民生问题之一。受限于医疗资源分布不均的限制，很多心血管疾病患者的就医之路异常艰难。为解决这一难题，中科大附一院（安徽省立医院）加大投入，对心内科介入手术室进行升级改造。

目前中科大附一院拥有8间国内一流、硬件设施先进的心导管室，其中包括影像系统和心内标测系统，可以开展目前所有的心血管疾病介入诊疗项目。年完成各种介入诊疗手术超过1万例，是目前安徽省内唯一各种复杂、疑难、危重心血管内科疾病介入诊疗中心和转诊目的地。

（三）心导管室的设计及结构布局

为了给医患双方带来更舒适高效的就医体验和诊疗环境，在设计及施工过程中，医院结合既往经验与目前最新设计理念，前瞻性考虑未来心血管诊疗模式的转变，在导管室的流程设计、通风系统、电气及装修布局等各方面均进行了创新性改变（图 8-2-8）。

1. 合理规划布局、人性化划分功能区

介入导管室由手术操作间、控制室及辅助工作间组成，各区域布局合理，最大化科学利用建筑面积，标识清楚。

目前 8 间介入手术操作间，采用平行对称分布，控制室居中，均按照设备厂家建议，DSA 设备手术操作间面积为 7500 mm×6000 mm，尽可能扩大空间，满足设备要求，目前最大介入手术操作间 61 m²、最小 51 m²，依据相关洁净手术室规范，介入导管室内均采用新风系统和人机共存的空气消毒机。每个介入手术操作间均配备冠脉内血管超声一体机、高压注射器、多功能吊塔等先进的仪器设备。科室目前配备 4 套三维标测系统，6 台主动脉球囊反搏仪、2 台 OCT 治疗仪器，2 台移动冠脉内血管超声机及常用仪器设备。控制廊面积约 8000 mm×4000 mm，最大化设置观察窗 2400 mm×1200 mm，使导管室外医护人员视野开阔，便于示教和培训，控制廊设置有洗手池、铅衣消毒柜及计算机控制台等。

在功能辅助用房配置方面，介入导管室配置相应数量的导管库、无菌辅料库、普通库房、设备清洗间。同时设置阅片室和沟通室，以供术者记录患者的手术情况，及时和家属沟通。设计中充分考虑了数字化信息建设的需求，便于大数据收集和应用，提高手术效率，提升日常工作成效。

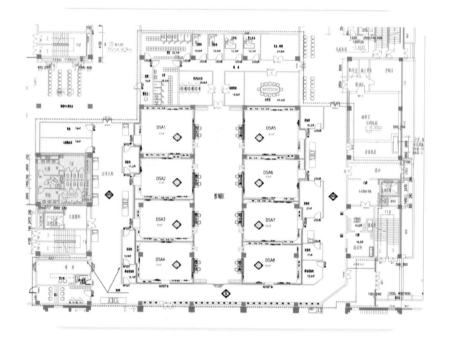

图 8-2-8　心导管室结构布局

为提升患者就医体验，促进医务人员工作高效、有序开展，导管室在功能分区上采取"医患相对独立"的方式。医务人员与患者各自从独立通道出入，避免相互交叉干扰。医务人员通过专用通道，完成"换鞋—发衣—更衣—沐浴"流程。患者通过专用通道进入术前等待区。等待区和诊疗区之间设立"手术缓冲区"，将患者术前的准备和术后的整理转移至手术缓冲区进行，缩短患者诊疗暴露时间，最大程度保护患者隐私。

诊疗敷料采取"污洁分离"的原则，确保"洁进污出"各自独立，分别设置专用洁梯和专用污梯，手术无菌包裹等物品从中心供应室通过洁梯直供介入导管室，术后污物、器械等物品直接通过污梯运回中心供应室清洗区，避免交叉感染。

装饰装修遵循耐用、实用、便用、美观的原则，导管室墙、顶板采用医疗专用电解钢板，导管室内器械柜及区域内窗包边等均采用不锈钢材质，具有视觉效果更佳、耐久性高、抗冲击性强、抗油脂强、易于清洁、不易滋生细菌等优点。

每个介入手术操作间均配置嵌入式导管柜、耗材柜、药品柜、保温柜、冰箱，为后期导管、导丝等物品的存放和使用提供方便，有效提高工作效率。每个介入手术操作间均配置了多功能情报面盘，集成显示了时钟、手术计时、温湿度显示，并且集成了手术室内的电源控制等众多功能，使操作更为便捷。

导管室在装修色彩上，突破了传统医疗场所色彩单调严肃的特点，大胆采用了淡绿色、米色、蓝色等色彩搭配，营造色调温馨的视觉环境，尤其介入手术操作间墙面采用淡绿色设计，可减轻患者心理紧张感，缓解患者的焦虑情绪，提高患者手术配合的自觉度。

为了进一步弱化患者对诊疗环境的陌生和不安全感，等待区循环播放宣教视频和舒缓音乐，进一步转移患者的注意力。缓冲区悬挂徽派风景挂壁，营造宁静温暖的空间氛围，也有助于稳定患者的情绪。

2. SPD 医用耗材智能墙应用

心导管室全面采用医用耗材 SPD 管理，采用主动推送服务模式，一物一码，各个环节均进行效期实时管理，近效期预警、过效期拦截、批号追踪管理、设置安全库存量，告别了自行手工查对效期，大大减轻耗材的日常管理工作负担，杜绝了多记、漏记、套记、乱记等问题的发生，解决了进销存不符的难题。智能墙采用指纹和密码的多种权限识别，实时摄像传输至监控后台，无论入库还是使用，智能柜都能将信息第一时间同步，识别权限才能将耗材入库或取出，节省了在耗材管理上的时间，提高了耗材管理的安全性。

在心导管室使用中，仍存在一些不足。如未设置科室医务人员休闲娱乐区、不能很好地开展一些休息减压活动；未配置智能化管理系统管理手术衣裤，容易造成资源浪费，不利于开源节流和高效管理。

随着新导管室的使用，目前年手术量达 1 万余台，其中冠状动脉支架手术 4000 余台，冠状动脉钙化旋磨术 160 余台，三维射频消融手术 1300 余台，TAVR 手术 40 余台、CRT 手术约 200 余台；冠状动脉钙化旋磨术、心脏再同步治疗等技术已达到国内领先水平。科室在继续巩固和发展现有优势临床技术的同时，还在不断开展多项新技术，不断向新领域攀峰。

心导管室的建设是中国科技大学附属第一医院为民、利民、惠民、便民的具体展现，对于优化安徽省内的医疗资源配置、提升医疗服务能力起到积极的推动作用，不仅为中国科技大学附属第一医院（安徽省立医院）心血管内科医疗服务能力的提升翻开崭新的一页，更是让更多心血管疾病患者享受到优质的医疗服务。

实景展示 8

（叶祺）

七、山东大学齐鲁医院

（一）医院概况

山东大学齐鲁医院是国家卫生健康委委属（管）医院，教育部直属重点大学——山东大学的直属附属医院，首批委省共建国家区域医疗中心牵头和主体建设单位，国家区域医疗中心建设输出医院。

医院始建于公元 1890 年，先后称华美医院、共合医院、齐鲁医院、山东医科大学附属医院等，2000 年 10 月更名为山东大学齐鲁医院。建院 132 年来，医院秉承"博施济众、广智求真"的医院精神，遵循"医道从德、术业求精"的院训，打造形成了门类齐全的学科体系、实力雄厚的人才队伍和国内先进的医疗、教学、科研平台，在海内外享有盛誉。

近年来，医院坚持立足山东、面向全国、放眼世界，致力于建设国内一流、国际知名高水平研究型医院——实施"医疗立院、学科强院、人才兴院、依法治院、党建领院"五大发展战略，努力争创国家临床医学研究中心、国家医学中心、公立医院高质量发展试点医院和专科类国家区域医疗中心。

医院实际开放床位 5100 余张，2021 年度完成门急诊量 466.1 万人次，出院患者 26.5 万人次，手术量 13.2 万台次。近年来，医院积极加强临床技术创新，着力提升疑难危重诊疗水平，致力于成为疑难急危重症防诊治康的国家级中心。在神经复合手术、心脏介入手术、内镜治疗等多个领域处于国内领先水平。医院现为国家疑难病症诊治能力提升工程（重症医学方向）建设单位；国家卫健委医疗技术评估试点医院。医院高度重视学科建设和人才队伍建设，现有临床医技科室 58 个，其中国家重点学科和国家临床重点专科 20 个，国家级高层次人才 14 人。医院科研实力突出，现有各级科研平台 47 个，其中省部级以上科研平台达到 27 个，2021 年获批国家级项目 94 项，其中国自然基金项目 87 项，获批科研经费约 3.3 亿。

　　医院始终高举公益性旗帜，勇担应急性任务，争做医教研标杆，全面贯彻党和国家的卫生健康工作方针、教育工作方针，胸怀"两个大局"，心怀"国之大者"，把握新发展阶段，贯彻新发展理念，融入新发展格局，以维护人民生命健康为目的，以高质量发展为主题，以改革创新为动力，以"提质量、强基础、建队伍、抓管理、聚精神、拓空间"为主线，统筹发展和安全，推进治理体系和治理能力现代化，以"追求卓越、只争朝夕"的奋进姿态，以"励精图治、不负韶华"的坚实行动，凝心聚力、锐意进取，努力建设国内一流、国际知名的高水平研究型医院。

（二）急诊综合楼概况

　　山东大学齐鲁医院急诊综合楼工程建设项目选址于院区东南侧，东邻趵突泉南路，南邻文化西路，总用地面积 23 865.16 m²，本工程总建筑面积 187 002 m²，地上建筑面积 144 519 m²，地下共三层，总建筑面积 42 483 m²。采取框架剪力墙体系，南北塔楼建筑高度 65.2 m，裙房建筑高度 30.7 m，主要包括急诊急救、医技、住院（床位数 800）、体检、科研教学、服务配套、停车等功能。

　　建筑主体分为 3 部分：

　　南侧塔楼（急诊住院），地上 14 层，主要功能：急诊急救、EICU、介入、内镜诊治、标准护理单元、专科 ICU、负压 ICU 等。

　　北侧塔楼（科研教学），地上 13 层，主要功能：职工餐厅、检验科、急诊留观、教研室、健康体检中心、科研大数据中心、生物样本库、PI 实验室、动物实验室等。

　　中部裙房（城市客厅），地上 5 层，主要功能：交通接驳、急诊药房、疑难危重症国家中心、急诊手术、多功能会议室等。

（三）介入中心概况

1. 选址

　　急诊综合楼南侧塔楼三层独立设置了介入中心，科室功能区域面积 4005 m²。含 10 个 DSA 手术操作间（包括复合手术间、负压手术间、急诊手术间、常规手术间）相较于之前布置于影像科或手术中心内的传统方式，独立设置介入中心有利于介入治疗工作的开展和学科发展。介入中心的选址位置与医院急诊、医技、住院功能的联系便捷：

　　①通过急诊专用电梯将急诊急救、EICU 联系在一起，便于急诊介入的治疗。

　　②与介入中心联系强度高的 CCU、住院病房亦设置于南侧塔楼，竖向交通便捷。

　　③与急诊手术同层布置，且通过架空连廊与华美楼、怀仁楼连接，便于医生的相互支持。

2. 介入中心医疗流程

　　（1）医护人员动线：医护人员通过专用医护电梯进入介入导管室，需要强制卫生通过，完成更衣、换鞋、浴厕等步骤后进入洁净走廊，穿防护铅衣、经手消毒后进入介入导管室开展治疗工作。

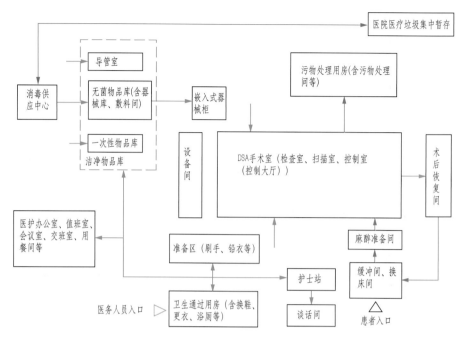

图 8-2-9 介入中心医疗流程

（2）患者动线：患者进入介入导管室的换床厅作为缓冲间，换床后进入麻醉准备间进行术前麻醉准备，然后进入介入治疗操作间接受治疗，治疗完毕后如有需要可在恢复室进行术后观察、休息，病情稳定后转入病房护理单元或 CCU 接受恢复照料。患者家属可以在等候厅内等候，如有需要可以通过谈话间与医务人员沟通事宜。

（3）洁净物品动线：介入手术所用的导管、穿刺针等器械，以及无菌敷料和一次性物品等洁净物品主要由消毒供应中心提供，通过中型箱式物流、气动物流等送至介入导管室的洁物存储用房保管待用。

（4）污染物品动线：治疗产生的污染物品由 DSA 治疗操作间送入污物处理用房内，通过污梯送至消毒供应中心或医院集中（生活或医疗）垃圾暂存点。

（四）空间布局

介入导管室总体布局采用双通道模式，做到了洁污分流、分介入导管室工作区域包括：登记谈话室、换床区、血管造影 DSA 手术操作间、注射准备（抢救）室、麻醉准备/恢复观察室-床单元、设备库房、器械敷料间等。辅助区：包括办公用房、会议示教室、值班室、用餐间、更衣卫浴室、库房等。多个 DSA 手术操作间通过控制大厅连接在一起，控制大厅配置铅衣刷手、操作控制、洁物储存等功能区域，使多个 DSA 手术操作间形成一个相对完整的医疗行为单元，既提升了工作环境，又便于医护人员在诊疗期间的相互支持。

（五）设计思路

（1）介入导管室布局设计以医疗功能为基础，以医疗流程为导向，做到了洁污分流、分区明确。

（2）因地制宜，充分结合急诊综合楼平面布局及流线，与大楼的垂直交通流线有效互通。平面设计结合急诊通道、感染患者负压转运通道、门诊医技通道、重症监护及住院通道、污物通道、医护通道等，做到了有效衔接、便捷顺畅。

（3）充分利用物流系统，介入导管室内部设有气动物流系统和中型箱式物流站点，便于各类物资的调运。

（4）充分利用智能化信息化，设计数字导管室，将有效提高介入手术效率。

（六）介入导管室建设的亮点

数字化导管室的建设是本次设计的亮点。数字化导管室不单单局限于介入导管室内"灯、床、塔、环境条件"的简单集成控制，而是集成各类医疗设备、整合各种数据资源的临床信息、内外通信等。

（1）手术间终端实现了患者手术影像信息和电子病历的完美整合，使导管室内直接调取各种影像信息成为可能。

（2）患者家属谈话间设置摄像机、大屏幕液晶屏等音视频系统，用于将手术情况与家属进行沟通，医生通过直播DSA影像和视频信号，向患者家属告知为什么选择此方案，改变了以往医生单一口述的谈话方式，使患者家属明白了为什么要放置多个支架等问题，疏解了医患矛盾，避免了不必要的医疗纠纷。

（3）由于导管室具有放射性，每台手术跟台学生较少、培训效率低、数字化导管室建成后，示教室内将完全再现手术过程，突破了手术室的空间与时间限制，使观摩与教学的人数获得极大地提升。

（4）主任医师可在其他地点通过手术终端与手术医师进行音视频的双向实时交互，真正实现远程手术指导与远程会诊。

（吴家红）